中医名家名师讲稿丛书

第 三 辑

孟景春内经讲稿

U0723044

孟景春　　　　　　　著

吴颢昕（南京中医药大学）　　整理

人民卫生出版社

图书在版编目（CIP）数据

孟景春内经讲稿/孟景春著.—北京：人民卫生
出版社，2011.1

（中医名家名师讲稿丛书）

ISBN 978-7-117-13472-9

Ⅰ.①孟…　Ⅱ.①孟…　Ⅲ.①内经－研究
Ⅳ.①R221

中国版本图书馆 CIP 数据核字（2010）第 247519 号

门户网：www. pmph. com	出版物查询、网上书店
卫人网：www. ipmph. com	护士、医师、药师、中医
	师、卫生资格考试培训

中医名家名师讲稿丛书·第三辑
孟景春内经讲稿

著　　者：孟景春
出版发行：人民卫生出版社（中继线 010-59780011）
地　　址：北京市朝阳区潘家园南里 19 号
邮　　编：100021
E - mail：pmph @ pmph. com
购书热线：010-59787592　010-59787584　010-65264830
印　　刷：北京汇林印务有限公司
经　　销：新华书店
开　　本：710×1000　1/16　印张：22　插页：4
字　　数：399 千字
版　　次：2011 年 1 月第 1 版　2020 年 4 月第 1 版第 3 次印刷
标准书号：ISBN 978-7-117-13472-9/R·13473
定　　价：45.00 元

打击盗版举报电话：**010-59787491　E-mail：WQ @ pmph. com**
（凡属印装质量问题请与本社市场营销中心联系退换）

出版者的话

自20世纪50年代始,我国高等中医药院校相继成立,与之相适应的高等中医教育事业蓬勃发展,中医发展史也掀开了崭新的一页,一批造诣精湛、颇孚众望的中医药学专家满怀振兴中医事业的豪情登上讲坛,承担起传道、授业、解惑的历史重任。他们钻研学术,治学严谨;提携后学,不遗余力,围绕中医药各学科的建设和发展,充分展示自己的专业所长,又能结合学生的认识水平和理解能力,深入研究中医教学规律和教学手段,在数十年的教学生涯中,逐渐形成了自己独特的风格,同时,在不断的教学相长的过程中,他们学养日深,影响日广,声誉日隆,成为中医各学科的学术带头人,中医教育能有今日之盛,他们居功甚伟,而能够得到各位著名专家的教诲,也成为莘莘学子的渴望,他们当年讲课的课堂笔记,也被后学者视为圭臬,受用无穷。

随着中医事业日新月异地发展,中医教育上升到新台阶。当今的中医院校中,又涌现出一大批优秀教师。他们继承了老一辈中医学家的丰富经验,又具有现代的中医知识,成为当今中医教学的领军人物。他们的讲稿有着时代的气息和鲜明的特点,沉淀了他们多年的学术思想和研究成果。

由于地域等原因的限制,能够亲耳聆听名家、名师授课的学生毕竟是少数。为了惠及更多的中医人,我们策划了"中医名家名师讲稿丛书",分辑陆续出版,旨在使后人学有所宗。

第一辑(共 13 种):

《任应秋中医各家学说讲稿》　　　　　《任应秋内经研习拓导讲稿》

《刘渡舟伤寒论讲稿》　　　　　　　　《李今庸金匮要略讲稿》

《凌耀星内经讲稿》　　　　　　　　　《印会河中医学基础讲稿》

《程士德中医学基础讲稿》　　　　　　《王绵之方剂学讲稿》

《王洪图内经讲稿》　　　　　　　　　《李德新中医基础理论讲稿》

《刘景源温病学讲稿》　　　　　　　　《郝万山伤寒论讲稿》

《连建伟金匮要略方论讲稿》

第二辑(共 8 种):

《孟澍江温病学讲稿》　　　　　　　　《颜正华中药学讲稿》

《周仲瑛内科学讲稿》　　　　　　　　《李鼎针灸文献讲稿》

《张家礼金匮要略讲稿》　　　　《费兆馥中医诊断学讲稿》

《邓中甲方剂学讲稿》　　　　　《张之文温病学讲稿》

第三辑(共 13 种)：

《张伯讷中医学基础讲稿》　　　《李培生伤寒论讲稿》

《陈亦人伤寒论讲稿》　　　　　《罗元恺妇科学讲稿》

《李飞方剂学讲稿》　　　　　　《孟景春内经讲稿》

《王灿晖温病学讲稿》　　　　　《杨长森针灸学讲稿》

《刘燕池中医基础理论讲稿》　　《张廷模临床中药学讲稿》

《王庆其内经讲稿》　　　　　　《王永炎中医脑病学讲稿》

《金寿山温病学讲稿》

　　丛书突出以下特点：一是权威性。入选名家均是中医各学科的创始人或重要的奠基者，在中医界享有盛誉；同时又具有多年丰富的教学经验，讲稿也是其数十载教学生涯的积淀。入选名师均是全国中医药院校知名的优秀教师，具有丰富的教学经验，是本学科的学术带头人，有较高知名度。二是完整性。课程自始至终，均由专家们一人讲授。三是思想性。讲稿围绕教材又高于教材，专家的学术理论一以贯之，在一定程度上可视为充分反映其独特思想的专著。四是实践性。各位专家都有丰富的临床经验，理论与实践的完美结合能给读者以学以致用的动力。五是可读性。讲稿是讲课实录的再提高，最大限度地体现了专家们的授课思路和语言风格，使读者有一种亲切感。同时对于课程的重点和难点阐述深透，对读者加深理解颇有裨益。

　　在组稿过程中，我们得到了来自各方面的大力支持，许多专家虽年事已高，但均能躬身参与，稿凡数易；相关高校领导也极为重视，提供了必要的条件。在此，对老专家们的亲临指导、对整理者所付出的艰辛努力以及各校领导的大力支持，深表钦佩，并致以诚挚的谢意。

人民卫生出版社

2010 年 12 月

4

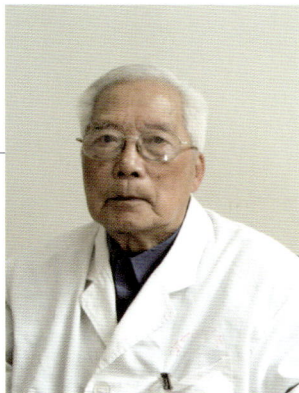

作者简介

　　孟景春(1922—)，江苏省张家港市人，18岁时，经人介绍至江阴县杨舍镇（现张家港市政府所在地）跟随丁甘仁弟子汤礼门先生学医，四年后悬壶乡里，1955年考入江苏省中医进修学校（南京中医药大学前身）学习，1956年结业后留校任教，曾担任南京中医学院《内经》教研室教师、教研室主任、南京中医学院中医系副主任、主任，基础部主任等职，1978年被批准为全国首批硕士研究生导师。1992年获国务院政府特殊津贴。1994年被评为江苏省名老中医。曾任江苏省及南京市中医学会副会长，江苏省中医学会《内经》研究会主任委员。孟教授从医60年来主编或参编的教材有《内经辑要》、《内经教学参考资料》、《医经讲义》、《中医学概论》、《中医养生康复学概论》、并担任第五版全国统编教材《中医基础理论》副主编。公开发表的相关论文、论著有《黄帝内经素问译释》、《黄帝内经灵枢经译释》、《孟景春临床经验集》、《疑难病证百例选》等，总计约600万字。其中《中医学概论》、《内经辑要》、《内经教学参考资料》、《黄帝内经素问译释》、《黄帝内经灵枢经译释》等著作多次再版，享誉海内外。这些著作不仅奠定了南京中医学院现代中医基础教学之框架，亦为新中国中医教育的发展作出了重要的贡献。国医大师朱良春先生曾评价说："孟老谦谦君子，温诚谆笃，博极医源，精勤不倦，对中医经典之研索，有精深造诣，执掌《内经》及基础理论教学工作，近半个世纪，培育人才，桃李芬芳，蜚声讲坛，饮誉海内。"

自　序

　　本稿是据 20 世纪 50 年代江苏省中医进修学校(1956 年改为南京中医学院)教学时自编的《内经辑要》的讲稿整理而成。在没有全国统编的《内经》教材之前,所举办各类班次,如江苏省中医进修班、中医师资进修班、全国师资研究班等均以《内经辑要》作为《内经》课程的教材。为了讲好《内经辑要》,在每一班次教学过程中教研室分次召开座谈会(参加会议的均是学员中的班、组长、学习委员、课代表),以听取学员对教学内容和教学方法的意见,而后将这些意见进行梳理,按教材中编排章节的内容整理成文,再发下去广泛征求意见,最后送当时的老教师(均为聘请的江苏省名中医,有:宋爱人、孙晏如、叶橘泉、周筱斋、吴考槃、樊天徒、李春熙、朱襄君,当时人称南京八老)加以审阅,最后定稿,编辑成册,定名《内经教学参考资料》,由我和王新华老师共同编著定稿,交江苏省科学技术出版社出版。其后虽有全国统编《内经》教材,但其主要内容,大多与《内经辑要》相同,故教材虽更新,而我们课堂上的讲稿凡与《内经辑要》相同的经文,仍多采用其中的素材撰写讲稿。

　　本讲稿与已出版的各位名家的讲稿相比,其权威、完整性可能还有一定的差距。但其中可以自信的是,个人在讲解《内经》时能自始至终贯穿“理论联系实践”的主线,决不空谈理论,使学生感到《内经》理论字字能指导临床实践。为了更有效强化这一认识,在讲解《内经》各章节经文同时,均应适当辅以专题讲座。如讲完阴阳五行这一章节后,即辅以“阴阳学说的临床运用”;讲完有关气血理论后,辅以“气血学说的临床应用”;讲完经脉学说有关章节后,辅以“经脉学说的临床应用”;讲完藏象学说后,辅以心、肝、脾、肺、肾中相关理论,说明应如何正确理解,再分别说明联系实际的应用,并举以此理论应用于临床典型病例,综曰“藏象学说的临床应用”。从而使抽象的理论具体化以提高学生们学习的兴趣,感到《内经》理论的可读性与实践性。现将有关专题讲座的内容,作为讲稿的附篇。

　　由于《内经》是四大经典之首,其内容博大精深,诚如唐·王冰所说:“其文简,其意博,其理奥,其趣深。”故有人称之为经典之经典。本人虽从事《内经》课程教学二十余载,尚未能深入其堂奥,因此本讲稿对经文之理解势必未能尽其精义。与其他院校所推荐的《内经讲稿》比,恐是相形见绌,自附骥尾己而!

孟景春

2010 年 5 月

目　录

11

第一章
阴阳五行

第一节　概　述

一、阴阳的基本概念

中医学中的阴阳五行学说,是贯彻在整个医学各个方面的。它是中医学的思想体系,也是中医的思想方法。中医的自然观和对人体的生理、病理的认识,以及对诊断、治疗、药物等的理解,无一不以对立统一的阴阳学说和相生相克的五行学说来加以说明和述理的。中医学中最早的一部医学著作——《黄帝内经》,就是运用阴阳五行来总结当时的医学经验和成就的一部代表性著作。因此,我们学习中医学,首先必须明确阴阳五行学说在医学上的运用规律和运用价值,然后才能认识中医学,在临床上才能更好地运用中医的理论来指导实践。

(一) 阴阳的相对性

阴阳并不是什么具体物质,而是一切物质的属性、变化、发展规律的概括,是反映客观事物矛盾与统一这种规律的机动的代名词。因此,阴阳在应用上是具有广泛的物质基础的。所谓"相对性",如天为阳,地为阴;日为阳,月为阴(《素问·阴阳离合论》);至者为阳,去者为阴(《素问·阴阳别论》);水为阴,火为阳;阳为气,阴为味(《素问·阴阳应象大论》)等。这些都是很明显的例证。由此推演,凡是一切活动的、兴奋的、明显的、在外的、向上的、前进的、无形的、热的、光亮的、刚强的、积极的事物,都属于阳的范畴;一切沉静的、抑制的、隐晦的、在内的、向下的、后退的、有形的、冷的、黑暗的、柔弱的、消极的事物,都属于阴的范畴。因此,阴阳的运用非常广泛,在一定的情况下,或某一特征上,任何事物都含有阴阳的意义。也就是一切事物具有相对的两个方面,都可以阴阳的理论来代表和说明。所以,阴阳是一种与实际事物相联系的"论理工具"。

(二) 阴阳在相对基础上的统一和平衡

一切事物的存在,不仅是相对的,而且是相互促进、相互制约的,也就是说,一切事物是在矛盾中发展变化的。所以,古人用水为阴、火为阳;天为阳,地为阴等来说明阴阳的相对性。又用"阴在内,阳之守也;阳在外,阴之使也"(《素问·阴阳应象大论》),"阴者藏精而起亟也;阳者卫外而为固也"(《素问·生气通天论》)等来说明阴生于阳,阳根于阴的互根关系,也就是阴阳的统一性。这种阴阳互根的关系,如果从人体的生理功能方面来看,是建筑在阴阳相对平衡的基础上的,所以说:"阴平阳秘,精神乃治"(《素问·生气通天论》)。相反的,如果阴阳在其发生消长变化的过程中不能恢复其相对平衡时,便会发生偏胜,而导致"阴胜则阳病,阳胜则阴病;阳胜则热,阴胜则寒"(《素问·阴阳应象大论》)等病理现象,甚至产生"阴阳离决,精气乃绝"(《素问·生气通天论》)的不良后果。也就是有阳而无阴,或有阴而无阳,势必导致"孤阳则不生,独阴则不长"。所以说,阴阳是合之则一,分之则二,对立而又统一的一个整体。

(三)阴阳的消长转变

客观事物是在不断的发展变化的。阴阳既然可以概括一切事物,那么它就不是固定不移的,而是具有一定的转变性。

例如《素问·金匮真言论》上说:"平旦至日中,天之阳,阳中之阳也;日中至黄昏,天之阳,阳中之阴也;合夜至鸡鸣,天之阴;阴中之阴也;鸡鸣至平旦,天之阴,阴中之阳也。"因为昼虽属阳,夜虽属阴,昼夜阴阳的转变,就是阴阳对立的两面发生消长的结果。所谓"阳中之阳、阳中之阴、阴中之阴、阴中之阳"是说明阳长则阴消,阳消则阴长,阴阳相互更迭消长而出现昼夜的转变。这种转变的过程,又是在阴阳互根的基础上发生发展的。故称阴极则阳生,阳极则阴生,也就是寒极会产生热,热极也会产生寒。推之于四季气候,春天温和,夏天炎热,秋天凉爽,冬天寒冷,寒热温凉的更替,实际上也就是阴阳的消长转变。古人从自然界昼夜四时的转变现象,相应地联系到人体,对某些本属于寒,因寒极而产生热的症状,某些本属于热,因热极而产生寒的症状等,同样常常用阴阳的道理来解释。因此,《素问·阴阳应象大论》里有"重阴必阳,重阳必阴"的理论。

综上所述,阴阳是一个对立面的代名词,也可以说是一种分类方法和论理工具。自然界一切事物的形态、现象和性能,凡是处于相互对立的两个方面,都可以用它来作代表说明。由于宇宙间一切事物都不是静止的,而是在不断地运动和变化的,因此阴阳不仅是对立地存在,并且是相互联系的。正因为阴阳是事物的对立的两个方面,所以其中包含着矛盾因素。因为它们是相互联系的整体,所以,既是矛盾的而又是统一的。联系与矛盾同时存在,就形成了相互促进、相互制约的关系,因而阴阳必须维持相对的平衡。如果平衡失调,对人体来讲,那就成为病态。所谓对疾病的治疗,亦无非是恢复阴阳的平衡,从而达到恢复健康的目的。总的来说,中医学从理论到临床,从辨证到论治,无一不以阴阳为基础。它和五行说不可分割地结合在一起,形成了一个比较完整的理论体系。

二、五行的基本概念

(一) 五行的意义

五行即水、火、木、金、土五种事物的运动与变化。它是古人观察自然界一切事物所得出的一个朴素的唯物概念,认为水、火、木、金、土是构成宇宙万物的五类物质基础。后来又发展了这种认识,从五者的不同特性,作为一切事物的归类方法和推演事物间相互联系及其变化的一种论理工具。

由于原始五行的概念,是从人们日常生活实践中最常接触的五类物质中抽象出来的,因此它是原始的唯物主义宇宙观。

(二) 五行学说的应用规律

1. 相生规律 所谓"生"含有"资生"、"助长"的意义。将五行联系起来,具有相互促进、相互依靠的关系,这就称为"相生"。

五行相生的规律是:木生火、火生土、土生金、金生水、水生木(图1),循环生化,无有终时。五行彼此间的关系,也可理解为一种推动发展的作用。

五行中任何一行,都有"生我"、"我生"两方面的联系,也就是母子关系。以"木"为例,生我者"水",则水为木之母,我生者"火",则火为木之子。余可类推。

2. 相克规律 所谓"克"含有制、胜的意思。将五行联系起来,具有相互制约、相互克服的关系,这就称为"相克"。

五行相克的规律为:木克土、土克水、水克火、火克金、金克木(图2)。如此互相制约,循环不已,无有终时。五行相克中,任何一行都具有"克我"、"我克"两方面的联系,也就是《内经》所谓"所胜"、"所不胜"的关系。以木为例,克我者为金,我克者为土,那么,土就是木之"所胜",金就是木之"所不胜"。余可类推。

五行的相生相克,在正常的情况下,都不会是单独存在的。相生中,必须寓有相克,在相克中,亦必须寓有相生。有相生而无相克,就不能保持相互间的正常平衡状态;有相克而无相生;则万物就不会有生化。所以相生相克的同时存在,是一切事物保持相对平衡的两个不可缺少的条件。

3

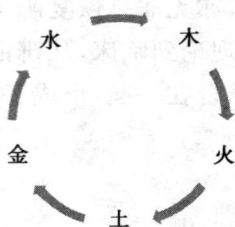

图 1　五行相生图

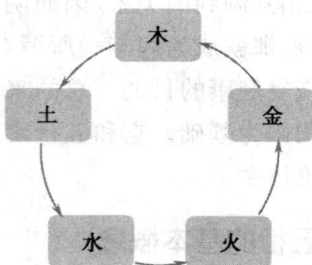

图 2　五行相克图

3. 制化规律　"制化"即是"制约生化"的简称，也就是上面所说的相生相克联系在一起，成为五行中相互制约、相互生化、制中有化、化中有制、亦制亦化的正常现象中必须具备的两个条件。正如张景岳说："造化之机，不可无生，亦不可无制，无生则发育无由，无制则亢而为害，必须生中有制，制中有生，才能运行不息，相反相成。"可见五行的相生相克，就包含了阴阳的矛盾统一，也就是相对基础上的平衡和统一（相反相成）的意义。

五行制化的规律为：木克土、土生金、金克木；火克金、金生水、水克火；土克水、水生木、木克土；金克木、木生火、火克金；水克火、火生土、土克水（图 3）。根据制化规律，我们可从以下两方面来理解五行的制化关系：

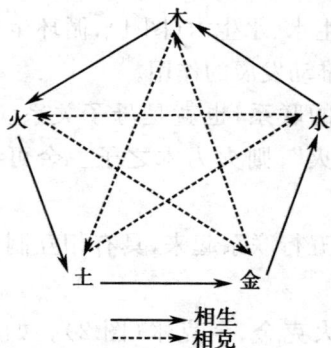

图 3　五行制化规律

（1）木能生火，这是"母来顾子"之意。木之生火，对本身来说，似乎是一种负担，但是木的本身也受水之所生。这在"生我"、"我生"方面仍然是平衡的，其中水与火之间，又是相克的关系，所以相生的关系中，又寓有相克的含义，而不是绝对的相生。

（2）木能克土，金也能克木（我克、克我）。而土和金之间又是相生的关系，所以木克土、土生金、金又克木，说明了五行的相克亦不是绝对的，相克之中，必定寓有相生。这是起着制约而维持平衡的作用。如果没有这样相互制约的关系，也就不能保持正常的平衡。《素问·至真要大论》说："有胜则复，无胜则否。"意味着既有克人的一面（有胜），又会受到人克的报复（则复），其实也是具有相互制约的含义。后世所谓"子复母仇"，也不外是这个道理。

从以上看来，五行在正常情况下，是既能相生，又能相克，因而才有其相互制

4

化的规律。不过再要说明的一点是,在五行相生相克发生太过或不及的时候,那便属于异常的变化范畴。在后面相乘相侮中将专题加以讨论。

五行在制约规律中任何一行,都具有"生我、我生、克我、我克"四方面的联系。这也就是它的制化关系。这种论理方法,具有机动灵活,发展联系的观点,因此它不是孤立的,也不是固定不变的。

4. 相乘相侮　"乘"有乘袭之意;"侮"是欺侮之意。一般说相乘与相克的规律相同,其意义却不同,相侮即反克之意,所以又名"反侮"。

一切事物,有其正面,必有其反面,有其正常,亦必有其反常。五行生克的规律,同样如此。上述相生相克五行制化,即正常的现象。此言相乘相侮,就是异常现象(图4)。因为任何一行发生太过或不及,则其生与克便失去平衡状态,制约生化的正常规律就被打破,因而产生了相乘相侮的贼害现象。如《素问·五运行大论》说:"气有余则制己所胜,而侮所不胜;其不及,则己所不胜,侮而乘之,己所胜轻而侮之。"这就是有余不及,皆能发生异常变化的道理。仍从太过不及两方面举例说明之:

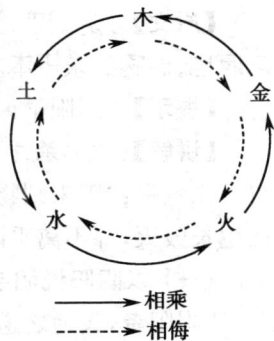

图4　五行相乘相侮规律

（1）木气有余,则金不能对木加以正常的制约,木便横决而乘土(制己所胜);又由于木之太过,金既不能制木,又反受木侮(侮所不胜)。这是由于太过而导致五行相乘相侮的反常现象。

（2）木气不及,除了受到金气的乘袭克害而外,本来土受木克,今因木之不足,不能制约土,而土反来侮木。这是由于不及而出现的反常现象。

五行在医学上的用处非常广泛,方式方法也多种多样,而它的基本精神,包含着"相生、相克"两个方面,也就是五行学说在理论上的特点。在生与克的基础上,又以制化、乘、侮来进一步说明事物的复杂变化,成为说明一切事物内在联系的一种论理工具。

三、五行与阴阳的关系

五行学说在医学的运用上和阴阳学说有着不可分割的关系,同样是中医学理论体系中的主导思想。不过阴阳学说在运用上是以对立平衡(矛盾统一)为特点,五行说是以生克制化(相互依存、相互制约)为特点。但五行中的"生我"、"我生","克我"、"我克",又具有阴阳互根以及矛盾统一的含义。所以论阴阳必须推及五行,论五行同样是不能脱离阴阳的。

五行和阴阳这两种学说结合起来才能相得益彰地把医学上千变万化、错综复杂的问题,加以全面地分析和说明,因而成为一套比较完整的理论体系。在未讨论《内经》原文之前,我们首先应该了解以上基本概念。

第二节 原文讲解

【原文】 阴阳者,天地之道也,万物之纲纪,变化之父母,生杀之本始,神明之府也,治病必求于本。(《素问·阴阳应象大论》)

【提示】 阴阳学说总的概念,也是阴阳学说的总纲和最基本的论点。

【讲解】 "生杀之本始":"本",根本也。"始",终始也。王冰:"寒暑之用也。"张景岳:"阳来则物生,阳去则物死。"这一句的意义,就是说自然界一切事物的生长毁灭,都不离乎阴阳的法则(规律)。

(一)以阴阳说明宇宙变化的规律

"阴阳者,天地之道也……神明之府也。"

"阴阳者,天地之道也",指出阴阳是宇宙间的一种自然规律。因为万物都具有对立的两个方面,所以阴阳可以作为万物之纲纪;同时也可以用它来说明万物变化的根本原由(变化之父母)。万物必须由阴阳的统一而生,也由统一的破坏而死(生杀之本始)。所以说,宇宙间一切事物的发生、存在、发展、变化以及死亡、毁灭,都不离乎阴阳对立统一的法则(神明之府也)。

(二)以阴阳说明疾病的本质

"治病必求于本",这最后一句联系到医学治病方面。所谓"本",就是本于阴阳,说明人体疾病的产生,亦不离乎阴阳的道理。所以掌握阴阳便可以探求疾病的本质,这是临床首先必须解决的一个根本问题。例如:潮热是一种症状,阴虚(如肺病)、阳盛(如阳明病)均可产生潮热。如何诊断,便在于考虑这个"本"。《素问·阴阳应象大论》有"善诊者,察色按脉,先别阴阳。"所以在疾病的诊断方面,首先必须辨别其属阴属阳。在治疗上也必须掌握"阴病治阳,阳病治阴"的法则。

(三)阴阳学说总的概念

为什么要说这一节是阴阳学说总的概念?根据原文的精神:

1. "阴阳"是整个自然界存在着的一种自然规律(天地之道)。这种规律的形成,也就是因为阴阳的基本意义是"对立与统一",而自然界任何事物的存在,都是对立的统一。

2. "阴阳"是一切事物的纲领(万物之纲纪)。

3. 凡一切事物之所以有发展变化(变化之父母,生杀之本始,神明之府也),也正是以阴阳作基础的。所以说本节是阴阳学说总的概念,亦可说是阴阳学说的总纲。

【小结】 总之,古人通过实践、观察,认识到人体和自然界是息息相关的,具有统一性的,所以从自然规律联系到治疗疾病问题。这是古人从"天人相应"的整体观念作出的基本论点。

【参考资料】

张志聪:"本者,本于阴阳也。人之脏腑、气血、表里、上下,皆本乎阴阳;而外淫之风寒暑湿、四时五行,亦总属阴阳之二气。至于治病之气味,用针之左右,诊别色脉,引越高下,皆不出乎阴阳之理。故曰:治病必求于本。"

【原文】 积阳为天,积阴为地。阴静阳躁。阳生阴长,阳杀阴藏。阳化气,阴成形。(《素问·阴阳应象大论》)

【提示】 运用阴阳来分析事物的现象、性质和功能。

【讲解】

(一)运用阴阳说明事物的现象

"积阳为天,积阴为地。"天是无形之气,属阳;地是有形之质,属阴。古人有"清轻者上为天,浊重者下为地"(《列子·天瑞篇》),"积阳至大而为天,积阴至厚而为地"(张景岳)的说法,也就是"积阳为天,积阴为地"的意义。这是从宇宙的现象来区分的。又如"日为阳,月为阴";"白天为阳,黑夜为阴",是以日夜不同的现象来区分的。因为日间明亮而属阳,夜间黑暗而属阴。

"阳化气,阴成形。""气"指气化功能;"形"指一切有形的物质。物质的气化功能,也就是生化能力,是无形的,故属阳;一切物质均为有形,故属阴。所以说"阳化气,阴成形"。

(二)运用阴阳表明事物的性质

"阴静阳躁。"同是有形物质,从其事物运动的动态上来作区别,也就是从它的性质来区分,凡是躁动的属阳,静止的属阴。这是从它的性质比较而来的,所以是相对而非绝对的。例如临床上,区别阴证或阳证时,凡有烦躁不安,喜活动的,名为阳证;如果嗜卧倦怠,喜安静的,名为阴证。当然还必须结合到脉象、舌苔、神色等来作鉴别,才能正确诊断。但在临床上,有时也可见到阳证安静,阴证烦躁的反常现象。这是《素问·阴阳应象大论》所谓"重阴必阳,重阳必阴"的道理。但这也不能越出阴阳的范畴。

（三）运用阴阳分析事物的功能

"阳生阴长，阳杀阴藏。""阳生阴长"就是说，促进万物生发的功能属阳，供给成长发育的物质属阴。所以《素问·天元纪大论》说："在天为气，在地为形，形气相感，而化生万物。"就是说明阳生阴长之义。反过来说：阳能生万物，亦能杀万物。例如凡是能使植物枯萎，呈现一种萧条景象的（阳亢）就称为"阳杀"；凡是能使植物保存根芽，呈现一种像冬天蛰藏景象的就称为"阴藏"。

总的来说，这两句都是说明阴阳的功能。"阳生阴长"是阴阳的生长功能；"阳杀阴藏"可说是阴阳的变化功能。也就是上面第一节经文中所说的"生杀之本始"的意义。这是从万物变化的影响来具体说明阴阳在代表事物功能上的相对性和统一性。

【小结】 总的来讲，本节说明了阴阳的相对统一性。一切事物，不论是现象、性质或功能等，只要是存在相对的两个方面，都可用阴阳来代表说明之。

从这节经文，也可以体会到阴阳学说的运用是很灵活的。所以可用取类比象的方法，推广演绎运用到医学上来。

【参考资料】

按"阳生阴长，阳杀阴藏"二句，诸家说法不同，今摘选数则，以资参考。

张景岳："此即四象之义。阳生阴长，言阳中之阴阳也。阳杀阴藏，言阴中之阴阳也。盖阳不独立，必得阴而后成，如发生赖于阳和，而长养由乎雨露，是阳生阴长也。阴不自专，必因阳而后行，如闭藏因于寒冽，而肃杀出乎风霜，是阳杀阴藏也。此于对待之中，而复有互藏之道，所谓独阳不生，独阴不成也。"（《类经》）

李念莪："阳之和者为发育，阴之和者为成实；故曰阳生阴长。此阴阳之治也。阳之亢者为焦枯，阴之凝者为封闭，故曰阳杀阴藏。此阴阳之乱也。"（按：此说本于张景岳）

《天元纪大论》曰："天以阳生阴长，地以阳杀阴藏。夫天为阳，阳主于升，升则向生，故曰天以阳生阴长，阳中有阴也。地为阴，阴主于降，降则向死，故曰地以阳杀阴藏，阴中有阳也。此言岁纪也。上半年为阳升，天气主之，故春生夏长；下半年为阴降，地主之，故秋收冬藏。"（《内经知要》）

林亿："详阴长阳杀之义，或者疑之，按《周易》八卦布四方之义，则可见矣。坤者阴也，位西南隅，时在六、七月之交，万物之所盛长也，安谓阴无长之理。乾者阳也，位戌亥之分，时在九月十月之交，万物之所收杀也，熟谓阳无杀之理。"（《素问·新校正本》）

【原文】 天地者，万物之上下也；阴阳者，血气之男女也；左右者，阴阳

8

之道路也；水火者，阴阳之征兆也；阴阳者，万物之能始也。（《素问·阴阳应象大论》）

【提示】 举例说明阴阳的意义。

"左右"：太阳与月亮总是从东方升起，西方落下。古人取象自然，面南而立，则左东右西。所以说左右是阴阳升降之道路。《素问·方盛衰论》："阳从左，阴从右。"也是这个意义。"征兆"：亦可作象征解。也就是极明显而容易见到的意思。吴昆："阴阳不可见，水火则其有征而兆见者也。"

【讲解】

（一）用事物说明阴阳的相对性和统一性

"天地者万物之上下也……阴阳之征兆也。"这是用自然现象和人体的气血等举例说明阴阳的相对性和统一性。"天地"、"上下"、"血气"、"男女"、"左右"、"水火"等都是相对的事物和现象。这些事物和现象之间又是既对立又统一，所以都可用阴阳来代表和说明。其中"水火"是最常见的东西，而水与火的对比，很明显是两相反对的，所谓"水火不相容"。因为水性寒，火性热，所以水属阴，火属阳；而且水火又属五行范围，从而说明了五行与阴阳亦具有不可分割的关系。

（二）用阴阳说明万物生成变化的根源

"阴阳者，万物之能始也。"所谓"能始"就是能力变化生成的原始，亦即"变化之父母"的意思。这种生成变化的能力，哪里来的呢？这就是有阴阳在其中起的作用，所以说"阴阳为万物之能始"。这和前面"阳生阴长"一句，可以连起来理解。例如一切动物的生存，必须具备两个基本条件：一为功能活动；一为食物营养（生理功能属阳，营养物质属阴）。这样由于阴阳的互相作用，才能维持生命。如果单有功能而无食物的营养，则功能不能持久，相反的，如果单有食物而无功能加以消化和吸收，则食物亦无以发挥营养的效果。这是一个最普通的例子。

【小结】 宇宙间一切事物都具有相对的两方面，都可以阴阳代表和说明之，而万物的生长变化，都离不开阴阳对立统一的道理。

【原文】 天为阳，地为阴；日为阳，月为阴。……阴阳者数之可十，推之可百，数之可千，推之可万，万之大，不可胜数，然其要一也。……阴阳之变，其在人者，亦数之可数。（《素问·阴阳离合论》）

【提示】 说明自然界和人体运用阴阳的范围。

【讲解】

（一）自然界阴阳的范围

"天为阳，地为阴……然其要一也。"开始以举例来注明自然界阴阳的范围。因为自然界所有的事物或现象，都不是孤立存在的，而是存在着相对的两方面，所以都可以用阴阳来代表和说明。"天为阳，地为阴……"就是说明自然界一切事物的相对性。又由于自然界的事物极为复杂和变化多端，因而推演下去，可以由十到百，由千到万，甚至无穷无尽，不可胜数。这就是说明阴阳运用的范围极其广泛，但有一个基本原则，就是不外乎事物相对性的两面（"然其要一也"）。也就是说，一切无穷无尽的事物和变化，不越阴阳这一"相对和统一"的范畴。

（二）人身阴阳的范围

"阴阳之变……亦数之可数。"这是说明人身阴阳的范围。阴阳说的运用，在自然界来说是极其广泛的；而人身阴阳的运用，也和天地的阴阳一样，虽然非常复杂，但亦"数之可数"。因为它也不外乎"对立与统一"这个原则。正如张景岳所说："知其数，则无不可数矣。数，推测也。"

按：本节经文摘录自《素问·阴阳离合论》，原文是"黄帝问曰：余闻天为阳，地为阴，日为阳，月为阴。大小月三百六十日，成一岁。人亦应之。今三阴三阳，不应阴阳，其故何也？"也就是黄帝问人身三阴三阳之气与天地定位、日月成象的阴阳不同，这是什么缘故呢？岐伯回答的大意是：人身的三阴三阳亦应乎天地四时的阴阳，亦如天地四时阴阳变化的无穷无尽，与"数之可千，推之可万……不可胜数"的含义相同，所以说"亦数之可数。"这也是在"天人相应"的整体观念上的取类比象的推演方法。

【小结】 本节总的精神是说明大如宇宙的天地日月、小如人体都可用阴阳这个学说来分析说明。宇宙间的事物是无穷无尽的，但是它们的发生、存在和发展、变化，不外一阴一阳的相对统一性。所以阴阳的推演，可由简而繁，亦可由博返约。

【原文】 清阳为天，浊阴为地。地气上为云，天气下为雨；雨出地气，云出天气。故清阳出上窍，浊阴出下窍；清阳发腠理，浊阴走五脏；清阳实四肢，浊阴归六腑。（《素问·阴阳应象大论》）

【提示】 用取类比象的方法说明人体的生理现象。

【讲解】

（一）从云雨的变化说明阴阳互根的道理

"清阳为天……云出天气。"这一段是从自然界云雨的变化来说明"阴阳互根"的道理。所谓"阴阳互根"，就是"阴生于阳，阳根于阴"的意义。"清阳为天，浊阴为地"和"积阳为天,积阴为地"的意义相同。就是清阳之气上升为天,浊阴之气下凝为地。从天为阳,地为阴说到云雨的成因及来源,重点说明了云雨相互转变的关系(图5)。

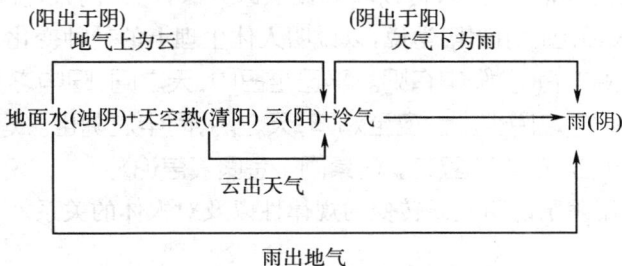

(阳出于阴)　　　　　　　　(阴出于阳)
地气上为云　　　　　　　　天气下为雨

地面水(浊阴)+天空热(清阳) 云(阳)+冷气 ──────→ 雨(阴)

云出天气

雨出地气

图 5　云雨相互转变的关系

地面上的水,由于天空热力的蒸发,化气上升为云。所以说:"地气上为云","云出天气"。地面的水化为气,上升为云,还必须遇到天气的变化(冷气),才有可能变成雨而降落到地面,所以说:"天气下为雨"。推究雨的来源,是由于地面上升的水气。所以说"雨出地气"。这节经文说明了"无阴则阳无以生,无阳则阴无以化"的阴阳互根的道理。

(二) 从人体清阳浊阴的变化说明正常的生理现象

"清阳出上窍……浊阴归六腑。"这是以人体内清阳浊阴的变化,来说明正常的生理现象。而这所谓"清阳、浊阴"不是固定指一种物质或功能,它的所指不同。如下:

清阳 ┌ 出上窍──声(耳)、色(目)、味(口)、嗅(鼻)
　　　┤ 发腠理──汗液、体温
　　　└ 实四肢──精力、阳气

浊阴 ┌ 出下窍──大小便
　　　┤ 走五脏──和调于五脏的津液
　　　└ 归六腑──饮食物的精微和残渣

从这里可以理解两个问题:

1. 同样是"清阳浊阴",但所指不同。这是阴阳的相对性,所以说,阴阳学说的运用是灵活的。

2. 本节的"浊阴"不完全指的是废物,它是和"清阳"相对而言,含有"混浊"或"浓厚"的意义。《素问·经脉别论》有"食气入胃,浊气归心"的记载(见 314

条)。此"浊气"和本节的"浊阴"有近似之处。所以我们不能机械地把浊阴一概看作是"废物"。

【小结】 这一节的意义,开始以自然界的变化,就是将云雨作比喻来说明阴阳相互转变及其互根的道理;再以取类比象的方法,以天例人,说明人体的生理现象;最后又灵活地运用阴阳学说,以说明人体生理上的种种变化。

【原文】 阴中有阴,阳中有阳。平旦至日中,天之阳,阳中之阳也。日中至黄昏,天之阳,阳中之阴也。合夜至鸡鸣,天之阴,阴中之阴也。鸡鸣至平旦,天之阴,阴中之阳也。故人亦应之。(《素问·金匮真言论》)

【提示】 用阴阳说明气候转变的规律性以及对人体的关系。

【讲解】

(一)昼夜阴阳消长转变的过程

这一节经文以昼夜分阴阳,是从一年四季分为阴阳的基础上进一步的分类。一年四季是春夏属阳,秋冬属阴。以昼夜来说,昼为阳,夜为阴。而这里从昼夜的阴阳中又各分出阴阳。这是以上午、下午、前半夜、后半夜来分的。如下:

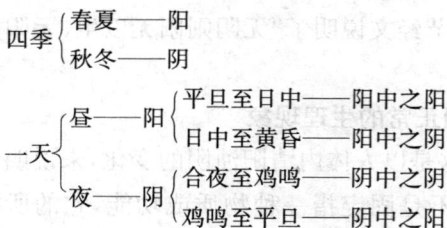

四季 ┤ 春夏——阳
　　　└ 秋冬——阴

一天 ┤ 昼——阳 ┤ 平旦至日中——阳中之阳
　　　│　　　　└ 日中至黄昏——阳中之阴
　　　└ 夜——阴 ┤ 合夜至鸡鸣——阴中之阴
　　　　　　　　└ 鸡鸣至平旦——阴中之阳

李念莪:"平旦至日中,自卯至午也。日中至黄昏,自午至酉也。合夜至鸡鸣,自酉至子也。鸡鸣至平旦,自子至卯也。则子午当二至,卯酉当二分,日升为春,日中为夏,日入为秋,夜半为冬也。"如下:

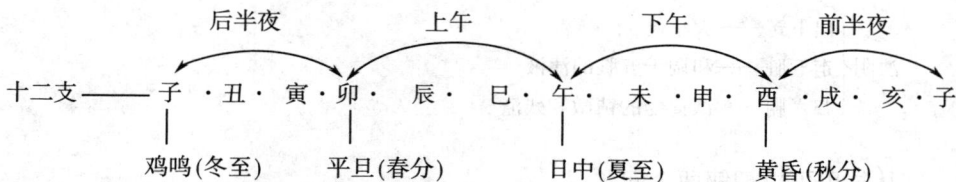

```
            后半夜              上午              下午            前半夜
十二支——— 子·丑·寅·卯· 辰  巳·午·未·申  酉·戌·亥·子
            |              |              |              |
          鸡鸣(冬至)     平旦(春分)     日中(夏至)     黄昏(秋分)
```

所谓"阳中之阳"、"阳中之阴"、"阴中之阴"以及"阴中之阳",其意就是说明阳长则阴消,阳消则阴长。这是盛极则衰,物极则变的自然规律。由于阴阳的互为消长,而出现了昼夜四时的变化,这就是阴阳消长的转变规律。另一方面,也意味着阴阳之中复有阴阳,无论是阴的一面或阳的一面,其内在关系又包含着阴阳的对立面,更表达了事物内在的复杂性。所以阴阳又可作为由简到繁、愈分愈细的推演法则。

(二)气候的阴阳转移与人体的关系

"人亦应之。"张景岳:"人身之阴阳,亦与一日四时之气同。故子后则气升,午后则气降,子后则阳盛,午后则阳衰矣。"这是说,从天之昼夜阴阳的变化,结合到人身之阴阳,同样是顺应着这样的转变。同时人体内脏亦可根据其性能与部位从阴阳中再分出阴阳来。

从四时的阴阳来讲,凡四时节气的转移,对疾病是有一定影响的。例如有些慢性病,每逢节气交替的时候就加重,尤其是在大的节气,所谓"二至二分",每每有很多疾病在这个时候加剧或病人死亡。还有一些老年人在这个时期感到周身骨节酸痛,也是同样的道理。

再从昼夜转移的小范围来讲,很多疾病有日轻夜重,或者日重夜轻的表现。从病人死亡的时间来看,大多数死在中午、半夜、早晨或晚上。这均是在气温转变,阴阳交界的时候。又如湿温,一般在下午比较严重,肺痨亦多在下午发生潮热。诸如此类的例子,都说明了不论四时阴阳或昼夜阴阳的变化,对人体是有相当影响的。

《灵枢·顺气一日分为四时》:"夫百病者,多以旦慧、昼安、夕加、夜甚,何也?岐伯曰:四时之气使然。黄帝曰:愿闻四时之气。岐伯曰:春生夏长,秋收冬藏是气之常也。人亦应之。以一日分为四时,朝则为春,日中为夏,日入为秋,夜半为冬。朝则人气始生,病气衰,故旦慧。日中人气长,长则胜邪,故安。夕则人气始衰,邪气始生,故加。夜半人气入脏,邪气独居于身,故甚也。"

再从生理方面来说,《素问·生气通天论》:"阳气者,一日而主外,平旦人气生,日中而阳气隆,日西而阳气已虚,气门乃闭。"这是说,人身的阳气是随着气温的变化,在体内的部位不同。根据《内经》的意思,人体的阳气,白天活跃在体表,早晨(平旦卯时)阳气渐趋体表;中午为阳气最旺盛的时候,充盛于体表;至太阳偏西(就是下午),阳气则渐向里,体表的阳气渐减,汗孔渐渐闭合了。

总的来说,以上两节经文是说明四时或昼夜的变化,对人体生理、病理,都是有一定影响的。这就是"天人相应"的道理。所谓"天人相应",也就是"人与自然的关系"。因为人生活在自然界中,一呼一吸都不能离开自然,一切生活的需要都必须依赖于自然。可见人与自然的关系是极其密切的。因而自然界的一切变化,必然对人体发生影响。这就是古人所谓"人身一小天地"、"人亦应之"的道理。

【原文】 夫言人之阴阳,则外为阳,内为阴;言人身之阴阳,则背为阳,腹为阴;言人身之脏腑中阴阳,则脏者为阴,腑者为阳。肝、心、脾、肺、肾五脏皆为阴;胃、胆、大肠、小肠、膀胱、三焦六腑皆为阳。……故背为阳,阳中之阳,心也;背为阳,阳中之阴,肺也;腹为阴,阴中之阴,肾也;腹为阴,阴中之阳,肝也;腹为阴,阴中之至阴,脾也。此皆阴阳表里内外雌雄相输应也,故以应天之阴阳(《素问·金匮真言论》)

【提示】 以阴阳说明人体的部位及脏腑的性能。这节经文是连接前一节经文的。

【讲解】

(一)以阴阳说明人体的部位

1. 以内外分 "外",指人体的整个躯壳,属阳;"内",指体内一切脏器,属阴。这是将整个人体以阴阳来区分,所以称"外为阳,内为阴"。

2. 以腹背分 "背"向天向上;"腹"向地向下,因此说"背为阳,腹为阴"。张隐庵以经脉的分布来解释,他说:"背为阳,腹为阴。督脉循于背,总督一身之阳,任脉循于腹,统任一身之阴也。"

(二)以阴阳说明脏腑的性能

1. 以脏腑分 五脏为阴,六腑为阳。《素问·五脏别论》:"五脏者,藏精气而不泻……六腑者,传化物而不藏。"五脏藏而不泻,属阴;六腑泻而不藏,属阳。所以说,这是以阴阳说明脏腑的性能。另外,五脏属阴,六腑属阳,以经络来说,亦是如此。

六脏(即五脏加心包)——手足六阴经

六腑——手足六阳经

2. 以部位配合五脏分 膈上为阳,膈下为阴。心、肺同居膈上,肝、脾、肾同居膈下,但又有心为阳中之阳,肺为阳中之阴,肝为阴中之阳的区别。这是除按照部位的阴阳来分外,还结合到五脏的性能来区分。以下王冰的注解可供参考:

"心为阳脏,位处上焦,以阳居阳,故为阳中之阳也。肺为阴脏,位处上焦,以阴居阳,故谓阳中之阴也。肾为阴脏,位处下焦,以阴居阴,故谓阴中之阴也。肝为阳脏,位处中焦,以阳居阴,故谓阴中之阳也。脾为阴脏,位处中焦,以太阴居阴,故谓阴中之至阴也。"

前面谈过"五脏为阴"。但在五脏中再分阴阳,则心、肝为阳脏;肺、肾、脾为阴脏。《灵枢》称心、肝为"牡脏";肺、肾、脾为"牝藏"(见《灵枢·顺气一日分为四时》)。牡者为阳,牝者为阴,也是雌雄的意思。所以在本节经文中说:"阴阳表里内外雌雄相输应也"(输应,就是相互联系)。说明了人体部位的表里内外与脏腑

14

的阴阳雌雄,虽然是相对的,但也是相互联系而统一的。至于脏腑之间的相互关系,在后面藏象章中介绍。

【小结】 本节和上节经文的总的精神是:说明阴阳对事物的分类是愈分愈细的,可以从阴阳中再分出阴阳。因为任何事物本身,不论是阴的一面,或阳的一面,都可包含有无数的阴阳对立面。所以阴阳的推演,可以由简而繁,愈分愈细;但也可以由繁而简,由博返约。例如前面所说的"阴静阳躁",在这静与躁之下,就包括了许多的动态。譬如临床上的阴证和阳证,其症状就是复杂多变的,如用阴阳将其概括成两大类型,可以方便诊治,这就是由繁而简的归纳方法。同时,古人在"天人相应"整体观念的思想指导下,认为自然界一切变化,都可以影响到人体,而人体是与天地息息相关的。所以说:"人亦应之","故以应天之阴阳也"。

我们再联系到临床上,这些理论,不但可以推演生理现象,同时可以结合病情和病理变化,作为诊断和治疗的依据。

【参考资料】 亦有以背为阴,腹为阳的说法。如老子:"万物负阴而抱阳。"张景岳:"老子所言,言天之象;本经之言,言地之象。"

【原文】 四时之变,寒暑之胜;重阴必阳,重阳必阴;故阴主寒,阳主热。故寒甚则热,热甚则寒。故曰寒生热,热生寒。此阴阳之变也。(《灵枢·论疾诊尺》)

【提示】 以阴阳的消长转变说明四时寒暑的胜复。

【讲解】

(一)阴阳与四时气候转移的关系

我们知道,四时季节的转移情况,是春去夏来,秋去冬至。而四时气候的常规是,春温、夏热、秋凉、冬寒。这种气候的转变,也就是寒暑胜复的意义。正因四时气候有不同,所以划成春、夏、秋、冬四季。四时之变,虽有春温、夏暑、秋凉、冬寒的不同,但实际上不外"寒暑之胜"的道理。因为温之于暑(热),凉之于寒,不过是程度上的差别。"阳主热,阴主寒"。由春之温暖而至夏之炎热,乃是阴气渐消、阳气渐长而发展至极盛的现象,故称春夏为阳。由秋之凉爽而至冬之寒冷,乃是阳气渐消、阴气渐长而发展至极盛的现象,故称秋冬为阴。是故四时寒暑之胜,也就是由于阴阳之气消长更胜的结果。

但是正常气候的转变,是一种自然的规律。李念莪说:"冬寒之极,将生春夏之热;冬至以后,自复至乾也。夏热之极,将生秋冬之寒;夏至以后,自姤而至坤也。"说明事物发展过程中,是盛极则衰,物极则变。四时气候的阴阳变化亦是如此。阴发展到极盛以后,会出现阴消阳长的转变;阳发展到极盛以后,亦会出现

15

阳消阴长的转变。但是四时阴阳的往复,并不等于事物的循环重复,而是由于阴阳的消长变化推动着一切事物的发展。所以说,尽管事物是变化多端的,如果我们掌握了阴阳的规律,自然就有规矩可循了。

(二)阴阳寒热的转变在临床上的重要意义

"重阴必阳,重阳必阴",这种阴阳转变的规律,就是《素问·天元起大论》所谓"物极谓之变"的道理。这种规律,在临床上有极为重要的意义和价值。古人常借以说明真寒假热或真热假寒的病理机制——本质与现象不一致。因其基本机制,也就是本节所说的"寒甚则热,热甚则寒"。我们知道了这一道理,对诊断大有裨益,不至于为假象所迷惑而诊断错误。在治疗上,就可以采取"从治"、"反佐"等方法加以处理。具体的内容,将在以后论治章中再进行讨论。

【原文】 阳气者,若天与日,失其所,则折寿而不彰。故天运当以日光明,是故阳因而上,卫外者也。(《素问·生气通天论》)

【提示】 以日光比类人体阳气,从而说明阳气在人体的重要性。

【讲解】 本节经文以"取类比象"的方法,从天与太阳的关系,联系到人体与阳气的关系。因而强调了阳气在人身的重要性。进一步再分析一下阳气究竟是什么?在人体有哪些重要性?根据《内经》的精神归纳起来有下列三个方面:

(一)运行和生化作用

人体血液、津液等运行循环,均须要阳气为之输布运行。而血液、津液等,所以能营养全身而产生精神活动和一切的脏腑功能活动,又须要通过阳气的气化作用,才能生化不息。

(二)宣化输送五谷精微

"上焦开发,宜五谷味,熏肤、充身、泽毛,若雾露之溉是谓气"(《灵枢·决气》)。这是说明五谷精微的生成和宣化输送,都须通过阳气才能温养全身和润泽皮毛。

(三)卫外作用

"阳者卫外而为固也"(《素问·生气通天论》)。这是指阳气有防御和抵抗外邪等卫外功能。

从以上的归纳来看,阳气的功能是比较广泛的,有关人体的营养消化,以及保卫身体、抵抗外邪等都离不开阳气的功能。因此古人把它比作天与太阳的关系。如果天空里没有太阳,或失去正常的运行规律,则宇宙间黑暗而不明,万物亦不能生长。所以天的运行,必须要有太阳的光明。而人身的阳气,要调和才能发挥其卫外功能;不然,就会招致病邪的侵袭,而造成夭折寿命的危险。此外,没有阳气很好地进行消化运行,则营养的来源缺乏,也可导致身体的衰弱。于此,

16

可见阳气在人体的重要性。但是我们必须注意,此节虽然强调阳气的重要性,并不等于说"阴"的不重要。如《素问·五常政大论》所指出的:"阴精所奉其人寿。"就足以说明阴精的重要性。与此合参,更能说明阴阳二者在人体内是不可偏废的。

【参考资料】 李念莪:"天之运行,惟日为本。天无此日,则昼夜不分,四时失序,晦明幽暗,万物不彰矣。在于人者,亦惟此阳气为要。苟无阳气,孰分清浊、孰布三焦、孰为呼吸、孰为运行? 血何由生、食何由化? 与天之无日等矣,欲保天年其可得乎?"

【原文】 阴在内,阳之守也,阳在外,阴之使也。(《素问·阴阳应象大论》)

【提示】 说明人体内外阴阳相互为用的关系。

【讲解】 "阴":指体内的有形物质、营养成分、液体等。"阳":指人体无形的气以及由气所产生的生化、运动功能等。"阴在内,阳之守也。"这是说,人体内的营养物质居于内部各组织之间,属于阴,而必须有属于阳的生化运动和卫外功能,才能发挥营养的作用和保证机体的健康。所以马玄台认为:"阴指营,阳指卫。"又说:"营者,将之所居在内;卫者,兵之所护在外。"我认为本节经文的基本精神,在于说明整个人体阴阳两个方面相互依存、相互为用的关系。营卫仅是本文所指的阴阳的一部分,并不等于本文的阴阳单指营卫而言。

"阳在外,阴之使也。"这是说,人体属阳的功能,必须要有体内属阴的营养物质的不断支援,才能发挥它在外所起到的保卫等作用。因为属阴的营养物质是属阳的活动功能的原动力,所以称为"阴之使"。例如,人们若一顿不吃饭,工作时就会感到倦乏。这证明营养物对机体活动有密切关系。

按:这一节的"守",又可作为后备力量的意思。故将"阴在内,阳之守"解释为:"内在的阴,是阳在外面活动的后备力量",亦通。

【小结】 从这里可以进一步体会到阴阳所代表的事物,虽然是相对的,但又是相互依赖、相互生成的(阴阳互根)。如果阴阳不能相互维系,对人体来讲,就成病态,即所谓"孤阳不生,独阴不长"。阴阳互根的道理,可以从人的整体来解释。例如:自饮食物入口,至产生能量这一过程,就是阴阳相互为用的过程,即阴阳互根的道理。饮食物属阴,至消化变成的营养物质也是属阴。这一过程中的消化功能属阳,至最后产生的活动能力也是属阳。如下所示:

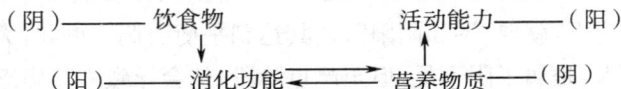

$$(阴) \longrightarrow 饮食物 \qquad 活动能力 \longrightarrow (阳)$$
$$(阳) \longrightarrow 消化功能 \longrightarrow 营养物质 \longrightarrow (阴)$$

17

营养物质的来源,主要是靠消化功能(属阴的营养物质产生于属阳的消化功能);而消化功能又必须营养物的供养才能产生能量(属阳的消化功能产生于属阴的营养物质)。这就是"阴生于阳、阳根于阴",阴阳相互为用的例子。

【参考资料】 张景岳:"阴性静,故为阳之守;阳性动,故为阴之使。守者守于中,使者运于外。"

【原文】 凡阴阳之要,阳密乃固。两者不和,若春无秋,若冬无夏;因而和之,是谓圣度。故阳强不能密,阴气乃绝;阴平阳秘,精神乃治;阴阳离决,精气乃绝。(《素问·生气通天论》)

【提示】 体内阴阳的平衡和协调,是正常生理。

【讲解】

(一)人体阴阳应该保持平衡和协调

"阴阳之要,阳密乃固。""阳密乃固"这一句,不仅谈到阳的一面,同时也包含着阴的一面在内。李念莪认为:"阴主内守,阳主外护。阳密于外,则邪不能侵而阴得固于内也。"意思是说:阴精之所以能固守于内,一定要阳气之卫外周密,从而才能达到"阴阳平衡"的目的。这就是所谓"阳密乃固"的含义。

"两者不和……是谓圣度。"这是以形容和比喻,指出人体的阴阳不平衡(两者不和),就好像四时气候的反常变化一样。只有春天的气候而无秋,只有冬天的气候而无夏,这就是四时气候中阴阳不和的现象。因为四时的气候应该顺序出现的,如果反常,则对万物不利。因此人体阴阳不平衡,也就会引起病变。

在这种情况下,使阴阳求得平衡协调,是很重要的。故以下指出"因而和之,是谓圣度"。圣度的意义,张隐庵说:"是圣人调养之法度。"李念莪说:"泻其太过,补其不足,俾无偏胜,圣人之法度也。"

(二)体内阴阳的正常与反常

"故阳强不能密……精气乃绝。"人在正常情况之下,体内阴阳是相对平衡的。即原文所说"阳密乃固","阴平阳秘,精神乃治",也就是说人体的功能不能过于亢奋或衰退,而是应该保持相对的平衡。如果过于亢奋,就是阳盛,过于衰退,则为阳虚;而阳虚则阴必盛,阴虚则阳必亢。这样就造成"阳胜则阴病","阴胜则阳病"的病理现象。从此可见,人体阴阳相对平衡是属于正常的生理现象。

相反的,人体阴阳反常的结果,即原文所说"阳强不能密,阴气乃绝","阴阳离决,精气乃绝"(离决即分离不协调之意)。这是人体功能不平衡所出现的病变。在这种情况下,就要"调和阴阳",使其达到平衡协调。例如:大出血,或大吐大泻失水的病人,是属于阴不足,但至严重阶段,就会导致阳气虚乏,出现冷汗淋漓,脉微细或空而大,四肢逆冷,甚则导致死亡。这就属于"阴阳离决,精气乃绝"

的濒危征象。在治疗方面,应采用"阴阳兼顾"的法则,目的在使阴阳取得协调。如单纯滋阴,阳气欲脱;单纯固阳气,则阴液更伤。因此,必须采用"阴阳兼顾"的方法,始能得到挽救。又如,暑温白虎加人参汤证,壮热心烦、喘渴、多汗,就是阳强不能密之候。既然阳强,故治以白虎汤,加人参者,在于保护阴气。如果任其阳气太盛,大耗阴气,进一步必至阴气乃绝。

总的说来,"阴阳离决"、"阳强不能密"都是属于阴阳失去平衡的现象,不过程度有轻重不同而已,即前者为重,后者为轻。因而其产生的后果,也就不同,前者是"精气乃绝",后者是"阴气乃绝"。

【小结】 通过以上的讨论,我们体会到"阴阳"在这里是作为生理现象、病理机制和诊断治疗的说理工具。同时本节又必须与《素问·生气通天论》"阳气者,若天与日,……阳因而上,卫外者也"一句联系起来看,后者专谈阳气,所以虽强调阳气在人体的重要性,而并不意味着"阴分"的不重要。

【参考资料】 王冰:"阴气和平,阳气闭密,则精神之用,日益治也。"

李念莪:"阴血平静于内,阳气秘密于外。阴能养精,阳能养神,精足神全,命之曰治。"(治,不乱的意思)

【原文】 阴胜则阳病,阳胜则阴病。阳胜则热,阴胜则寒。重寒则热,重热则寒。(《素问·阴阳应象大论》)

【提示】 说明阴阳偏胜,是产生寒热证的病理机制。

【讲解】

(一)阴阳偏胜的一般病变

"阴胜则阳病……阴胜则寒。""阴胜则阳病"与"阴胜则寒";"阳胜则阴病"与"阳胜则热",联系起来,其意义是一致的,比如:

阴胜则阳病——阴胜则寒——寒证

阳胜则阴病——阳胜则热——热证

(《针灸甲乙经》:阴胜则寒,阳胜则热。作阴病则寒,阳病则热。)

由于阴的一方面偏胜,使阳的一方面发生病变,因而产生寒证;阳的一方面偏胜,使阴的一方面发生病变因而产生热证。如《素问·调经论》说:"阳虚则外寒,阴虚则内热;阳盛则外热,阴盛则内寒。"其详细的病理机转,在后面病能一章中作介绍。

这一节经文也必须与上一节联系起来看。因为人体的阴阳是应该保持平衡的,如失却了此种平衡,就会产生疾病,临床上的实际病例,确是这样。

1. 阴胜则阳病,阴胜则寒的病例 如《伤寒论》少阴病寒化证,在症状上表现有脉微细(欲绝),但欲寐,下利清谷,四肢厥冷,背恶寒等。这均是阴盛而导致

19

阳虚的现象。治疗时,宜用逐寒回阳,以消阴霾,阴霾消,则阳气自复,如附子汤、四逆汤之类。

2. 阳胜则阴病,阳胜则热的病例　如《伤寒论》阳明病,不管是经证或腑证,都是阳胜的结果。在大热、大渴,大汗、便秘的情况下,阴液必然受损。而在治疗时,并不以滋阴为主,仍是用白虎之类清热、承气之类泻实为主。采取这种"清热、泻实以存阴"的治疗方法,以期达到阴阳平衡的目的。

（二）阴阳偏胜的严重病变

"重寒则热,重热则寒。"重寒则热(重阴必阳,阴极似阳),即真寒假热。乃阴盛格阳、内真寒而外假热。例如:《伤寒论》"少阴病,下利清谷,里寒外热,……身反不恶寒,其人面色赤,……或咽痛……通脉四逆汤主之"(《伤寒论》第317条)。

重热则寒(重阳必阴,阳积似阴),即真热假寒。此乃阳盛格阴,内真热而外假寒。例如:"伤寒脉滑而厥者,里有热也,白虎汤主之"(《伤寒论》第350条)。

张景岳:"此即上文寒极生热,热极生寒之义。盖阴阳之气,水极则似火,火极则似水,阳盛则格阴,阴盛则格阳。故有真寒假热,真热假寒之辨。此而错误,则死生反掌。"

【小结】　本节总的说明了阴阳偏胜的病变,亦有一般的与反常的两个方面。从阴阳偏胜的病理机转上,可以进一步理解到阴阳相互间的转变关系。

【参考资料】　汪昂:"阴何以病? 由于阳胜则太热也;阳何以病? 由于阴胜则太寒也。"

【原文】　阴味出下窍,阳气出上窍。味厚者为阴,薄为阴之阳;气厚者为阳,薄为阳之阴;味厚则泄,薄则通;气薄则发泄,厚则发热。(《素问·阴阳应象大论)

【提示】　用阴阳的原理,来分析药物、饮食物中气和味的性能。从这一节经文的分析,可以理解到药物的功用。

【讲解】

（一）阴味出下窍、阳气出上窍

"阴味",指饮食物的五味(酸,苦,甘,辛,咸),味厚而沉降,属阴。"阳气",指药物饮食物的五气(臊、焦、香、腥、腐),气薄而升浮,属阳。王冰注:"味有质,故不流于便泻之窍;气无形,故上出于呼吸之门。"张景岳:"味为阴,故降;气为阳,故升。"

本节所谓阴味、阳气,与前面提到的"清阳"、"浊阴"的含义不同。前者是说明人体正常的生理现象;本节是指饮食物中的气和味对人体的不同作用。

(二)饮食物气味的性能

"味厚者为阴……厚则发热。"

1. 味　味分厚薄,味厚的属纯阴;味薄的属阴中之阳(也是愈分愈细,从阴阳中再分出阴阳来),这是它的性质。味厚的有泻下作用;味薄的有通利作用,这是它的功能。

2. 气　气亦有厚薄之分,气厚的属纯阳,气薄的为阳中之阴,这是它的性质。气厚的能助长阳气,发生热力的作用,气薄的有发散作用,这是它的功能。如下:

```
味——阴 ┌ 厚——纯阴——厚则泄(消导泻下)
         └ 薄——阴中之阳——薄则通(通利小便)

气——阳 ┌ 厚——纯阳——厚则发热(温阳发热)
         └ 薄——阳中之阴——薄则发泄(解表发汗)
```

(三)药物气味性能的区分

从食物气味的功能,联系到药物的性味功能,以及从气味阴阳,推演到药物的四气五味,升降浮沉等作用,是为药物气味分类的理论根据和渊源所在。例如:马玄台对这节的注解说:"惟味之厚者为纯阴,所以用之则泄泻其物于下。如大黄气大寒,味极厚,为阴中之阴,主于泄泻。……味之薄者为阴中之阳,所以用之则流通,不至于泄泻也。如木通、泽泻,为阴中之阳,主于疏通。……气之薄者为阳中之阴,所以用之则发其汗于上。如麻黄为气之薄者,阳也升也,故能发表出汗。……气之厚者为纯阳,所以用之则发热,不止于发汗也。如用附子则大热之类。"如下所示:

```
药物 ┌ 味 ┌ 气厚则泄——大黄、芒硝等
      │     └ 薄则通——泽泻、茯苓、车前等
      └ 气 ┌ 厚则发热——附子、肉桂、吴萸等
            └ 薄则发泄——麻黄、防风等
```

【原文】　所谓阴阳者,去者为阴,至者为阳。静者为阴,动者为阳。(《素问·阴阳别论》)

【提示】　以阴阳区别脉搏的性状。本节以阴阳说,提纲挈领地说明了脉搏之阴阳两大类,并分别说明了脉搏的波动、性质、至数等三个方面。

【讲解】

(一) 脉搏的波动

脉搏的波动有起伏,伏时称"去",起时称"至"。脉伏属阴,脉起属阳。如下:

$$脉搏波动\begin{cases}去(伏)——阴\\至(起)——阳\end{cases}$$

(二) 脉搏的性质

脉之动静,是脉搏的性质,动与静是相对的,亦是比较而得。"动"是躁动数急,属阳。"静"是平静和缓,属阴。脉之动静,如《伤寒论》云:"伤寒一日太阳受之,脉若静者为不传;颇欲吐,若躁烦,脉数急(躁动)者为传也"(《伤寒论》第4条)。如下:

$$脉搏性质\begin{cases}动(躁动数急)——阳\\静(平静和缓)——阴\end{cases}$$

(三) 脉搏的至数

脉搏一息三至为迟;一息六至为数。迟为阴,数为阳。如下:

$$脉搏至数\begin{cases}迟——阴\\数——阳\end{cases}$$

【小结】 在脉诊上,相对性脉象虽然很多,如浮与沉相对,滑与涩相对,洪大与细小相对,但是总的不外乎属阴属阳两大类。所以均可以阴阳来归类。例如凡是浮、数、滑、洪大的都属阳;沉、迟、涩、细小的都属阴。

【原文】 天有四时五行,以生、长、收、藏,以生寒、暑、燥、湿、风。人有五脏,化五气,以生喜、怒、悲、忧、恐。(《素问·阴阳应象大论》)

【提示】 以五行联系说明天地万物,以及人体各方面的变化。

【讲解】

(一) 以五行说明自然现象的变化

"天有四时五行,以生、长、收、藏,以生寒、暑、燥、湿、风。""天"是指整个宇宙而言。"四时"是春、夏、秋、冬四季,形成每岁的春温、夏热、秋凉、冬寒。四时的五行,即是春木、夏火、秋金、冬水。剩下一个土,因为土居中央,故配以长夏,长夏在夏末秋初,农历六月,正当一岁之中。从《素问·天元纪大论》"天有五行御五位"来看,土也是在中央。

"生、长、收、藏",是由于时序的转移,气候变化的影响,而形成一切生物的生长发展规律,即春生,夏长、秋收、冬藏(长夏在《素问·天元纪大论》中配以

"化")。"寒、暑、燥、湿、风",是每季不同气候的名称,也就是四季的主气。春主风、夏主暑、秋主燥、冬主寒、长夏主湿。

这一段经文,是用五行归类推演的法则,联系说明四时和生物的生化规律,以及每季的不同气候。如果和"天有五行御五位"结合起来,就成为东方木,主春生,气候为风;南方火,主夏长,气候为暑;中央土,主长夏化,气候为湿;西方金,主秋收,气候为燥;北方水,主冬藏,气候为寒。

(二)五脏和五志的关系

"人有五脏,化五气……以生喜、怒、悲、忧、恐。""五脏"是心、肝、脾、肺、肾。"化五气",正是指五脏藏精化气的作用,也就是五脏的气化作用。因此这里的五脏就不是单指心、肝、脾、肺、肾的实质脏器,而是包括了其功能作用和精神情志活动。

"喜、怒、悲、忧、恐",正是五脏的气化作用和精神情志活动的表现。分属五脏,即是心主喜、肝主怒、肺主忧、肾主恐。而脾之志为思,本文之"悲"系"思"字之误。《素问·天元纪大论》说:"人有五脏化五气,以生喜、怒、思、忧、恐。"与此相同。又说:"脾在志为思……思伤脾。"在《素问·阴阳应象大论》也有同样的说法。后世学说的七情内因为"喜、怒、忧、思、悲、恐、惊",一般也是思属脾。因此这里可以作脾主思。

按:《素问·玉机真脏论》:"悲则肺气乘矣。"《素问·宣明五气》:"精气并于肺则悲。"《针灸甲乙经》:"言悲者,悲能胜怒,取五志迭相胜而言也。举思者,以思为脾志也。"可证明悲为肺志,而脾之志为思。

【小结】 本节以五行为中心,联系四时气候的变化,生物的生化规律,以及人体的五脏五志。这一理论,也是在"天人相应"的整体观念指导下,说明人与自然的密切关系。

【原文】 帝曰:何谓所胜?岐伯曰:春胜长夏,长夏胜冬,冬胜夏,夏胜秋,秋胜春。所谓得五行时之胜,各以气命其脏。(《素问·六节藏象论》)

【提示】 用五行相克规律说明四时相胜与五脏的影响。

【讲解】

(一)以五行相克的规律说明四时相胜

本节借五行相克的规律说明四时相胜。所以马莳说:"此明胜之为义,不必太过不及,而皆有所胜也。所谓胜者,即五行相克之谓。如春属木、夏属火、长夏属土、秋属金、冬属水,故春胜长夏,木克土也;长夏胜冬,土克水也;冬胜夏,水克火也;夏胜秋,火克金也;秋胜春,金克木也。"时令气候的相胜,是属于气候的反常现象,可以用五行相克的原理来加以说明。

（二）气候相胜对内脏的影响

人身似一小天地，与天地息息相关。宇宙间气候的相胜变化，必然会对内脏发生影响。所谓"春胜长夏"，在气候来说，是春气至而太过，因此人体受其影响则肝木得胜气之助而偏胜，因而去克脾土。"长夏胜冬"，是长夏气至而太过，使脾土得胜气之助而克肾水。余可依此类推。所谓"得五行时之胜，各以气命其脏"之义大概如此。

【小结】　本节总的精神是说明四时气候的相胜，不外乎五行相克的规律。而人体内脏的相互影响，亦是如此。这些都是以五行理论为指导的，在临床上有着重要的意义。

【原文】　心之合脉也，其荣色也，其主肾也；肺之合皮也，其荣毛也，其主心也；肝之合筋也，其荣爪也，其主肺也；脾之合肉也，其荣唇也，其主肝也；肾之合骨也，其荣发也，其主脾也。（《素问·五脏生成》）

【提示】　说明五脏与外在肢体的联系，及其相互制约的关系。

【讲解】　下面的讨论是以五行制约为重点，说明五脏的相互关系。在五脏与肢体联系方面仅作简单的介绍，因为这个问题在藏象一章还要具体讨论。

"主"：马玄台："犹君主，乃下人所畏，故即以主名之。"就是制约和监督的意义。

（一）五脏与所属组织的联系

1."心之合脉也，其荣色也"　张景岳："心生血，血行脉中，故合于脉，血华在貌故荣于色。"

2."肺之合皮也，其荣毛也"　强志聪："肺主气，气主表，故合于皮……毛附于皮，气长则毛荣。"

3."肝之合筋也，其荣爪也"　张志聪："肝生筋，故所合在筋。"王冰："爪者筋之余，故外荣也。"

4."脾之合肉也，其荣唇也"　张志聪："脾主中央土，乃仓廪之官，主运化水谷之精微，以生养肌肉。脾开窍于口，故荣在唇。"

5."肾之合骨也，其荣发也"　王冰："脑为髓海，肾气主之，故外荣发也。"

以上是论述血脉、皮肤、筋、骨、肌肉和内脏的联系。这种联系是古人从正常的生理功能和病变情况下体验而得出的结论。

（二）五脏相互制约的关系

这种制约关系，不是病变的克制，而是在正常情况下，五脏之间就存在这种相互制约的关系。它是按照五行相制的规律来说明的。

1."心其主肾也"　心属火，肾属水，水能制火。故在生理功能上，心要受肾的制约。

2."肺其主心也"　肺属金,心属火,火制金。故在生理功能上,肺要受心的制约。

3."肝其主肺也"　肝属木,肺属金,金制木。故在生理功能上,肝要受肺的制约。

4."脾其主肝也"　脾属土,肝属木,木制土。故在生理功能上,脾要受肝的制约。

5."肾其主脾也"　肾属水,脾属土,土制水。故在生理功能上,肾要受脾的制约。

以上是以五行相生相克,生克制化的规律,说明人体五脏的正常生理功能,特别是说明相制即所以相成。高士宗说:"外合外荣者脏之成,主者脏之生;五行之理,制而后生。主者生之谓也,火受水制,则水有余而木气旺,木旺则能生火,制之乃所以生之。"就是说明了这个问题。

【小结】　本节总的精神:第一,是论述血脉、皮肤、筋、骨、肌肉和内在五脏的联系;第二,是把内在五脏的脏与脏之间,作出相互制约的理论。这种相互制约的理论,同样是从人体内脏的正常活动与病理变化中体验而得,是以五行制约的理论作核心的。

【原文】　亢则害,承乃制,制则生化。(《素问·六微旨大论》)

【提示】　论述五行生克制化的基本机制。

【讲解】　"制":抑制、制服之意。张景岳:"因其极而抑之也。"生克制化是五行说的基本精神。五行说比阴阳复杂也就在此(因为阴阳是相对的两个方面,五行是相互依存,相互约制的五个方面)。

任何事物的运动发展,不会绝对的平衡,而是在矛盾的基础上,互相运动发展的。所以有生必有克,有胜必有复。《素问·六节藏象论》:"五气更立,各有所胜。"《素问·至真要大论》:"有胜则复,无胜则否"(复:报复;否:不通)。这就说明了事物的发展,不是平静的;胜复是事物发展的必然现象,是个规律。"亢则害,承乃制"也就是这个运动的规律。唯其有"制"必有生化,所以说"制则生化"。有生化后产生万物,所以《素问·六微旨大论》说:"物之生,从于化。"五行承制生化之理,试以木为例说明如下:

木亢则害土,但土生金,金可制木,是为"子复母仇";木承金之制,其亢遂平,乃能生化(生火)。

如果不亢不害,是否存在这个规律呢? 肯定地说,不亢则仅是无过分的害,而生克的规律,仍然存在,生克中就存在了承制这一机转。王安道说:"所承者,其不亢则随之而已,故虽承而不见,即亢则克胜以平云,承斯见矣。"由此可见,人体五脏正常气化活动,就存在亢害承制的这种机制。

按:本节是摘录自《素问·六微旨大论》:"相火之下,水气承之,水位之下,土气承之,……"经文之后,主要是说明五行的承制生化的基本原理。

【原文】 东方生风,风生木,木生酸,酸生肝,肝生筋,筋生心,肝主目。其在天为玄,在人为道,在地为化。化生五味,道生智,玄生神。神在天为风,在地为木,在体为筋,在脏为肝,在色为苍,在音为角,在声为呼,在变动为握,在窍为目,在味为酸,在志为怒;怒伤肝,悲胜怒,风伤筋,燥胜风;酸伤筋,辛胜酸。

南方生热,热生火,火生苦,苦生心,心生血,血生脾,心主舌。其在天为热,在地为火,在体为脉,在脏为心,在色为赤,在音为徵,在声为笑,在变动为忧,在窍为舌,在味为苦,在志为喜。喜伤心,恐胜喜;热伤气,寒胜热;苦伤气,咸胜苦。

中央生湿,湿生土,土生甘,甘生脾,脾生肉,肉生肺,脾主口。其在天为湿,在地为土,在体为肉,在脏为脾,在色为黄,在音为宫,在声为歌,在变动为哕,在窍为口,在味为甘,在志为思。思伤脾,怒胜思;湿伤肉,风胜湿;甘伤肉,酸胜甘。

西方生燥,燥生金,金生辛,辛生肺,肺生皮毛,皮毛生肾,肺主鼻。其在天为燥,在地为金,在体为皮毛,在脏为肺,在色为白,在音为商,在声为哭,在变动为咳,在窍为鼻,在味为辛,在志为忧。忧伤肺,喜胜忧;热伤皮毛,寒胜热;辛伤皮毛,苦胜辛。

北方生寒,寒生水,水生咸,咸生肾,肾生骨髓,髓生肝,肾主耳。其在天为寒,在地为水,在体为骨,在脏为肾,在色为黑,在音为羽,在声为呻,在变动为栗,在窍为耳,在味为咸,在志为恐。恐伤肾,思胜恐;寒伤血,燥胜寒;咸伤血,甘胜咸。(《素问·阴阳应象大论》)

【提示】 以五行归类说明自然现象和人体生理、病理治疗等问题。

【讲解】

(一)东方生风……辛胜酸

"风":在这里的风字,是意味着春天风和日暖的气候,是日初东升的温和象征。"生":本文生字不能绝对作为某物能生某物解说,是含有相互促进、相互生化有机联系的意思。"玄":张景岳:"玄,深微也。天道无穷……故曰玄。"是深奥玄妙无穷的意思。"道":是指天地万物生长发展变化之规律,也就是阴阳之道。这段经文主要精神可分以下两个方面:

1. 自然界与人体肝的关系

(1)以五行中的木为中心,说明自然界事物的相互关系:"东方生风",这句话说明春天的气候。应该同下面的四段经文的"南方生热"、"中央生湿"等联系起来看。因为气候是随着季节推移而变动的。东方与春天联系起来,说明了春天的气候是风和日暖。所谓"东风解冻",则东风也意味着春天温和的气象。所以说,东方、春天、风是有密切联系的。

又古人认为天体之运行(实际是地球在旋转)是由东而南,而西,而北的。它是按太阳的升降,面南而立,则为左东右西,天南地北。因此方位以东为首,四时以春为首,气候以风为首,五行以木为首。这是古人仰观天象,俯察地理,按自然景象的实际情况而建立起来的认识。

"风生木、木生酸",这是在"东方生风"的基础上进一步联系到木和五味的酸,王冰说:"风鼓木荣,则风生木也。"这里又以五行的木来概括自然界一切的植物,说明植物到春天,风和日暖的气候都出现了蓬勃的生发现象。另一方面,木类植物,多是酸味。

本节经文,以"东方生风,风生木,木生酸"三句,说明了自然界方位、四时气候、植物五味之间的有机联系。

关于木生酸的说法,兹举《素问识》内的一段引文,以供参考:"《洪范》:'木曰曲直。曲直作酸。'郑玄注:'木实之性,正义云:木生子实,其味多酸,五果之味虽殊,其为酸一也,是木实之性然也。'"

(2)外在环境与人体内在脏腑组织的联系:"酸生肝",这是说明五味的酸与人体肝脏的联系,也就是说,自然界的东方、春季、风、酸等,与人体内脏的肝,是有密切联系的。《素问·至真要大论》说:"五味各归所喜,故酸先入肝,苦先入心……"说明五脏对五味各有其选择性。因此,五味进入人体,趋向的重点也就不同。

"肝生筋,筋生心",这是说明肝与心和筋的相互联系。《素问·六节藏象论》说:"肝……其充在筋。"总之,筋的活动功能与肝有密切关系,所谓"筋生心"是间接说明肝与心的关系,结合到五行来说,即是"木能生火"的子母关系。

"肝主目",这是说明肝与目的关系。肝开窍于目,因此在临床上目疾多责之于肝。如目赤肿痛,治以清肝泄热为主;目视昏花,皆以养肝或平肝为治;以及羊肝丸治夜盲等。

这些是在自然界的东方、春季、风、木、酸的基础上联系到人体的肝、筋、目,说明人体内外环境的整体统一性。

(3)自然界一切事物的变化与天地人的关系:"在天为玄","玄生神",这两句话,须联系起来理解。它是说明天空间的现象,是深微无穷的;宇宙万物发生"生长化收藏"等变化,更是奥妙莫测的。

"在地为化","化生五味",由于万物的味,不出乎"酸、苦、甘、辛、咸"五种,故

27

这里的五味,是泛指自然界的万物。这两句话意思是说:自然界的万物,都是在天气感召之下,化生于大地的。

"在人为道","道生智",就是说,人能掌握天地阴阳的道理,便能认识和适应一切事物发生、发展、变化的规律。这样便会产生无穷的智慧。

总的说来,这几句话,是本段和以下四段的归纳性结论,说明了自然界一切事物的发生、发展、变化,与天地人有着不可分割的关系。天地阴阳,固然是万物变化的根源,但人亦不能离开天地而生存。所以人必须懂得这些天地阴阳的道理,只有掌握了天地万物的变化规律,才能在生活的各方面去适应它,才能做到预防疾病,以及从事劳动生产等。

"神在天为风,在地为木",这两句是承接上文而言,也是下文的纲领。所谓"神"是指上文"天地阴阳的变化",说明人体的生理现象,也不离乎天地阴阳的变化。而天地阴阳变化的根本,是天之六气,地之五行,故说在天为风,在地则化生为五行的木。如果与下面四节的"其(其即神的代词)在天为热,在地为火","其在天为湿,在地为土","其在天为燥,在地为金","其在天为寒,在地为水"相联系起来理解,则就是说,在天有风、热、湿、燥、寒四时气候的变化;在地有"木、火、土、金、水"五行的变化;大地的物质在天气的感召之下,化生万物;正由于四时气候的转变,促使了万物产生生、长、化、收、藏的变化规律。以下四段所以没有"在天为玄,在地为化,在人为道,道生智,化生五味,玄生神"六句,这是古代文法省笔的关系。

2. 以五行理论说明肝的生理、病理和治疗 从"在体为筋"至"辛胜酸"是围绕着肝为中心,从肝的生理、病理、治疗结合到五色、五味、五音等来运用五行的生克规律,说明彼此间的内在联系。

(1)肝在生理上的内在联系:"在体为筋,在脏为肝","在窍为目","在志为怒",说明了肝与人体之筋和眼睛以及情志活动的"怒",在生理上有密切的联系。

(2)肝与五色、五音、五味的关系:"在色为苍",苍即青色。《素问·五脏生成》说:"色味当五脏,白当肺辛,赤当心苦,苍当肝酸,黄当脾甘,黑当肾咸。"所以肝病常见面目发青。另一方面,"在色为苍"当与春、风、木等联系理解。"在音为角",宫、商、角、徵、羽,是古代的音阶,肝主角音。

《玉篇·五音声论》:"《左传》昭元年,五色配五声:白商、青角、黑羽、赤征、黄宫。《左传》昭二十五年,五行配五声:土宫、金商、木角、火徵、水羽。"因而《内经》上就有五脏配五音之说。

《史记》上说:"音乐者,所以动摄血脉,通流精神,内和正心也,故宫动脾而和正圣,商动肺而和正义,角动肝而和正仁,徵动心而和正礼,羽动肾而和正智,故

28

音乐所以内辅正心而外异贵贱也。"总的说,音乐可以调和人的精神活动,所以有五音配五脏的理论。

"在味为酸",说明酸与肝的关系。由于酸味先入肝,故酸味药有补肝的作用。药物醋炒入肝,也是这个意思。

(3)肝的病理和治疗:"在声为呼,在变动为握。"这些病理现象,当与肝和筋的关系联系起来理解。"呼"是呼喊。筋病多痛,痛则呼喊。所以临床上见到痛证,多须联系到肝和筋来考虑其诊断治疗。"握",正常时,是人的动作表现之一;病变时,是搐搦、抽掣的现象。搐搦、抽掣,多是肝风内动引起筋病的征象。

"怒伤肝,悲胜怒;风伤筋,燥胜风;酸伤筋,辛胜酸。""胜":即五行相克,制服的意思。说明情志活动、气候反常和五味太过,皆可以伤及五脏。所以大怒则伤肝。春天气候反常多伤肝和筋;饮食酸味太过,则可引起肝气的偏胜而伤筋;治疗的法则,又当遵循五行相生相克的机制。如悲为肺志,属金;怒为肝志,属木。金能克木,故曰"悲胜怒"。这也是转移精神活动的一种治疗方法,也是古人早已体验到情志的疾病,药石是难以治疗的。所谓"心病心药医",故情志变动的疾病,仍当以转移情志活动为治疗的原则(以下四段之意义相向)。燥气属金,辛味属金,故燥能胜风,辛能胜酸。这都是以"金能克木"的规律来指导治疗。按:燥胜风、辛胜酸,都是指药物治疗而言。以下四段,其意亦同。

本段经文前后贯彻了阴阳五行说的理论方法,以五行中的木为核心,从自然界的东方、春季、风、木、酸联系到人体的肝、筋、目、怒和呼、握等生理、病理变化,以及治疗法则等,充分表达出"天人相应"的整体观念。至于有关生理、病理上的具体问题,待今后在藏象、病能各章中详细讨论。总之这些事物的联系,并不是偶然的凑合,而是通过古人长期观察实践,以人体生理现象和病理变化为基础,运用阴阳五行的思想方法,进行经验总结并提升到理论上来的。以下四段,与本段是相并列的。其内容、精神实质亦与本段相同。

(二)南方生热……咸胜苦

"热":在这里是指夏天炎热的气候。张景岳说:"阳极于夏,夏旺于南,故南方生热。就是说夏季阳气大盛,故天气炎热。

1. 自然界与人体心的关系

(1)以五行中的火为中心,说明自然界事物的相互联系:"南方生热",古人观察到南方热、北方寒,凡是风从南方来;气候便转热;而以方位来说,南方主夏令,夏天气候炎热。

(2)"热生火,火生苦",说明外在环境与人体内在脏腑组织的联系:"苦生心"、"苦味先入心",故苦与心有联系,也说明五行的火与心的关系。

29

"心生血，血生脾"，说明心与脾和血的关系。心是主宰血液循环，故称"心生血"。"血生脾"是间接说明心与脾有火土相生的子母关系，在功能上心主血，脾统血，两者是有相互依存、相互促进的作用的。

"心主舌"，心开窍于舌，说明心与舌在生理上有内在关系，故后世称"舌为心之苗"。

"其在天为热，在地为火"，说明在天（夏天）则出现炎热的气候，在地则有五行的火（其意义见东方生风的解说）。

这样，自然界的南方、夏季、热、火、苦，联系到人体的心、血、舌，形成了以火行为中心的系统，说明了人体内外环境的相互联系。

2. 以五行的理论说明了心的生理、病理和治疗　从"在体为脉"至"咸胜苦"是环绕着心为中心，从心的生理、病理、治疗结合至五色、五音、五味等，运用五行的生克规律，说明彼此间的内在联系。

（1）心在生理上的内在联系："在体为脉，在脏为心，在窍为舌，在志为喜"，说明了心与脉、舌以及情志活动的"喜"在生理功能上的密切联系。

（2）心与五色五音五味的关系："在色为赤"，这个赤当结合夏天、热、火、人体的血来理解。赤色是阳光、火、热、血等象征；在生理上心血旺盛则面色红润，在病理上心热则面赤舌赤等。"在音为徵"，心音主徵。"在味为苦"，说明苦味与心的关系。在药物治疗上，如芩、连、栀等苦味药多有清心火的功能。

（3）心的病理和治疗："在声为笑，在变动为忧"，喜与笑和忧是相联系的。《素问·调经论》说："心藏神，神有余则笑不休，神不足则忧。"这是心气有余与不足的两种不同变化，因而也产生了精神病态上喜笑和忧郁的不同表现。

"喜伤心，恐胜喜，热伤气，寒胜热，苦伤气，咸胜苦。"说明喜乐太过会伤及心气；夏天炎热的气候最易伤及心气（以汗为心液，汗出过多则伤心气和人身之真气阳气，故有汗出亡阳之说法）；多食苦味能引起心气偏颇。而治疗法则也可运用五行的生克规律，恐为肾志，属水；喜为心志，属火。水能克火，故称恐胜喜。寒主冬令，属水；咸味入肾，属水。故寒胜热，咸胜苦，都是水能胜火的意思（其实质精神与前同）。

（三）中央生湿……酸胜甘

"湿"指长夏季节湿润的气候。

1. 自然界与人体脾的关系

（1）以五行中的土为中心，说明自然界事物的联系："中央生湿"，张景岳说："土旺中央，其气化湿。"这是以方位来说中央属土，以季节来说则土旺于长夏，长夏的气候是多湿的。

"湿生土，土生甘"，《洪范》说："稼穑作甘"，这里的甘又意味着一切庄稼五谷之物，其味多甘。而长夏湿润的气候于土壤，均是与庄稼的生长、结实有密切的关系。

（2）说明外在环境与人体内在脏腑组织的联系："甘生脾"，"甘先入脾"，说明甘味与脾的关系。凡甘味药物都有健脾作用，同时也意味着五行的土与脾的关系。

"脾生肉，肉生肺"，这是指脾与肉和肺的关系。脾主输布水谷精微以荣养全身，使人肌肉丰满，故有脾主肌肉的说法。

"肉生肺"，间接说明脾肺有土金相生的子母关系。在治疗上常用的培土生金法，即是由于脾肺有相互依存、相互资生的关系。"脾主口"，即脾开窍于口的意思。"其在天为湿，在地为土，说明天地阴阳的变化，在长夏为气候潮湿，在大地则为五行的土。

这样以自然界的中央、长夏、湿、土、甘味，联系到人体的脾、肉、口，构成以土行为中心的系统，以说明人体内外环境的统一性。

2. 以五行理论说明脾的生理、病理及治疗　从"在体为肉"至"酸胜甘"，是环绕着五行的土为中心，从脾的生理、病理、治疗，联系到五色、五音、五味等，并以五行生克规律，说明彼此间的内在联系。

（1）脾在生理上的内在联系："在体为肉，在脏为脾，在窍为口，在志为思"，说明脾与肉、口以及情志的思在生理上的有机联系。

（2）脾与五色、五音、五味的关系："在色为黄"，黄色当与土相联系来理解。土色属黄，故脾与黄色有关，如脾病多呈萎黄之色。"在音为宫"，脾主宫音。"在味为甘"，即甘生脾之意。

（3）脾的病理和治疗："在声为歌，在变动为哕。"胃家实证往往出现登高而歌之病理现象。所谓"哕"即呃逆之意，呃逆也是胃气上逆之证。因脾胃为表里，故脾胃常相提并论。

"思伤脾，怒胜思；湿伤肉，风胜湿；甘伤肉，酸胜甘。"思虑过甚则伤脾。"脾恶湿"，故湿伤脾（伤脾则伤肉，如湿困脾土则四肢肌肉无力）。过多食甘味之品亦伤脾。在治疗上，怒为肝志，属木，木克土，故怒能转移思的情志变动。风属木，故风能胜湿。酸味属木，故酸能胜甘。

（四）西方生燥……苦胜辛

"燥"：是指秋天干燥的气候。

1. 自然界与人体肺的联系

（1）以五行中的金为中心，说明自然界事物的联系："西方生燥。"张景岳说：

"金旺西方,其气化燥。"联系到季节来说,西方主秋令,秋天气候为凉爽干燥。"燥生金,金生辛",秋天为肃杀之令,万物萧条,故主"金"。而五行的辛味又与燥和金有联系,辛味药多燥,而金属多有辛味,故辛味属"金"。

(2)说明外在环境与人体内在脏腑组织的联系:"辛生肺","辛味先入肺",故辛与肺有联系。同时也说明了秋天、燥、金与肺有联系。

"肺生皮毛,皮毛生肾",肺主皮毛,故肺与皮毛相联系。肺肾有金水子母相生的关系,在生理上,肾主水,水道的通利是与肺的气化作用密切有关,故肺肾有互相资生、互相依存的关系。"肺主鼻",肺开窍于鼻,肺气通于鼻。所以肺病可以影响鼻气的通利;鼻的通利更会影响肺的呼吸和健康。"其在天为燥,在地为金",说明天地阴阳的变化,在秋天出现燥气,在大地有五行的金。

这样又以自然界的西方、秋、燥、金、辛联系到人体的肺、皮毛、鼻构成以金为中心的系统,说明人体内外环境的统一性。

2. 以五行理论说明肺的生理、病理和治疗 从"在体为皮毛"至"苦胜辛",是以五行中的金为中心,联系到人体的肺;又以人的肺为主题,联系到五色、五音、五味等;并以五行的生克规律来说明彼此间的相互联系。

(1)肺在生理上的联系:"在体为皮毛,在脏为肺,在窍为鼻,在志为忧",说明肺与皮毛、鼻、情志活动的"忧"有密切的关系。

(2)肺与五色、五音、五味的联系:"在色为白",白色属肺,故肺和白色有联系。"在音为商",这是五音与五脏的配合,肺主商音。"在味为辛",辛味先入肺,此是肺与五味的配合。

(3)肺的病理和治疗:"在声为哭,在变动为咳",由于肺的情志为"忧",哭与忧是有联系的,故称肺与哭有关。咳为肺有病的主症。哭与咳都与肺主气、肺主呼吸有关,如号哭、咳嗽皆为肺气向外发泄的变动。

"忧伤肺,喜胜忧,热伤皮毛,寒胜热,辛伤皮毛,苦胜辛。"忧为肺志,故过度的忧则伤肺;在治疗上,喜为心志,属火,火克金,故喜能转移忧的情志变动;热为夏天气候,属火,火来刑金,故伤皮毛:在治疗上,寒属水,故寒能胜热。过食辛味能伤肺气,肺气伤则皮毛憔悴;在治疗上,苦味属火,故苦能胜辛。

(五)北方生寒……甘胜咸

"寒":指冬天寒冷的气候。

1. 自然界与人体肾的联系

(1)以五行中的水为中心说明自然界事物的相互联系:"北方生寒",张景岳:"水旺北方,其气生寒。"如联系到四时季节来说,北方主冬令,气候寒冷。"寒生水,水生咸",水性寒,故水与寒有联系。按,盐出于海水,故水又与咸有密切的关系。

（2）说明人体外在环境与内在脏器组织的联系："咸生肾"，这是以自然界的北方、冬季、寒、咸，联系到人体的肾。咸味先入肾，故称咸生肾。"肾生骨髓，髓生肝"，这是说明肾与骨髓和肝的关系。肾与肝乃是水木相生的母子关系。在病理上常见到肾水不足，而引起肝阳上亢，即水不涵木的关系。

"肾主耳"，肾开窍于耳。《灵枢·决气》："精脱者耳聋。"凡慢性耳鸣、耳聋等症多属肾虚，治当以补肾为主。"其在天者为寒，在地者为水"，天地阴阳的变化，在天则冬天出现寒冷气候，在地则化生为水。

这样又以五行中的水为中心，从自然界的北方、冬季、寒、水、咸，联系到人体的肾、骨髓、耳等，构成以水为中心的系统，说明人体内外环境的联系。

2. 以五行理论说明肾脏的生理、病理和治疗　　从"在体为骨"至"甘胜咸"，是以肾为中心，从生理、病理、治疗结合到五色、五音、五味等，以五行的生克规律说明彼此间的内在联系。

（1）肾在生理上的内在联系："在体为骨，在脏为肾，在窍为耳，在志为恐。"这就说明了肾与骨髓、耳窍以及情志活动的"恐"有密切的联系。

（2）肾与五色、五音、五味的关系："在色为黑"，肾与黑色有联系，一般说肾病面部多呈现黑色。"在音为羽"，这是肾与五音的配合。"在味为咸"，咸味先入肾，在药物作用上，咸味药多入肾。

（3）肾的病理和治疗："在声为呻，在变动为栗"，呻吟之声多见久病之人。栗者战栗之意，王冰说："栗者甚寒大恐悉有之。"总的说明呻与栗的病理现象是与肾有关。

"恐伤肾，思胜恐；寒伤血，燥胜寒；咸伤血，甘胜咸。"《灵枢·本神》说："恐惧不解则伤精，精伤则骨痠厥，精时自下。"即是恐伤肾的缘故，治疗上当以思来转移情志的变化。思为脾志属土，土胜水，故称思胜恐。

王冰说："寒则血凝，伤可知也。"故寒伤血。燥即含有热的意思，故燥能胜寒。在实际上，燥性药如桂附等，皆有驱寒的作用。《灵枢·五味论》："咸走血，多食令人渴。"故多贪咸味能伤及血液。而治疗上，甘能胜咸。因甘味属土，土能胜水，故甘胜咸。

【小结】　以上五段经文是运用五行的归类推演法则，具体地说明人与自然的关系。所谓归类推演法则，是以天人相应为思想指导，以五行为中心，采取取类比象的方法，将自然界的事物和人体脏腑组织器官、生理现象，以及病理变化，按照五行的属性进行分析归纳，而成为五大系统。如：

东方生风，风生木，木生酸，酸生肝。

南方生热,热生火,火生苦,苦生心。

中央生湿,湿生土,土生甘,甘生脾。

西方生燥,燥生金,金生辛,辛生肺。

北方生寒,寒生水,水生咸,咸生肾。

这就说明了四时的气候不同,结合到人体的五脏,进而再以五脏为核心联系到各组织器官以及五色、五音、五志、五声、五变动等,说明了人体内在的有机联系。

在每段经文的最后六句话,更进一步的说明了五脏及其组织的发病因素和治疗法则。特别是"悲胜怒","恐胜喜"等,后世便作为精神治疗的理论根据。因为精神活动的相互制约、相互转化的论证,只有采用了五行学说,才能使人更清楚地去理解它。

【原文】 五脏受气于其所生,传之于其所胜,气舍于其所生,死于其所不胜。病之且死,必先传行至其所不胜,病乃死。此言气之逆行也,故死。(《素问·玉机真脏论》)

【提示】 说明五脏受病的逆传情况。

【讲解】

(一)五脏受病的传变

1."五脏受气于其所生" 肝受气于心,心受气于脾。脾受气于肺,肺受气于肾,肾受气于肝,都是母受病气于所生之子。王冰:"受气所生者,谓受病气于己之所生者也。"也可以叫做"子来乘母",是受病气的逆行。"母子相生",在正常情况下,本是相互生长;但在病变情况下,便是病气逆传,子来乘母。

2."传之于其所胜" 肝传之于脾,心传之于肺,脾传主于肾,肺传之于肝,肾传之于心,都是传之于己所胜。也就是相乘,亦叫贼克相传。这都是有害的一面。

3."气舍于其所生" 这里的所生,是指所生己的母脏而言,与上文"所生"意义有所不同。王冰:"气舍所生者,谓舍于生己者也。"如肝之气舍于肾,心之气舍于肝,脾之气舍于心,肺之气舍于脾,肾之气舍于肺,都是留舍于所生之母脏。气舍于母脏,不是好现象,因为是病气逆行,仍属子乘母之意。

4."死于其所不胜" 如肝之死在肺,心之死在肾,脾之死在肝,肺之死在心,肾之死在肺,所死都在贼克之脏气。这就是病气一直逆行而不返,所以要死于其所不胜之脏气。这里也可与季节、时间结合。

(二)五脏传变的预后判断

"病之且死,必先传行至其所不胜病乃死。此言气之逆行也,故死。"这一段

主要说明病之逆传情况,最后传到克己之脏气,可以作为预后的判断。例如:

　　肝病受气于心(子乘母),传之于脾(木克土);土克水,水克火,火克金,最后金克木。因为是逆传,所以传到所不胜而死。其余四脏类推。

　　不过这是给我们一种规矩,当然,病情是非常错综而复杂的,患者病变不可能完全依这样的规律出现,这里所讨论的,仅是一个掌握的方法,也不是机械而不变的,治病者,只有掌握了规矩,从规矩中辨识其变化,始能洞察病情,不致为病变多端而惑乱。

　　【原文】 黄帝曰:人生有形,不离阴阳。天地合气,别为九野,分为四时,月有大小,日有短长,万物并至,不可胜量。虚实呿吟,敢问其方。岐伯曰:木得金而伐,火得水而灭,土得木而达,金得火而缺,水得土而绝。万物尽然,不可胜竭。(《素问·宝命全形篇》)

　　【提示】 从天人相应的观念,说明五行相制的规律,是临床治疗的基本原则。

　　【讲解】 "人生有形,不离阴阳。"人的生命所以有这样一个形体,不能脱离阴阳的道理。"天地合气,别为九野,分为四时,月有大小,日有短长。"这几句经文,总的是讲,宇宙空间、时间,都有不同的变异,都是在动的,天气地气交合而有九野之别。"九野"这个名词,在《素问·六节藏象论》和《素问·三部九候论》里,是以大地之九野以应人身之九脏。而《吕氏春秋》所谓九野,是八方之天加中央。在这里我们认为是指空间而言,也可以说,天地有方位的差异(别为九野),四时有温热暑凉寒的不同(分为四时),月有大小圆缺的区别(月有大小),日有昼夜长短的变更(日有短长)。"万物并至,不可胜量。"这是说,天地间一切都在变动,而万物的变动,又是不可能全面测量,也就是指天地间一切事物的复杂性。

　　"虚实呿吟,敢问其方。"这才是本节所谈的主题内容。因为前面那几句,可以说是一种借宾定主法。当然,是天人相应的观念。不过这里是以人体的虚实关系为主体,因为人在天地间,也是时时在变动不息地生活着,体质脏气是有虚有实的。所谓"呿吟",是气的虚实之表现。"张口曰呿,闭口曰吟",形容呼吸的样子。从临床患者来体会,开口呼吸者,我们认为是"中气不足",能闭口呻吟者,多有痛苦处,属气不虚。这一段的问法,主要是说,人有虚实变化的不同,该如何处理? 在治疗上采取什么方法?

　　"木得金而伐……水得土而绝。"这一句是五行相制的具体写实,说明五种物质的属性和相互制约的道理。金能伐木、水能灭火、火能融化金属、土能阻止水流,这都是自然现象,人所共知的。土得木而达的解释,王冰说:"达,通也。"木有疏通土的意思。

"万物尽然,不可胜竭。"是说万物都是遵循着这样一个规律。"不可胜竭",是无穷无尽的意思。所以说,五行相制的道理,是从自然实际情况而建立的。

【小结】 总的说,万物都依照五行相制的规律发生发展着,没有什么穷尽的。那么,在治疗疾病时,也应该按照这个规律作为基本原则。不过,本节是黄帝和岐伯讨论用针法的问题。张景岳说:"天地阴阳之间,五行尽之,万物虽多,不能外此五者。知五行相制之道,则针法约而知矣。"我们把它引用到一般治疗上,也很相宜。实际我们在临床治疗上也常运用这个原理。

【原文】 黄帝问曰:合人形以法四时、五行而治,何如而从,何如而逆? 得失之意,愿闻其事。岐伯对曰:五行者,金木水火土也,更贵更贱,以知死生,以决成败,而定五脏之气。间甚之时,死生之期也。(《素问·脏气法时论》)

【提示】 讨论疾病预后善恶的基本道理。

【讲解】 自"黄帝问曰……愿闻其事"一句,是黄帝的问语。意思就是在临床治疗疾病的时候,必须注意人的形体和四时五行的关系;并提出问题:为什么有的病好转? 有的病恶化(何如而从,何如而逆)? 其中成败(得失之意)的道理在哪里? 下面就是岐伯答的话,说明了疾病预后善恶的基本道理。

(一) 治疗疾病为什么要合人形、法四时五行

1. "合人形" 就是结合患者的形体情况,然后决定治法。因为人的体质情况有肥胖、清瘦、壮实、虚弱等。所以在有病时,又有气血虚实等不同的变化,在临床治疗时必须采取不同的措施。《灵枢·阴阳二十五人》:"其肥而泽者,血气有余,肥而不泽者,气有余而血不足;瘦而不泽者,气血不足,审察其形气有余不足而调之,可以知逆顺矣。"

2. "法四时五行" "法"是效法的意思。也就是说,治疗疾病除结合人的形体情况而外,还必须按照四时气候变化以及五行相生相克的法则,因为同一疾病在不同的季节里,不同的环境中,我们采取的治法,也应当不同。拿治疗一般的外感疾病来说,其解表法在四时之中就有不同:冬天宜用麻黄、桂枝辛温之剂;春天宜用桑叶、薄荷、荆芥、牛蒡等辛平辛凉之剂;在夏天就宜用香薷、藿香、佩兰等芳香化浊之品,秋天燥气主令,则辛平辛凉解表之中,又当注意润燥。

结合到五行来讲,认识疾病的发生和发展,必须要掌握五行的规律,才能够执简驭繁地辨别五脏之间病气传变的情况。在治疗上,如《金匮要略》上的"知肝之病,当先实脾"、后世的"抑肝扶脾"等治疗法则,就是在《内经》的"法五行而治"的理论基础上发展起来的。总的说来,法四时五行而治,是临床工作必须具备的知识。

（二）疾病预后善恶的关系

1．"更贵更贱" 是五行衰旺的道理；张景岳："五行之道，当其王者为贵。当其衰者为贱。"

2．"间甚之时" 指预后善恶的时间。张景岳："间甚则轻重之谓。"张志聪："间者将愈之时，甚者加甚之时。"意义无甚距离。总的说，是掌握五行的更贵更贱的法则，可以决成败，知死生。根据原文精神归纳于下：

五行当旺（更贵）于疾病有利——生、成、间

五行当衰（更贱）于疾病不利——死、败、甚

所谓"更贵更贱"，即五行的衰旺问题。要明确衰旺的机制，必须要以五行学说来结合四时、五脏当旺等关系来理解。结合季节来说，如肝旺于春（贵）而衰于秋（贱）。总的都是说明气候和季节的不同变化，对疾病的影响。

3．"死生之期" 这个"期"字，是预期的意思，并不是说死生的日期。如果我们能掌握疾病的情况，是能预计疾病治疗成败和最后的得失的。

【原文】 因不知合之四时五行，因加相胜，释邪攻正，绝人长命。（《素问·离合真邪论》）

【提示】 指出四时五行在诊断治疗上的重要性。

【讲解】 本节上文是讨论针治不得其宜，造成真散邪留，绝人寿命的后果，是由于不知道三部九候的缘故。本文是进一步的说明若仅知道三部九候的脉诊是不够的，还必须结合四时五行来详细的诊察疾病和治疗疾病。否则便会犯"因加相胜，释邪攻正"的医疗错误。

关于结合四时五行的道理，前面已经讨论过，这里不作重复。现在讨论"因加相胜，释邪攻正"的意义。所谓"因加相胜"，丹波元简说："盖谓不知五胜之理反补之，此则加相胜者，乃释邪攻正也。"意思就是说，不知抑制相胜，而反加强了相胜的一面，也即是不知病气之盛衰道理，而犯虚虚实实的错误。因为外界四时的气候，是不断变化的，气候的转变与内脏的功能活动是有密切关系。例如前面所讨论的，夏天人体阳气盛；冬天人体阳气潜藏、肝旺于春、心旺于夏、肺旺于秋、肾旺于冬、脾旺于长夏等。所以五脏疾病的传变，往往与时令之气的胜复有关。五脏有病，往往传于其所胜之脏，甚则反侮其所不胜。这是四时五行影响人体的一般规律。所以在治疗上必须合四时五行而治，泻其有余，补其不足。

例如：在夏天，天气炎热，虽然遇到风寒之证，须用发汗解表之剂，但是应当注意到在夏天人体的气阴本虚，用药便不能用辛热之剂，再伤气阴，即使用芳透解表之药，亦不能用之过度。反之，如果在冬天，遇到外感疾病，就应考虑到用辛温之剂，以祛逐寒邪。如果使用辛凉之剂，即不能驱邪外达，反使邪气深入，更伤

37

人体的阳气,而致疾病加重。

又如,脾胃运化功能不足,发生食欲不振、腹胀便泻之症,而又发生在春天,春天为肝旺之令,因此,就得考虑到脾虚肝旺会发生木来乘土的变端。在治疗方法上,就须在健脾理胃药之中参以平肝泄肝药,始可收到较好的疗效。如果忽视了平肝泄肝,往往会脾胃之病未愈,而又发生肝木乘脾土,出现腹痛呕吐等变端;反之,如果反去补肝,则更足以导致木横克土犯金(肺),使疾病转重。所以说:治病必须结合四时五行。如果忽视了这个问题,就会辨不清邪正虚实,而犯"释邪攻正"的错误,甚则发生医疗事故,而致"绝人寿命"。

【原文】 夫邪气之客于身也,以胜相加,至其所生而愈,至其所不胜而甚,至于所生而持,自得其位而起。必先定五脏之脉,乃可言间甚之时,死生之期也。(《素问·脏气法时论》)

【提示】 以五行生克,结合四时脉象,预测疾病的预后。

【讲解】

(一) 病邪和时间的关系

1. "夫邪气之客于身也,以胜相加" "邪气",指致病因素。王冰:"邪者不正之气,风寒暑湿,饥饱劳逸,皆是邪也,非唯鬼毒疫疠也。"(按:此说本于陶弘景《本草序例》)

"以胜相加":即胜己之时序(指四季,也可用于日期)。张志聪:"如肝病加于庚辛;心病加于壬癸,所胜之处,加临而病益重也。"所以这里的胜,是指时间胜于疾病。

在这里我们要体会一个问题,就是说不论外感内伤,不正之气,都能伤人脏气,而有的发病,有的不发病,其原因主要决定于五脏正气的强弱。所谓"邪之所凑,其气必虚"(《素问·评热病论》),而五脏正气之强弱,又与五脏之间的生克制化有密切关系。如五脏之间制化的平衡有所失常,即容易招致邪气的侵袭。另一方面,由于邪气的侵袭而引起发病之后,又受时日转移的影响,而使疾病出现不同的变化。这种变化的机制与邪气和五脏的正气之间有所胜和所不胜有密切的关系。

2. "至其所生而愈" "所生",是我所生之时序。马玄台:"如肝病愈于夏;心病愈于长夏,脾病愈于秋;肺病愈于冬;肾病愈于春,皆我之所生也。"以此推演,如肝病愈于丙丁日、巳午时等,此皆木能生火之意。

3. "至其所不胜而甚" 遇到克己的时日,病就要加重,就是与病不利。如"肝病甚于秋、甚于庚辛、申酉;心病甚于冬、甚于壬癸、亥子"等,乃金克木、水克火之故。王冰说:"谓至克己之气也。"

4．"至于所生而持"　"持"，即持续之意。汪机："犹言无加无减而平定也。"这个"所生"是生己之时日。如肝病"持于冬"、"持于壬癸、亥子"；心病"持于春"、"持于甲乙、寅卯"等，此为"水生木、木生火"相生之气。

5．"自得其位而起"　"位"，即本位之意。王冰："居所王处，谓自得其位也"。"起"，即病愈，起色之谓。如肝病"起于春"、"起于甲子、平旦（寅卯）"等。即是说，凡是遇到自己（本脏）当旺的时日，疾病就有起色。这里要和上一句联起来看。例如说：肝病在冬季相持，那么冬季过去就是春季，肝病到春季就可痊愈了。

（二）结合五脏脉象判断预后

1．"必先定五脏之脉"　五脏四时的平脉是，肝脉弦应春；心脉钩应夏；脾脉代应长夏；肺脉毛应秋；肾脉石应冬。这种所谓平脉，关键在于有无胃气（脉之有无胃气，在脉诊中还要详细讨论）。本节所说"必先定五脏之脉"，就是测定五脏平脉，结合四时的五行生克，其中就在于有无胃气。这是测定疾病预后善恶的先决条件。所谓"胃气"，即是脉来和缓均匀的意思。

2．"乃可言间甚之时，死生之期也"　这就是承接上文而作预后的判断。意义在前面已经讨论过，不再赘述。

【小结】　本节主要是运用五行的生克理论，来说明四时气候影响与疾病的死生关系。但是，上述的判断疾病预后的理论，并不是每一种疾病都是按照这样规律推算的，亦不是仅凭推算不须辨证论治的，而是仍须以辨证为主、结合四时气候的转变来推算，以达到预测某些复杂的发病过程及其预后。因此，本文指出了"必先定五脏之脉"的原则。如果放弃了辨证方法，孤立的研究本文，是不合古人意旨的。

第三节　结　语

一、阴阳

1．阴阳的意义

（1）宇宙间所有事物的存在和生长发展变化，以及毁灭的过程，都具有相对和统一的规律。所以医学上诊治疾病，也必须明确阴阳的道理。

（2）阴阳是个机动的代名词，凡相对性的事物，都可用阴阳来代表说明。

2．阴阳运用的范围　阴阳不仅可以作为归纳万物的纲领，同时亦为推演万物的说理工具,可以从简到繁,由博返约。它的运用范围非常广泛,可以无穷无尽,不可胜数;然其要则不外乎一阴一阳。同时,阴阳不仅是相对性,而且有它一定的转变性。

3. 以阴阳取类比象　在天人相应整体理念的思想指导下,用取类比象的归类推演法则,借天例人,从自然界的阴阳,相应地联系到人体的阴阳,从而应用阴阳学说来推广演绎说明更复杂的问题。

4. 阴阳在医学上的运用　阴阳学说在医学上的运用,亦是相当广泛的,就本章选载的有关经文,可归纳于下:

(1)生理病理方面:

1)人体内外脏器组织的部位和性能,以及功能的相互为用,都具有阴阳的意义。

2)人体内的阴阳在正常的情况下是相对平衡的。

3)疾病的发生由于"阴阳失调",而疾病的机转是不外乎"阴阳的偏盛偏衰"。

(2)诊断治疗方面:因为疾病的发生和发展,是由于阴阳的失调,所以根据症状或脉象的不同,可以用阴阳作归类,从而推测疾病的好坏转归。在治疗上,亦不外乎"阴病治阳,阳病治阴"的原则,运用药物气味的阴阳,来协调人体的阴阳,达到"阴平阳秘"的治疗目的。

二、五行

五行的基本精神以及医学上的应用,根据本章的内容,大致可归纳于下:

1. 用五行说明宇宙间一切事物的内在联系和发展变化的规律(相互促进相互约制);并联系到人体脏气变化,以及意志活动,从而作为"辨证论治"的依据。

2. 五行的基本规律是相生相克。这种关系是一切事物的内在联系和维持相对平衡的两个不可或缺的条件。若相生或相克有了太过或不及,都是不正常的现象,对人体来说,就是病变。

3. 五行的归类推演,首先是从观察自然现象开始的,从自然界的现象和变化,相应地联系到人体各方面,从而说明人体的生理现象,病理变化。

4. 五行在医学上的运用,是广泛的,方式是多种多样的。例如:

(1)以五行为中心,结合方位、时间、气候的变化,联系人体疾病的产生、病情的转变,从而作为说明发病机制和治疗原则(包括精神疗法)的依据。

(2)以五行为中心,配合五色、五音,五脉和人体五脏所发生的关系,用五行生克,以观察疾病的转化和预后的善恶。

（3）四时气候的变迁,会影响疾病的好转或恶化。这些方面的理论,在天人相应的思想指导下,可以通过五行学说来说明。

总之,五行生克相制的规律运用在医学上,关键就在于"制、胜",也就在于"损有余,补不足"。因为一切事物的变化,都是如此,治病亦不能越出这个规律。就是在具体患者的脏气和气候、时间各方面联系起来辨认其太过不及,在治疗上才能制其胜、扶其衰,所以五行生克相制的基本精神,亦不外乎阴阳的对立统一和平衡的意义。

中医学和哲学有紧密的关系,任继愈同志（近代哲学家）在 1956 年 6 月《历史研究》上发表的"中国古代医学和哲学的关系——从《黄帝内经》来看中国古代医学科学成就"一文中,对阴阳五行学说有过这样一段话:"如果没有秦汉之际的阴阳五行的唯物主义学说,就没有《内经》这部光辉的经典著作。"因此,我们认为研究《内经》和中医学的同时,首先对阴阳五行这个学说,要有一个全面而正确的认识。

第二章
摄 生

第一节 概 述

一、篇名的说明

"摄生"这个名词,早在隋代已有,如杨上善撰注的《黄帝内经太素》卷二的标题下,有"摄生之二"字样。以后到了明代张景岳编著的《类经》,清代薛生白注的《医经原旨》,都沿用了"摄生"作为篇名。但明代李念莪纂《内经知要》时,则不用"摄生"而取名"道生"(这与"此其道生"句经文相同)。而"摄生"与"道生"命名的含义没有区别。所以,本章命名"摄生",也是根据前人的意旨提出来的。

二、摄生的意义

"摄生"又名"道生",也就是"养生"。简而言之,就是保持生命,讲究卫生的意思。

古人对于"摄生"方面,有两个基本观念,即:①天人相应的整体观念;②"正气存内,邪不可干"(内因决定外因)。古人认识到人与自然界有不可分割的联系,人的机体是个统一的整体,这就是整体观念。同时,通过对"正气存内,邪不可干"的认识,建立了预防思想体系,作为养生的实践指导。古人这样的养生方法,虽着重于个人方面,但在今天仍是有其积极预防意义的。

三、摄生的内容

关于摄生的内容,一般来说,可归纳为下列四个方面:

1. 精神的保养。

2. 四时环境的适应。

3. 饮食起居的调节。

4. 身体的锻炼。

以上四个方面,留待下面讲解原文时,再详细加以讨论,这里不多谈了。

四、学习摄生章的目的与要求

我们学习本章的目的和要求是什么？大体上说，应该了解以下几点：

1. 了解古人在摄生方面强调注意哪些问题。
2. 知道疾病发生、寿命长短与摄生的关系。
3. 明确摄生学说在预防医学上的价值。

第二节　原文讲解

【原文】　余闻上古之人，春秋皆度百岁，而动作不衰；今时之人，年半百而动作皆衰者，时世异耶，人将失之耶？岐伯对曰：上古之人，其知道者，法于阴阳，和于术数，食饮有节，起居有常，不妄作劳，故能形与神俱，而尽终其天年，度百岁乃去。今时之人不然也，以酒为浆，以妄为常，醉以入房，以欲竭其精，以耗散其真，不知持满，不时御神，务快其心，逆于生乐，起居无节，故半百而衰也。（《素问·上古天真论》）

【提示】　说明长寿和早衰的基本原因。

【讲解】　"天年"：指天赋的年龄，也就是指自然寿命（终其天年而不夭折的意思）。"道"：在本节经文中是指养生方面的规律而言，可以说是养生法则。

（一）保持长寿的主要方法

"其知道者，法于阴阳……度百岁乃去。"如下所示：

$$
\text{知道者}\begin{cases}\text{法于阴阳——适应四时环境}\\\text{和于术数——锻炼身体的各种方法}\\\text{饮食有节——定时定量}\\\text{起居有常——作息有常规}\\\text{不妄作劳——劳动（体力、脑力）有限度}\end{cases}\text{形与神俱，度百岁乃去。}
$$

1. "法于阴阳"　"法"，是"取法"、"适应"或"模仿"的意思。"阴阳"，是指自然界阴阳变化的规律。这句话的意思是说取法于自然界的阴阳变化规律，来调节人体的阴阳，也就是说"春夏养阳，秋冬养阴"的意思。关于这方面，以后再作交代。

2. "和于术数"　"和"，调和。"术数"，就是指养生的技术方法。所说"和于术数"，就是指修身养性的方法。如古代道家的导引、吐纳和近代的"静坐法"及"气功疗法"等都属于这一类。

43

3."食饮有节" 食物是人体不可缺少的养料,但如果暴饮暴食或食无定时,那就伤害脾胃,所以古人强调指出饮食要有定时和定量的节制。

4."起居有常" 就是说在作息的时间上要有一定的常规。

5."不妄作劳" "妄",指不正常。此句意思就是说无论脑力劳动或体力劳动,都要有一定的限度,而不要过度疲劳。

由于古人做到了以上这些养生方法,所以形体健康、精神健旺,身体和精神都均衡相称,因而能有一百岁以上的寿命。

(二)导致早衰的基本原因

"今时之人不然也,以酒为浆……故半百而衰也。"不懂得养生方法的人,也可以归纳为五个方面:

不知道者 {
以酒为浆——饮食不节
起居无节——以妄为常
醉以入房——以欲竭其精
逆于生乐——务快其心
不知持满——不时御神
} 耗散其真,半百而衰

1."以酒为浆" "浆",是一种流质的饮料。古人对汤粥一类饮食物都叫做"浆"。意思是说,把富有刺激性的酒,竟当作日常生活的汤浆一样,且恣饮无度,致伤害身体的健康。

2."起居无节,以妄为常" 就是说,把没有规律的生活方式作为经常性的生活方式。总的是指违反常规的生活。

3."醉以入房" 意思是指酒醉后会促使性欲过度的冲动,酒后行房,嗜酒纵欲,因而导致精气的衰竭。

4."逆于生乐,务快其心" 就是只贪图一时的快乐而不顾身体的健康,务快其心的做法,是违反人们正常生活的真正乐趣。

5."不知持满,不时御神" "持",指持守;执持的意思。"满",指精力的充满。"御",指御用或使用的意思。"神",指精神、精力。就是说,不能够正常使用精神,结果不能保持精力的充满。

以上五方面的行为,都能损伤身体,耗散真气,当然不能达到长寿,所以到五十岁左右便衰老了。

【小结】 本节经文指出"知道者"可免受疾病的戕贼,达到自然衰老,享天赋的年龄;"不知道者"则耗散精气,故半百而衰。简单地说,就是人的寿命,本来都可以活到一百多岁,而所以导致早衰,是不注意养生的缘故。

【参考资料】 "上古天真论"是《素问》第一篇的篇名,它指出古代养生的方法,主要提出保养先天真气,所以叫做"上古天真论"。

【原文】 风雨寒热,不得虚,邪不能独伤人。卒然逢疾风暴雨而不病者,盖无虚,故邪不能独伤人。此必因虚邪之风,与其身形,两虚相得,乃客其形。《灵枢·百病始生》)

【提示】 说明形成疾病的基本机制是"两虚相得"。

【讲解】 本节与上两节经文,有类似意义,说明正常的风雨寒热,因它不属虚邪,是不会影响人体健康的,唯有非时而至的反常气候足以侵害人体。但是人体的正气旺盛,即使突然遇到疾风暴雨,也不至于发生疾病。所以要注意摄生以增强人体正气,从而达到防病保健的目的。本节的主要内容有以下两个方面:

1. 不病的主要原因 这里所说"卒然逢疾风暴雨而不病者,盖无虚,故邪不能独伤人"。就是指出,突然遇到了疾风暴雨,人体处在这种恶劣气候中,而能保持不生病,正是因为人的正气不虚(无虚),所以有邪气不至于伤人。这也就是"正气存内,邪不可干"的道理。

2. 发病的主要原因 就是经文所说的"两虚相得"。"两虚",指人体正气虚和虚邪。"两虚相得",指人体正气虚弱的时候遇到了虚邪的侵害。凡是疾病的形成,必须要有自然界的虚邪加上人体正气的亏虚,两虚相得,才能生病。

【小结】 本节经文总的精神是强调人的正气要经常保持"无虚"。不虚是保持健康的主要条件,也是养生的具体要求。

【原文】 夫上古圣人之教下也,皆谓之虚邪贼风,避之有时,恬惔虚无,真气从之,精神内守,病安从来。是以志闲而少欲,心安而不惧,形劳而不倦。(《素问·上古天真论》)

【提示】 说明避免外邪侵袭和防止精神刺激的重要性。

【讲解】

(一) 预防外邪的侵袭

"虚邪贼风,避之有时。"

气候 { 正常——春温、夏热、秋凉、冬寒——正气(当令之气)
       反常——应热反冷,应凉反温——邪气(非时之气)

我们知道,外界的正常气候,如春温、夏热等,叫做正气,即当令之气。如出现应热反冷,应凉反温等气候,就叫做反常气候,属邪气(非时之气)。一般称为"六淫"。王冰说:"邪乘虚入,谓之虚邪,窃害中和,谓之贼风。"也就是指出这种"虚邪贼风"为非时之气,是外界的致病因素。所以提出要"避之有时"(及时趋避）。如下：

$$
非时之气 \begin{cases} 乘人体正气虚弱而侵入人体谓之"虚邪" \\ 乘人体防卫不密而侵袭人体谓之"贼风" \end{cases} 外感致病因素
$$

虚邪贼风，是属非时之气。它乘人体正气之虚弱而为害人体，所以叫"虚邪"；它乘防卫不密而侵害人体，所以叫"贼风"。都是外界的致病因素。

（二）防止精神刺激因素的产生

"恬憺虚无，真气从之……"什么叫真气？《灵枢·刺节真邪》说："真气者所受于天，与谷气并而充身者也。"真气一名"元气"，是产生人体一切功能活动和抵抗外邪力量的物质基础。对邪气言，则真气即人体之"正气"。

$$
\begin{cases} 天空之气 \\ 水谷之气 \end{cases} 真气——产生人体一切功能活动和抵抗外邪力量的物质基础
$$

内在的刺激因素，不外乎"七情"，即喜、怒、忧、思、悲、恐、惊七种精神上的刺激因素。精神的修养，是消除内在刺激因素的有效办法。怎样才能消除这种刺激因素呢，经文已经指出"恬憺虚无，真气从之"。"恬憺"：恬，安静。憺，通淡，淡泊，即心境宁静淡然。"虚无"：指没有什么妄想与贪求，没有杂念。总的意思是说：要防止内在刺激因素的产生，必须做到思想上"清心寡欲"、"乐观愉快"。唯有这样，人体的真气才能和顺而保持充满。真气既和顺，精神又保持充满，疾病哪里还会发生？

经文后段又指出："是以志闲而少欲，心安而不惧，形劳而不倦。"这句经文就是反复地告诉我们，如果做到了以上内在、外在的预防条件，则不但意志上能够清静，没有过分的贪求，心里安定没有什么不必要的顾虑，而且即便经常的劳动，也不会感到什么疲倦。

【小结】　这一节是"养生"的重要法则，主要围绕内因和外因两个方面，教导人们对外在的"虚邪贼风"必须及时回避；对内在的精神调养，要做到"恬憺虚无"，使真气和顺，疾病便不会发生。总的说来，虽然分两方面，实际是内因决定外因，因为真气可以防止外因病邪的侵袭和内因病变的产生。

【原文】　春三月，此谓发陈，天地俱生，万物以荣，夜卧早起，广步于庭，被发缓形，以使志生，生而勿杀，予而勿夺，赏而勿罚，此春气之应，养生之道也。逆之则伤肝，夏为寒变，奉长者少。

夏三月，此谓蕃秀，天地气交，万物华实。夜卧早起，无厌于日，使志无怒，使华英成秀，使气得泄，若所爱在外，此夏气之应，养长之道也。逆之则伤心，秋为

46

痎疟,奉收者少,冬至重病。

秋三月,此谓容平,天气以急,地气以明,早卧早起,与鸡俱兴,使志安宁,以缓秋刑,收敛神气,使秋气平,无外其志,使肺气清,此秋气之应,养收之道也,逆之则伤肺,冬为飧泄,奉藏者少。

冬三月,此谓闭藏,水冰地坼,无扰乎阳,早卧晚起,必待日光,使志若伏若匿,若有私意,若已有得,去寒就温,无泄皮肤,使气亟夺,此冬气之应,养藏之道也。逆之则伤肾,春为痿厥,奉生者少。(《素问·四气调神大论》)

【提示】 适应四时气候的不同养生方法。

【讲解】 本节是指出养生的方法必须适应四时气候的变化规律。现分作三方面来讨论:

(一)四时自然现象的特点

春——天地俱生,万物以荣——发陈(生)

夏——天地气交,万物华实——蕃秀(长)

秋——天气以急,地气以明——容平(收)

冬——水冰地坼,无扰乎阳——闭藏(藏)

春,在春季,天地间的生气发动,万物都有欣欣向荣的趋势;气候转暖,大自然萧条的景色,一变而为蓬蓬勃勃的新的气象。这种气候的转变,好像推陈出新一样,所以叫"发陈"。所谓"生",就是说这个季节的特点是一切生物都是生机蓬勃。夏,在夏季,天气下降,地气上升,天地之气相交,万物都开花结果,所以叫做"蕃秀",指繁荣秀丽的意思。所谓"长",是形容这个季节的特点,是一切生物都生长茂盛。秋,在秋季,天气又转趋于劲急,地气清肃;一般果实已经到了收成的时候,万物的形态,都由秀丽而结实,平定下来,所以叫"容平"。所谓"收",是形容这个季节的特点是果实成熟待收的阶段。冬,在冬季,水因寒而冰冻,地因寒而坼裂(坼,指地面裂缝),万物的生机都潜伏起来;一般的昆虫都已进入冬眠状态,所以叫做"闭藏"。所谓"藏",也就是说这个季节的特点是"潜藏"的意思。

(二)养生方面的要求

这一段分三方面来谈:

1. 起居适应   如下:

春——夜卧早起,广步于庭,被发缓形

夏——夜卧早起,毋厌于日

秋——早卧早起,与鸡俱兴

冬——早卧晚起,必待日光,去寒就温,无泄皮肤

47

春,在生气蓬勃的春季,早晨该早点起床,散开了头发,松缓了腰带,在庭院里从容不迫地漫步,以适应春天的气候。夏,在茂盛秀丽的夏季,应该早些起床,晚一点睡觉;不要只图凉快而厌恶日光,应该每天适当地接受阳光的煦照,使体内阳气能正常的布散。秋,秋天气候已由酷热转入凉爽,应该比夏天早些睡,早晨起床不要过早,所谓"与鸡俱兴",是指起床和睡觉的时间,与鸡的起眠时间相似,不要过早(古代没有钟表,故以鸡为喻)。冬,在严寒的冬季,晚上睡觉应早于秋天,早晨可晚一点起床,回避冬寒气候。同时,在避寒取暖时,注意不要使腠理过度开泄,勿使潜藏的阳气向外发散。

2. **精神调摄**　如下:

春——生而勿杀,与而勿夺,赏而勿罚
夏——若所爱在外
秋——收敛神气,毋外其志
冬——若有私意,若已有得

春,在精神方面,同样充满了像春天一样活泼的生气。"生而勿杀……"等三句话,是形容词,指人的精神情绪应当像新生万物一样,只应让它生长,不应杀害;只应给养,而不应攫夺;只应赏心乐事,而不应诛罚生气。也就是说,要心情舒畅,不要扼杀生机。夏,所谓"若所爱在外",是形容精神焕发的情形,好比人们的一种爱好情绪,从心灵深处,直接表达到外面一样。秋,秋天要使神气内敛含蓄,不让自己的意志外驰。冬,在冬天的精神要含蓄,不要向外显露,务使情绪好像有件心里事没有告诉人一样;同时又好像自己得到了一件意外的收获而怡然自得。

3. **目的要求**　如下:

春——使志生(养生)
夏——使志毋怒,使华英成秀,使气得泄(养长)
秋——使志安宁,使秋气平,使肺气清(养收)
冬——使志若伏若匿(养藏)

春,要求使思想意识活泼地充满生机,以适应培养春生之气。夏,要戒急戒躁,使精神充沛、饱满得好像花朵一样秀丽,以适应夏季"养长"的规律。秋,要求意志安逸宁静,不要烦扰浮躁,这样才能够缓和秋季的肃杀之气,才能适应"养收"的规律。冬,使精神潜藏伏匿,以适应冬令"养藏"的规律。

（三）失常的后果

1. 对脏器的影响 如下：

$$
\begin{cases}
春——伤肝 \\
夏——伤心 \\
秋——伤肺 \\
冬——伤肾
\end{cases}
$$

2. 间接影响 如下：

$$
\begin{cases}
春——奉长者少，夏为寒变 \\
夏——奉收者少，秋为痎疟，冬至重病 \\
秋——奉藏者少，冬为飧泄 \\
冬——奉生者少，春为痿厥
\end{cases}
$$

说明不注意四时养生之道，会内伤五脏精气，而失去适应气候变化的能力。因此，当气候转变之际，会发生寒变、痎疟、飧泄、痿厥等疾病。但这些疾病仅是举例而已，不能机械看待。至于其病理机制，病能一章里再详细讨论，这里不多作介绍。

49

【小结】 本节主要说明四时气候有春温、夏热、秋凉、冬寒的不同。自然界的一切植物，受了四时气候变化的影响，于是形成了春生、夏长、秋收、冬藏的自然规律。古人在日常生活实践中体会到自然界的气候变化，对人体有密切关系。所以在"天人相应"整体观念的基础上创立了这种养生理论和法则。兹将本节经文归纳如表2-1：

表 2-1 四时养生法则

四时	自然界		养生方法				失常后果	
	现象	特点	起居适应	精神调摄	要求	目的	伤脏	间接影响
春三月	天地俱生，万物以荣	发陈（生）	夜卧早起，广步于庭，被发缓形	生而勿杀，予而勿夺，赏而勿罚	使志生	养生	伤肝	夏为寒变，奉长者少
夏三月	天地气交，万物华实	蕃秀（长）	夜卧早起，无厌于日	若所爱在外	使志无怒，使华英成秀，使气得泄	养长	伤心	奉收者少，秋为痎疟，冬至重病

续表

四时	自然界			养生方法			失常后果	
	现象	特点	起居适应	精神调摄	要求	目的	伤脏	间接影响
秋三月	天气以急，地气以明	容平（收）	早卧早起，与鸡俱兴	收敛神气，无外其志	使志安宁，使秋气平，使肺气清	养收	伤肺	奉藏者少，冬为飧泄
冬三月	水冰地坼	闭藏（藏）	早卧晚起，必待日光，去寒就温，无泄皮肤	若有私意，若已有得	使志若伏若匿	养藏	伤肾	奉生者少，春为痿厥

【原文】 夫四时阴阳者，万物之根本也，所以圣人春夏养阳，秋冬养阴，以从其根，故与万物沉浮于生长之门。逆其根，则伐其本，坏其真矣。故阴阳四时者，万物之终始也，死生之本也，逆之则灾害生，从之则苛疾不起，是谓得道。（《素问·四气调神大论》）

【提示】 说明"春夏养阳、秋冬养阴"的重要意义。

【讲解】 本节是紧接前节作进一步的阐述。"生长之门"："生长"是一切生物发展规律（生、长、化、收、藏）的简称。"门"是门户，犹言路径。这句话是说：生、长、化、收、藏是一切事物发展的自然规律（路径）。"苛疾"：是指比较严重的疾病。王冰说："苛者，重也。""得道"：是说懂得养生的道理。现分两方面来讨论：

（一）适应四时阴阳的重要性

什么叫"四时阴阳"呢？我们知道，四时的气候是春温、夏热、秋凉、冬寒，虽然四时气候变化不同，但归纳起来，总的不外乎阴阳——春夏为阳、秋冬为阴。所以说："四时阴阳"就是指春夏秋冬四时的转移，使阴阳消长变化的过程。而四时阴阳的变化，促使万物发生"生、长、化、收、藏"的变化。换句话说，万物的整个发展过程，也就是阴阳消长变化的自然规律。所以说，"四时阴阳者，万物之根本也"，又是"万物之终始也，死生之本也"。

人是万物之一，当然不能脱离自然界而孤立存在。人的生活起居、精神活动，应该与四时自然环境相适应。那就必须采取"春夏养阳、秋冬养阴"的摄生方法，以顺应万物生长发展的自然规律。所谓"春夏养阳、秋冬养阴"也即是上节所说的养生、养长、养收、养藏的意义。另一方面，从人的生理来说，春夏阳气充沛，所以要从事养生、养长的摄生方法，像万物一样地充满着蓬勃的生长之气。但是也得注意阳气的保养，防止过度的活动而阳气发泄太过，影响了人体的生长之气。人体在秋冬是阳气潜藏,阴气转盛。所以要从事养收、养藏的摄生方法,像万物一样地保持闭藏的现象,那就得注意保养人体的阴气,防止"起居无节"、"醉以入房"等损伤精气的反常生活,做到"阴平阳秘,精神乃治"。只有阴气充沛和平,阳气才能闭藏。所以古人反复地指出"春夏养阳、秋冬养阴",唯有这样才能和自然界的万物一样地适应生、长、收、藏的自然发展规律。

(二)不适应四时环境的危害性

"逆其根,则伐其本,坏其真矣。"就是说,如果违反了以上所说的这个养生原则,就会损伤人体的本元、真气,引起不良的后果。因为阴阳失去平衡,而就有偏胜现象,偏胜则病,这是发病的根本因素。所以说"从之则苛疾不起,是谓得道"。

【小结】 这一节总的精神是说四时阴阳的变化和人体有密切关系。因此,人类的生活方式和思想活动都要和外界取得协调,以适应四时阴阳的变化。

【原文】 贼风数至,暴雨数起,天地四时不相保,与道相失,则未央绝灭。唯圣人从之,故身无奇病,万物不失,生气不竭。(《素问·四气调神大论》)

【提示】 在恶劣的气候中显示出摄生的优越性。

【讲解】 前面已讨论过,在正常的自然环境下,人们怎样适应的问题。故本节则假设一个恶劣的自然环境来说明"摄生"的优越性和重要意义。现将本节经文分两方面讨论:

(一)恶劣的自然环境对万物的影响

"贼风数至……则未央绝灭。"本来,风雨是一般生物所必需的,如古人所说:五日一风、十日一雨。也就是说:如果风调雨顺,植物便会生长茂盛。反之,风雨超过正常限度,就会对植物起破坏作用,促使生物的毁灭。下面我们就经文来谈谈贼风暴雨的影响。

连续不断地刮大风、下大雨,自然界四时的气候不能保持正常,生长收藏的秩序紊乱,破坏了万物生长的规律,万物在这种恶劣气候的影响下,就不能得到正常生长发育,往往中途便死亡了。这是天道失常的例子。

(二)显示出摄生的优越性

"唯圣人从之,故身无奇病,万物不失,生气不竭。"这是说,外界的环境虽然这么恶劣,但懂得摄生,通达事理的人,能够顺从这种气候的变化(能够适应和趋避,当然本身有一定的抵抗力和适应力),所以不会有什么病。这是由于他没有违反万物的自然发展规律,而他的生机不会断绝。像这种情况,我们在生活中是屡见不鲜的。例如很多人生活在一起,突然遭到气候的剧烈变化影响,在这种情况下,可能有少数人会因此而发病。其所以发生疾病的原因,不外乎两个方面:一是人体正气(抵抗力)的强弱关系;二是对气候变化能否防护回避的关系。这

51

可以说是发病与否的关键。

【小结】 本节总的精神是指出人们如果懂得摄生,即使处在恶劣的自然环境中,也能够保持身体的正常。

【原文】 故风者,百病之始也,清静则肉腠闭拒,虽有大风苛毒,弗之能害,此四时之序也。(《素问·生气通天论》)

【提示】 说明精神和形体的活动与健康有关。

【讲解】 "清静":包括两个内容:形体活动方面,要求不妄作劳;思想活动方面,要求恬惔虚无。故王冰说:"夫嗜欲不能劳其目,淫邪不能惑其心,不妄作劳是谓清静。"如下:

$$清静\begin{cases}形体活动——不妄作劳\\思想活动——恬惔虚无\end{cases}指善于保养身体$$

"肉腠":指肌肉和腠理。腠理即是汗孔。闭拒,可理解为肌肉和腠理能及时开阖,抗拒外邪的作用。"大风":剧烈厉害的风。"苛毒",剧烈的致病因素。"大风苛毒"合起来说,就是指外界剧烈致病因素。

本节第一句指出"风者,百病之始也",说它善行而数变,这也就是指外界能致人生病的因素。这一节总的精神就是说:如果善于保养身体,做到志意清静、劳动适当的人,则元气充足,肌肉结实,腠理致密,皮肤有了坚强的抵抗力,虽然外界有剧烈的致病因素,也不会受到什么影响。

【小结】 本节是强调保养身体的重要性,通过这一节的讨论,更进一步地认识到"正气存内,邪不可干"理论的正确。

【原文】 故阳气者,一日而主外,平旦人气生,日中而阳气隆,日西而阳气已虚,气门乃闭。是故暮而收拒,无扰筋骨,无见雾露。反此三时,形乃困薄。(《素问·生气通天论》)

【提示】 说明阳气在昼夜活动的情况,并指出保养的方法。

【讲解】

(一) 阳气在人体活动的一般情况

这里所谓"阳气",是仅指卫气而言。它有营养肌肤、产生体温和抵抗外邪的功能。《灵枢·营卫生会》说:"卫气行于阴二十五度,行于阳二十五度,分为昼夜"(这留待以后讨论藏象时再作详细讨论)。现在我们首先知道阳气在人体的活动,不仅限于白昼,而是昼夜都在人体周流循环、运行不息。所以本文"一日而主外,平旦人气生,日中而阳气隆,日西而阳气已虚"。这一段经文是指出人体在白昼时体表阳气的变化。至于阳气在人体内部活动的情况,本文虽没有谈到,但我们并不能因此而认为阳气在人体内部就不活动了,因为阳气是周流不息,循环于人体的内外,有体表的活动,必有其体内的活动。

阳气在人体表面为什么"平旦"、"日中"、"日西"三个不同时间含有"生"、"隆"、"虚"三种不同的活动变化呢?这主要是由于中医学的理论中的"天人相应"的观点。例如言天地间昼夜的阴阳变化,在《素问·金匮真言论》说:"平旦至日中,天之阳,阳中之阳也;日中至黄昏,天之阳,阳中之阴也;合夜至鸡鸣,天之阴,阴中之阴也;鸡鸣至平旦,天之阴,阴中之阳也。故人亦应之。"

从这节经文来看,天地间的阳气,是以日中为最盛;"平旦"是阳从阴生;"黄昏"是阳渐虚而阴渐长。人体功能在正常情况下是和周围环境保持平衡、统一的。因此,人体的卫外阳气,也要随着环境的阴阳消长而消长。但又须明确,晚上人体体表阳气衰,并不是说整体的阳气衰,而是由于阳气闭藏于内的关系。这种适应环境的盛衰,是人体阳气正常的活动现象。

(二)阳气的保养方法

阳气卫外而为固的功能,上面已经讨论。因此,我们知道阳气和周围环境是应该取得平衡和协调的。简单地说:唯有在平衡和协调的情况下,才能不病。所以要"阳气"能经常保持平衡和协调,那就必须注意保养的方法。

经文告诉我们:"气门乃闭,是故暮而收拒,无扰筋骨,无见雾露。"这就是说,人体阳气,在薄暮时间已趋向内移,内移后,而体表的阳气活动已呈收敛、闭拒的状态。在这个时候就应该无扰筋骨,无见雾露。浅显的说,就是白昼的一切活动,到了晚上就该休息,使阳气能够收敛,皮肤能够闭拒,不要碰到雾露。为什么呢?因为这时人体的阳气已经闭藏,不宜再过分的活动以发泄阳气,影响阳气的闭藏;同时,由于体表阳气衰微,很容易遭受雾露等阴寒之邪侵袭而影响人体的健康。这就是强调指出,违反了"适应阴阳消长"的生活规律(如晨昏颠倒等),形体就会困倦、疲劳、衰弱。《素问·生气通天论》有这样一段话:"阳气者,若天与日,失其所则折寿而不彰。"从阳气好比自然界的天和日光来看,可知古人对人体阳气的保养是非常重视的。阳气的运行正常与否,是决定寿命长短的主要一环(这仅就本章而言,当然也不是绝对的)。所以失于保养,便会招致病邪的侵袭而生疾病。

【小结】 这是从自然界中阳气消长的关系,指出人体体表阳气的隆盛与衰微,从而说明人的生活作息一定要适应外界气候的变化。通过这一节的讨论,使我们认识到古人这种养生方法的细微,指出人们在适应自然变化上,不仅要顺四时之序,即使在一日之中,亦应该保持平衡与协调。这也就是"法于阴阳"的具体说明。

53

【原文】 五劳所伤,久视伤血,久卧伤气,久坐伤肉,久立伤骨,久行伤筋,是谓五劳所伤。(《素问·宣明五气》)

【提示】 说明作息要有适当的调节。

【讲解】 本节经文是对"起居有常,不妄作劳"的句子中,作了一个具体的说明。现分劳动、休息两方面来讨论:

(一)劳动方面

"劳":指太过的意思,凡是生活中有太过的话皆可称劳。"久":指过度而言。古人要求"形劳而不倦",体力劳动与脑力劳动都应该有一定的限度。如违反了正常规律的活动,对身体都会产生不良的影响。本文即是指出在生活上不注意调节对人体的危害性。

1.**"久视伤血"** 视物是眼的功能。眼睛能视物,是依靠精气血液的营养,眼睛所以能辨黑白长短,反映客观形形色色的事物,则又主要是心主神的作用。张景岳说:"久视则劳神,故伤血。"《灵枢·营卫生会》说:"血者神气也。"从而可知久视伤血,是先伤及心神的关系,而血之循环,神之活动,皆主宰于心,故又意味着影响心脏的功能。

2.**"久行伤筋"** 这是由于过度的行走,使两腿上的筋受到一种过度的活动,从而导致筋伤。而筋的一切活动又关系到肝的功能,所以久行伤筋,又包含着伤及肝脏的意义。

3.**"久立伤骨"** 张志聪说:"久立则伤腰腿膝胫,故伤骨"。"肾主骨"(《素问·宣明五气》),就是指出由于久立而导致肾功能失常,从而影响了骨骼组织的健康。伤筋与伤骨是互有关系的,我们不该把它截然分开。由此,我们体会到人是要活动的,但不能没有规律,正如华佗所说:"人体欲得劳动,但不当使极耳。"

(二)休息方面

休息,本来是消除疲劳调节身心的最好方法,但过度和不正常的休息,也会引起机体活动能力的减退。例如:

1.**"久卧伤气"** 睡卧时间过长会伤肺气。因为肺主一身之气,过度卧床,易使肺缺乏新鲜空气的调节,肺的功能不强健,所以人体的"气"也因此而受伤。

2.**"久坐伤肉"** 运动能够使人体气血运行通畅,气血运行通畅,可以温养肌肉,所以经常运动的人,肌肉发达,身体强健。相反的,如果终日埋头几案,不事运动,则气血流行不畅,影响肌肉健康。所以张景岳说:"久坐则血脉滞于四肢,故伤肉。"另一方面,人体缺少运动,对脾胃的消化亦有影响。脾不能为胃输布精气,以营养全身,亦足以伤及肌肉。由于脾与肌肉有密切关系,故久坐伤肉;又意味着伤及脾运的功能。

第二章 摄 生

【小结】　总的来说,本节经文从视、卧、坐、立、行五种太过能伤及血、气、筋、肉、骨,以及五脏功能,以示人在日常生活中,不仅要有规律,且要很好的调节,任何方面太过、不及,都能致人生病。同时,启示我们要注意经常进行体力劳动锻炼,有了经常锻炼,就是多劳动,也不致那么容易疲劳。

【原文】　阴之所生,本在五味,阴之五宫,伤在五味。是故味过于酸,肝气以津,脾气乃绝。味过于咸,大骨气劳,短肌,心气抑。味过于甘,心气喘满,色黑,肾气不衡。味过于苦,脾气不濡,胃气乃厚。味过于辛,筋脉沮弛,精神乃央。是故谨和五味,骨正筋柔,气血以流,腠理以密,如是则骨气以精,谨道如法,长有天命。(《素问·生气通天论》)

【提示】　指出五味偏嗜对健康的影响。

【讲解】　本节经文首先指出:"阴之所生,本在五味;阴之五宫,伤在五味。"这就是说,人的形体的生长所需要的营养物质,如精血津液等,是来源于饮食物的五味,但五脏(五宫)功能的伤害,又可导源于五味。对其中的机制,分别讨论如下:

(一)五味偏嗜的病理机转

1. "味过于酸"　"味过于酸,肝气以津,脾气乃绝。""津":指太盛,又溢也。张景岳说:"津,溢也。"酸味本来是有滋养肝的作用。但食酸太过,反能伤肝,引起肝气偏胜;肝气偏胜势必克害脾土,而致脾运失常;水谷精气的来源因而不足。所以说"肝气以津,脾气乃绝"。《素问·五脏生成》说:"多食酸则肉胝胞而唇揭。"亦说明了酸味能伤及脾脏运化精微的功能,而致肌肉失于营养。产生肉胝胞而唇揭的病理变化(按:肉胝胞而唇揭,是指皮肉变厚而肢缩,口唇也会掀起外露的意思)。

2. "味过于咸"　"味过于咸,大骨气劳,短气,心气抑。""劳":劳伤的意思。"大骨":指腰间之高骨和两臂、两腿之骨(《医学大辞典》)。咸味先入肾,肾主骨,故多食咸味则伤肾,肾伤则骨亦伤。所谓"短肌",指肌肉萎缩。"心气抑",是心气被抑遏的意思。这是由肾病而克害心脏,肾水凌心,以及反侮脾土(脾主肌肉)的关系。

3. "味过于甘"　"味过于甘,心气喘满,色黑,肾气不衡。"甘本入脾,故过食甘味可伤脾胃之气,便可引起心下(胃脘)胀满,而气逆不舒。故《素问·奇病论》说:"甘者令人中满。"脾土太过,克害肾水,以致肾气失去平衡而发生疾病。肾病则面黑,与《金匮要略》所说"甘入脾,脾能伤肾"的说法是相一致的。

4. "味过于苦"　"味过于苦,脾气不濡,胃气乃厚。""厚":张景岳说:"脾气不濡,则胃气留滞,故曰乃厚。厚者胀满之谓。"根据张氏所言,此"厚"字不是说胃气盛、而是形容胃功能之呆滞。苦味先入心,过食苦味可伤及心气;心脾有火土相生的子母关系,故心病则脾气不适。脾不能为胃行其津液,故胃气呆滞,而致发生消化不良和胀满等症状。此又说明母病及子的意义。

5.“味过于辛”“味过于辛,筋脉沮弛,精神乃央。”“沮弛”:张志聪说:“沮,遏抑也。弛,松缓也。”总的说“筋脉沮弛”,是指筋脉发生阻滞不便利和松缓等失常的现象。辛味入肺,过食辛味则伤肺;肺气太过则克害肝木,而引起筋脉失去正常的功能。辛能伤气,气伤则神伤,故发生精神衰弱等现象。

以上是说明五味偏嗜太过的危害性,运用五行的生克规律,说明其发病的机制。但是,我们必须明确五味所伤,并不是这样千篇一律的。这仅是古人举例来说明饮食必须要调和五味。同时,五味的性能亦有所不同,例如同一苦味有苦寒,苦温之别。因此,对人体的影响来说,亦就各有不同。

(二)调和五味的重要性

古人认为饮食物需要调和五味,才能对人有益,如果有偏嗜的习惯,那就能引起内脏的偏胜而致病。所以注意饮食五味的调和,是养生的一个重要环节。只有这样,才能使机体保持正常的健康,使骨骼坚固、筋脉柔和、气血流通、腠理固密,享有天赋的寿命。

【小结】 本节总的精神是指出饮食五味的失调,能引起各方面的病变。所以指出人的养生法则是“调和五味”,同时也要求“食饮有节”。

【原文】 圣人不治已病治未病,不治已乱治未乱。夫病已成而后药之,乱已成而后治之,譬犹渴而穿井,斗而铸兵,不亦晚乎。(《素问·四气调神大论》)

【提示】 指出治未病的意义及其重要性。

【讲解】 本节经文,我们主要讨论什么叫做“治未病”? 以及治未病的重要意义。

(一)防止疾病的发生

关于这一点,在前几节里都有提及,如四时环境的适应,精神的保养,体格的锻炼,生活有规律等,都是属于预防疾病的范畴。如《素问·阴阳应象大论》说:“圣人为无为之事,乐恬憺之能,从欲快志于虚无之守,故寿命无穷,与天地终。”这就是指出聪明能干、明达事理的人,主张清静愉快,用适应自然的方法来增长寿命(这方面的道理,不多重复了)。

(二)治疗过程中预防疾病的传变

我们知道,临床上对疾病的治疗中,必须注意防止疾病的传变和并发病的发生。如《金匮要略》说:“夫治未病者,见肝之病,知肝传脾,当先实脾。”就是说,为了预防疾病的传变,抑制病情的发展,如肝将要传脾(即肝木克脾土的道理),就须先去补脾,使脾土健旺,中气充足,肝木就不能克伐了。《素问·刺热》说:"病虽未发,见赤色者刺之,名曰治未病。"这个治未病,即指早期治疗的意思。"赤":病色。"刺之":即治疗,古人多用刺法治病。

【小结】 这一节总的精神就是说预防重于治疗。这和现代的"预防为主"的基本精神是一致的。古人为了强调预防的重要性,更引用了"渴而穿井,斗而铸兵"这两个比喻来警示大家。也就是说,有了病才去治疗,好像渴了才去凿井,发生了战斗方开始铸兵器,那就已经晚了。由此可见,古人对预防医学的重视。

第三节　结　语

在本章经文中,首先指出了长寿和早衰的原因,而关键在于能否注意摄生。如果能懂得"法于阴阳"、"和于术数"、"食饮有节"、"起居有常"、"精神内守"等摄生法则,就能"度百岁乃去";如不注意养生的人,就半百而衰。这种明显的对比,对人们的启发是很大的。

古人认为人与自然界有不可分割的联系,人的机体是个统一的整体,因而提出了人们要适应四时的自然规律。另一方面,古人还体会到疾病的发生,虽然和外在的病邪有关,但一定要在人体正气不足的情况下才能发病。假若正气充足,那么,虽有致病因素的存在,亦不一定会生病。所以古人对摄生的基本论点:一是"天人相应"的整体观念,二是"正气存内,邪不可干",内因决定外因的发病观。

本章经文中所论摄生的方法,有下列四个方面:

1. 精神的保养

(1)要保持思想活动正常和精神愉快。所以说能够做到"恬恍虚无",才能达到"真气从之,精神内守,病安从来"的目的。

(2)精神的活动一定要适应外在的环境,特别是四时气候的变化。所以春三月要"生而勿杀、予而勿夺、赏而勿罚";夏三月要"使志毋怒",秋三月要"使志安宁",冬三月要"使志若伏若匿……"等。

2. **体格的锻炼**　要求经常进行体格锻炼。所以一开始即指出了要"和于术数"。至于具体的方法,如《素问遗篇·刺法论》叙述了"咽气吞津"的方法,也是导引术的一种,与现代气功疗法相似,也属于"和于术数"的范畴。

3. **饮食起居的调节**　指出了日常生活中,应当"食饮有节"、"起居有常"、"不妄作劳"。且批判了那些"以酒为浆,以妄为常"的反常生活习惯。在作息时间上,春夏应该"夜卧早起",秋季要"早卧早起";冬季要"早卧晚起"。在劳动休息方面也要有调节。相反如久视、久行、久立以及久卧、久坐等都能影响身体健康。在饮食方面也具体地指出了饮食五味的摄取应调和,如果偏嗜或过食,均能伤害五脏,影响身体健康。

4. 适应周围环境　如《素问·四气调神大论》所说的春三月、夏三月等,其主要是反复说明如何适应四时气候和周围环境变化的方法,也正是"法于阴阳"以及"春夏养阳,秋冬养阴"的具体说明。同时,更细致地指出了人体的适应功能应随着四时气候的转变而变化,即在一日之中,亦同样有所变化。所以,周围环境的一切变化,对机体都会发生影响。而我们在生活作息方面,又必须要适应这种变化的能力,才能维持健康。另外,在日常生活中还需要避免外邪的侵袭。所谓"虚邪贼风,避之有时"这一句话正是说明了这一问题。

古人为了进一步说明养生的效果,更指出了养生有素的人,由于身体抵抗力增强,即使在比较恶劣的环境中,也能保持健康。所以,古人强调了要从"摄生"来预防疾病。这种"不治已病治未病"的预防精神,是符合"预防为主"的原则的。

第三章
藏　象

第一节　概　述

一、藏象命名含义

"藏",是指内脏,主要是五脏六腑。因它居于人体内部,所以称之为"藏"。"象",是指脏腑的形态,以及表现在体表的生理现象。考"藏象"二字,始见于《素问·六节藏象论》:"帝曰:藏象何如?岐伯曰:心者,生之本,神之处也,其华在面,其充在血脉,为阳中之太阳,通于夏气⋯⋯肺者,气之本⋯⋯"等记载。藏象的意义,概括如下:古人对于脏腑的认识,是建筑在"阴阳五行"和人与自然相应的理论基础上的。所以张志聪解释说:"论脏腑之形象,以应天地之阴阳也。"就是认为内在的脏腑功能活动,是和天地之间的阴阳相适应的。说明人体内脏和外界环境有着密切的关系。

二、藏象的范围和内容

1. 藏象的范围　它包含着广义的和狭义的两方面。广义的藏象,指的是五脏(心、肝、脾,肺、肾)、六腑(胆、胃、大、小肠、三焦、膀胱)、奇恒之腑(脑、髓、骨、脉、胆、女子胞)、营卫气血,精气津液等形态和生理功能,以及内脏与外在组织器官之间的关系等等。狭义的藏象,单指五脏、六腑而言。所以对于脏腑总的概念,是包含着以下的两个方面:

(1)脏腑的形态——实质器官的形态、大小、部位等。

(2)脏腑的生理——各脏腑的功能活动和脏腑之间,脏腑与组织器官之间,以及脏腑与外在环境的关系等。

本章的内容,限于篇幅和讲课时间,主要讨论脏腑的生理方面,而对于脏腑的形态方面则从略。

2. 本章的主要内容　介绍内脏的生理功能和内脏与外在组织器官之间的相互关系;营卫气血,精气津液的生成和功能及其循行;以及人的生长衰老死亡过程中的发展变化等等。这些内容,都是和脏腑的生理功能分不开的。因此也在本章中作重点讨论。至于经络,也是属于藏象的范畴,但它另具有一套独特的完整的理论体系,故另列在经络一章内讨论。

三、脏腑的基本概念

古人对于脏腑的认识,是以"阴阳五行"、"人与自然相适应"作为思想指导,认为人体复杂的生命活动,都是起源于内脏的功能,内而消化、循环,外而视听、言行,无一不是内脏功能活动的表现,所以内脏的活动,实质上就是人体整个生命的活动。因此,把人体看作是一个统一的整体,认为脏腑的功能活动,不是孤立进行的,而是相互制约、相互依存的。具体地说,就是脏与脏,脏与腑,腑与腑,内脏与体表组织,人体内脏与外界环境,都有密切的有机联系。

1. 脏与脏的关系　这是在五脏生理功能的基础上,运用五行相生相克的理论来说明脏与脏之间的相互依存、相互制约的关系。例如,《素问·阴阳应象大论》说:"肝生筋,筋生心";"心生血,血生脾";"脾生肉,肉生肺";"肺生皮毛,皮毛生肾";"肾生骨髓,髓生肝"。这就是说木(肝)能生火(心),火能生土(脾),土能生金(肺),金能生水(肾),水能生木的相互资生关系,又如《素问·五脏生成》说:"心之合脉也……其主肾也;肺之合皮也……其主心也;肝之合筋也……其主肺也;脾之合肉也…其主肝也;肾之合骨也……其主脾也。"所谓"主",在这里即制约之意。就是说,心(火)受肾(水)制约;肺(金)受心(火)制约;肝(木)受肺(金)制约;脾(土)受肝(木)制约;肾(水)受脾(土)制约的意思。这又是用五行相克的理论,来阐明脏和脏之间的相互制约关系。由于五脏之间具有相生相克的内在联系,而保持了五脏功能的协调和平衡。

2. 脏与腑的关系　这是运用阴阳对立统一法则来说明脏与腑的表里关系。例如:《灵枢·本输》:"肺合大肠……心合小肠……肝合胆……脾合胃……肾合膀胱……"五脏功能主藏精气,故属阴;六腑功能主消化和排泄,故属阳。阴主里,阳主表,这样就形成了阴阳表里相合的关系。脾合胃,肝合胆,肾合膀胱,它们在解剖部位上,生理功能上,以及经络的循行上,是有显著的配合关系。而心合小肠,肺合大肠,则心肺在膈上,大小肠在膈下,何以能相配合呢? 事实告诉我们,它们不但在经络的循行上,而且在生理上也有着相合关系,这种关系,可以从病理的表现和治疗效果上得到证实。例如:肺气喘满壅塞,往往可以引起大肠的壅塞不通;大肠的便闭不通,也可导致肺气不利。在治疗上,往往可以宣通肺气而治愈大肠的壅塞;反之,通利大便,也可以解除肺气的喘满闭塞。这种现象在临床上是屡见不鲜的。因此,我们在临床上诊断和治疗疾病的时候,就得要考虑到脏腑表里阴阳的关系，才能够完整地、全面地了解疾病的本质。所以说，脏腑的配合，是古人通过观察人体的生理现象和病理变化所体验出来的，并不是凭空想象出来的。

3. 腑与腑的关系　腑与腑有共同协作进行传化水谷功能的联系。我们知道，胃主受纳水谷，小肠主分泌别汁，大肠主传导糟粕，膀胱主水道排泄，三焦主气化。水谷入胃以后需要经过上述主要器官的通力协作，才能化生精微，传化糟粕，完成整个消化排泄的使命。这是腑与腑之间在功能上的密切联系。

4. 内脏与体表组织的联系　脏腑虽然深藏在体内，但是它和外在组织器官都有着密切的联系。《素问·五脏生成》说："心之合脉也，其荣色也……；肺之合皮也，其荣毛也……；肝之合筋也，其荣爪也……；脾之肉也，其荣唇也……；肾之合骨也，其荣发也……"《素问·阴阳应象大论》："肝……在窍为目。心……在窍为舌。脾……在窍为口。肺……在窍为鼻。肾……在窍为耳。"这些经文都是说明内脏与体表组织器官的关系。掌握了这些理论，更可以体验到人体的完整统一性。

5. 人体内脏与外界气候的关系　人生活在大自然里，与自然界的气候以及周围环境的变迁是息息相关的。人体内脏功能活动的正常，才能适应这些外在经常变迁的自然环境。因此人体内脏功能活动和外界自然气候也有着密切的联系。这种理论我们在前面阴阳五行、摄生两章中已经讲得很多，在这里不再赘述。总之，《内经》的作者们，认为人体脏腑的功能活动，决不是孤立的，是具有整体的统一性。前苏联华格拉克敏教授 1957 年在中华医学会等五个学会全国代表大会上指出："在中医的概念中，认为脏器不单是形态学上的一个单位，而且是一个功能单位。这个认识肯定是进步的。"因此我们学习藏象时，不能以机械的眼光来对待每一个脏腑的生理功能，同时也必须同前面的阴阳五行和后面的经络、病能等篇章联系起来，相互参照，始可得到全面的理解。

第二节　原文讲解

【原文】　黄帝问曰：愿闻十二脏之相使，贵贱如何？岐伯对曰：悉乎哉问也，请遂言之。心者，君主之官也，神明出焉。肺者，相傅之官，治节出焉。肝者，将军之官，谋虑出焉。胆者，中正之官，决断出焉。膻中者，臣使之官，喜乐出焉。脾胃者，仓廪之官，五味出焉。大肠者，传导之官，变化出焉。小肠者，受盛之官，化物出焉。肾者，作强之官，伎巧出焉。三焦者，决渎之官，水道出焉。膀胱者，州都之官,津液藏焉,气化则能出矣。凡此十二官者,不得相失也。故主明则下安,以此养生则寿,殁世不殆,以为天下则大昌。主不明则十二官危,使道闭塞而不通,形乃大伤,以此养生则殃,以为天下者,其宗大危。戒之! 戒之!(《素问·灵兰秘典论》)

【提示】 本节经文以取类比象方法来阐明内脏十二官的功能和心的领导作用。

【讲解】 本节分两大段来解释:第一段从"心者君主之官……气化则能出矣",主要是说明十二官的功能。第二段从"凡此十二官者……戒之! 戒之!"主要说明心在十二官中的领导作用。"相使":是相互联系的意思。"贵贱":是有主有次的意思。"官":是旧时代职务的称号。唐容川:"官为所司之事也,无病则各守其职,有病则自失所司。"本节是以取类比象来说明内脏的不同功能,所以这个"官"字就是指"功能"而言。

(一) 十二官功能的讨论

1. 心 "心者君主之官,神明出焉。""君主":是封建王朝最高权力的统治者。古人认为心是人体生命活动的主宰,在脏腑中居领导地位,所以称之为"君主"。"神明":它的意义很广泛,这里是指心的功能表现。以现代语汇来讲,即是人的精神活动和思想意识的表现,称之为"神明"。《内经》认为心的生理功能有两个方面,如下:

$$心\begin{cases}主血脉——血脉循环 \\ 藏神——思想意识和精神活动\end{cases}为一身之主导$$

例如《素问·痿论》:"心主血脉";《素问·五脏生成》:"诸血者,皆属于心";本节:"神明出焉";《素问·调经论》:"心藏神"等,都是说明心脏有主血和主神明两个方面的生理功能。

心为君主之官,是内脏十二官功能活动的领导,人的一切精神意识和生理功能活动,都是心的功能活动体现。《灵枢·邪客》说:"心者五脏六腑之大主,精神之所舍。"徐灵胎说:"心为一身之主,脏腑百骸皆听命于心,故为君主,心藏神,故为神明之用。"

根据经文含义以及前人解释,对"君主"和"神明"这两个名词可以进一步理解:心为一切精神意识活动的主宰,有领导全身功能活动的作用,故称为"神明"(所谓"神明",乃有灵敏不昧之意)。

2. 肺 "肺者相傅之官,治节出焉。""相傅":傅同辅,有辅佐、协助的意思。就是说肺对心有协助作用。"治节":治理调节的意思,是指肺对其他内脏以及营

62

卫气血有一定的调节功能。张景岳说:"肺与心皆居膈上,位高近君,犹之宰辅。肺主气,气调则营卫脏腑无所不治。"就是说,肺主一身之气机,肺气调和则气机通畅,营卫气血始能有正常的活动。如下:

$$肺主治节\begin{cases} 肺司呼吸——呼吸精气以充养全身 \\ 肺朝百脉——通调气血,内溉脏腑,外营皮毛 \end{cases}$$

说明肺主气,司呼吸,又受朝于百脉,与心同居膈上,好像宰相辅助君主一样,治理全身。这是以比象方法说明肺的功能以及和心的相互关系。

3. 肝 "肝者将军之官,谋虑出焉。""将军":武官名。古代武官性多刚强急躁,好动而不好静。古人用取类比象方法,以将军性格来比喻肝的性能。如吴昆说:"肝气急而志怒,故为将军之官。"这是因为古人在临床实践中观察到有人因为大怒,往往影响到肝的正常功能活动,所以说:"大怒伤肝"。在临床上有许多肝阳偏旺的人,性情大多急躁,这是肝气急而志怒的特性。"谋虑":是深谋远虑,筹划对策之意。《灵枢·师传》说:"肝者,主为将,使之候外。"意思是说,肝脏有深谋远虑、筹划策略、防御外侮的功能。因此,我们可以体会到"将军"和"谋虑",都是形容肝的特性和肝的功能活动。"谋虑",又是属于精神意识范畴,但是肝的谋虑还须要胆作出决断。

4. 胆 "胆者中正之官,决断出焉。""中正":是处理事物不偏不倚,正确的意思。"决断":决定判断,对事物作出最后的处理。王冰说:"刚正果决,故官为中正,直而不疑,故决断出焉。"张景岳说:"胆禀刚果之气,故为中正之官而决断所出。胆附于肝,相为表里,肝气虽强,非胆不断,肝胆相济,勇敢乃成,故曰决断出焉。"根据这两家的注释,我们可以理解到肝主谋虑,胆主决断。肝胆在脏腑关系上是相为表里,只有肝所主的"谋虑"和胆所主的"决断"相互结合、相互为用,人的精神意识才有正常的表现。如果二者功能不协调,或者胆气虚,则会产生病变现象。如《素问·奇病论》所说:"肝者中之将,取决于胆。"又说:"此人者,数谋虑不决,故胆虚,气上逆而口为之苦。"这不仅说明了肝胆的相互关系,同时,也指出了因胆病而引起的"谋虑不决"的征象,便是胆失去"决断"本能的具体表现。

5. 膻中 "膻中者,臣使之官,喜乐出焉。""臣使":表达君主命令、意志的官员。在这里是指膻中保卫心脏,代心行令的意思。"喜乐":喜为心志,膻中能代心行令,所以说,喜乐由膻中传出。膻中的意义,在《内经》中包括两种,如下:

$$膻中\begin{cases} 气海——胸中部位,以两乳间膻中穴立名 \\ 心包络——为心脏外围之络膜 \end{cases}$$

63

膻中，一指气海，如王冰说："膻中者，在胸中两乳间，为气之海"；一指包络，如《灵枢·胀论》说："膻中者，心主之宫城也。"由此可知，膻中实包括"气海"和"包络"两个意义。关于包络，又有三个名称：一为包络，一为心主，一为膻中。滑寿说："以'用'言则为心主，以'经'言则为包络。"根据滑氏的见解，我们也可以这样理解：以部位言则称为膻中。三者实为一体。本节的"膻中"是指"包络"，而非指"气海"。膻中贴近君主，好似君主的臣使，能代心行令，心志为喜，心所喜乐，必然由膻中传出，所以经文说："喜乐出焉。"并非膻中本身发出"喜乐"，而是膻中传出心的"喜乐"；膻中的另一种功能是它居于心之外围，有保护心脏和代替心脏受邪作用。如《灵枢·邪客》云："心者，五脏六腑之大主也……邪弗能容也，容之则心伤，心伤则神去，神去则死矣。故诸邪之在于心者，皆在于心之包络。"后世温病学说中，叶天士所说的"温邪上受，首先犯肺，逆传心包……"之说，就是从这个理论基础上发展而来的。

6. **脾胃** "脾胃者，仓廪之官，五味出焉。""仓廪"：《礼记·月令》："谷藏曰仓，米藏曰廪。"总的意思是指脾胃有贮藏和消化饮食物的功能。"五味"：是酸、苦、甘、辛、咸，指饮食物都要经过脾胃消化吸收，为营养成分的来源，所以说"五味出焉"。脾和胃在功能上有着极为密切的联系，故本节经文把它们合并在一起讨论。

脾和胃是受纳、消化水谷，运输精微的主要器官。饮食入胃后，经过胃的腐熟、消化，然后再经过脾的运化，其中精微的部分输送于全身各部，为后天营养的源泉。归纳如下：

$$\text{饮食物}\begin{cases}\text{胃主腐熟}\\\text{脾主运化}\end{cases}\text{精微——输布全身各部}$$

张景岳说："脾主运化，胃主受纳，通主水谷，故皆为仓廪之官。五味入胃，由脾布散，故曰五味出焉。"《灵枢·玉版》说："人受气者，谷也；谷之所注，胃也；胃者水谷血气之海也。"《素问·太阴阳明论》说："脾为胃行其津液也。"这都是说，水谷必经过脾胃的共同合作，才能不断地消化水谷，运化精微，维持全身的营养。所以后世学者往往把它和肾脏的功能相提并论，而有"肾为先天之根，脾胃为后天之本"的说法。可见脾胃功能在人体的重要性。

脾的另一功能是运化水湿，如果脾气虚弱，失却了运化水湿的能力，即会发生水肿疾病。《素问·至真要大论》说："诸湿肿满，皆属于脾。"因此，在治疗这类疾病时，采取健脾利湿的方法，常收到良好的效果。古人对于胃的功能也很重视，认为胃气的强弱，关系到人的生死。如《素问·玉机真脏论》说："五脏者，皆禀气于胃;胃者五脏之本也。"《素问·平人气象论》说:"平人之常气禀于胃,胃者平人之常气也。人无胃气曰逆,逆者死。"因此,在诊断疾病中,往往以胃气有无作为临床判断病证预后凶吉的依据,即"有胃气则生,无胃气则死。"

总的来说,胃主腐熟水谷,脾主运化精微,二者分工合作,共同完成后天营养任务。它们之间不论任何一方有了障碍,就会影响另一方面的工作,因而整个给养任务,就不能很好地完成。也就是说,脾病能影响到胃,胃病也能影响到脾,不论脾病或胃病,都能造成后天营养的不足。

7. 大、小肠

(1) 小肠主化物而分清浊:"小肠者受盛之官,化物出焉。""受盛":是承受的意思,是说小肠居于胃下而接受胃中之水谷。"化物":消化饮食物,分别清浊之意。小肠主要功能是承接胃所腐熟水谷,再经过一次消化和分别清浊的作用,使精华部分营养全身,糟粕归于大肠,水液归于膀胱,完成它的化物任务。

(2) 大肠主传导糟粕:"大肠者传道之官,变化出焉。""传道":道同导。是传导输送的意思。"变化":指排出的粪便不同于摄入的饮食。就是说,大肠主要的功能,是接受小肠移下来的食物废料,定时从肛门排出体外。饮食物的消化过程,至大肠已为最后一个阶段,所以传导糟粕排出体外,是大肠的基本功能。兹将小肠和大肠功能示意如下:

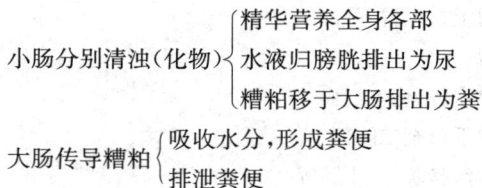

$$\text{小肠分别清浊(化物)}\begin{cases}\text{精华营养全身各部}\\\text{水液归膀胱排出为尿}\\\text{糟粕移于大肠排出为粪}\end{cases}$$

$$\text{大肠传导糟粕}\begin{cases}\text{吸收水分,形成粪便}\\\text{排泄粪便}\end{cases}$$

8. 肾 "肾者作强之官,伎巧出焉。""作强":精力充沛,强于作用。"伎巧":伎同技,是精巧多能的意思。关于"肾为作强之官,伎巧出焉"的理解,我们首先要了解肾脏的基本功能。

(1) 肾主藏精:所谓藏精,有两种意义:一是藏"五脏六腑之精"。也即是水谷之精华转化为五脏六腑的精气,贮藏于肾脏;一是通过肾气的功能和天癸的作用所产生的精,藏于肾。这是人类生育繁殖的物质,即男女媾和的精气。

(2) "肾主骨","肾生骨髓","髓通于脑","脑为髓海"。这一系列说明,肾主宰骨骼而生骨髓,肾气旺盛,骨髓充盈,则骨骼强壮有力,相应的脑髓强健聪明而多智慧。

总的说来,人的精力充沛和聪明智慧,皆是与肾的生理功能有密切关系。因

65

为肾主藏精又主骨,精气充盈,骨骼坚强,这是作强的主要依据;肾生骨髓,髓通于脑,髓海充盈是产生智慧技巧的根本。所以在临床上,我们可以看到有很多肾虚患者,多表现头昏健忘,智力迟钝早衰等虚弱证候;用补肾益精之药物,多能收到良好的治疗效果。

9. 三焦 "三焦者,决渎之官,水道出焉。""决":是通的意思。"渎":是水道。"三焦":是人体内主气化而通行水液的一个器官。按其部位可分上、中、下三部:上部自咽至胃上口,包括心肺二脏,称为上焦;中部自胃上口至胃下口,包括了脾胃,称为中焦;下部自胃下口至二阴部分,包括了肝、肾、膀胱、大小肠等,称为下焦。

"三焦"主要的功能可分为二:一为通调全身水道;一为运化水谷精微。如《灵枢·本输》说:"三焦者,中渎之腑,水道出焉。"《难经》云:"三焦者,水谷之道路,气之所终始也。"如果以部位而分,它的功能又可归纳为三种,即上焦主纳,中焦主化,下焦主出。

兹将三焦的划分以及功能示意如下:

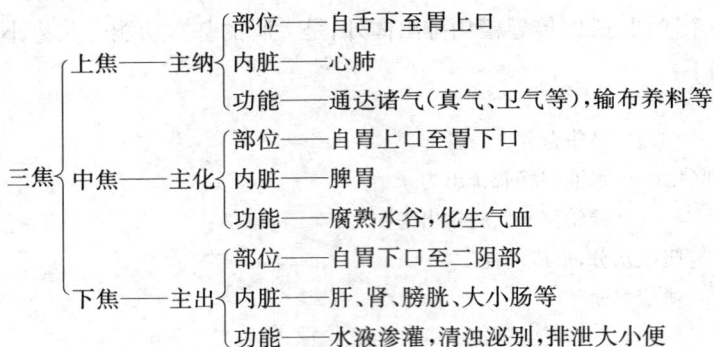

```
          ┌ 上焦 ── 主纳 ┌ 部位 ── 自舌下至胃上口
          │              ┤ 内脏 ── 心肺
          │              └ 功能 ── 通达诸气(真气、卫气等),输布养料等
          │
          │              ┌ 部位 ── 自胃上口至胃下口
三焦 ┤ 中焦 ── 主化 ┤ 内脏 ── 脾胃
          │              └ 功能 ── 腐熟水谷,化生气血
          │
          │              ┌ 部位 ── 自胃下口至二阴部
          └ 下焦 ── 主出 ┤ 内脏 ── 肝、肾、膀胱、大小肠等
                         └ 功能 ── 水液渗灌,清浊泌别,排泄大小便
```

三焦的功能与内脏的功能是密切联系的,若离开内脏是无法说明三焦功能的。在临床上也是这样,所以秦伯未说:"若离开内脏来专治三焦,是没有办法的。"因此对于理解三焦的功能,我们必须要和内脏的功能相互合参,不能孤立起来认识三焦。

关于历代医家对于三焦的认识,各有不同的见解,但是归纳起来,不外两种:一种是认为三焦有名无形;一种是认为三焦有名有形。

(1) 认为有名而无形的,如《难经·二十五难》云:"心主与三焦为表里,俱有名无形。"以后王叔和、华元化、孙思邈、李梴等,皆同意《难经》这一见解,认为三焦是有名无形的。

（2）认为有名有形的，如陈无择认为："三焦者，有脂膜如掌大。"张景岳："三焦者……确有一腑，盖脏腑之外，躯体之内，包罗诸脏，一腔之大腑也。"李念莪也同意这种见解。

现在我们认为第二个见解较为正确，因为三焦为六腑之一，既有它一定的功能活动，当然就有它一定的物质基础，功能活动是不能离开物质基础的。不过三焦的物质基础是什么，还有待于今后作进一步的探讨。

10. 膀胱 "膀胱者，州都之官，津液藏焉，气化则能出矣。""州都"：积水之处。"津液"：此处系指水液而言。"气化"：阳气对水液的蒸化作用。膀胱是水液贮存的地方。水液之所以能排出体外，主要是依靠体内阳气的蒸化作用。《诸病源候论》上说："津液之余者，入胞则为小便。"所以体内水液通过阳气的蒸化，出于肌表则为汗，出于前阴则为小便。因此津液与汗及小便是互为消长的。如大汗大泄之后，体内津液耗伤，小便就会短少；若小便过多，则有体内津液减少，患者出现口渴引饮的现象。本文所谓"津液藏焉"，把小便称为津液，就是由于水液和津液的关系是非常密切的。如下：

$$饮料——津液（经过气化）\begin{cases}在体内——化为精气滋养全身\\出于皮肤——则为汗\\出于膀胱——为小便\end{cases}$$

关于"气化"的意义，凡是一切物质在人体发生运动转变，都要通过气化的作用。这就是真气的功能。饮料进入人体，就必须经过"气化"的过程转变为津液。津液之所以能够发挥营养作用以及发泄皮肤而为汗，下输于膀胱而为尿，同样都是靠气化作用。例如小便的形成，由于小肠的分别清浊和肾脏主水的功能，以及膀胱的排泄功能等一系列的作用，这一系列的脏腑功能无非都是"气化"作用的具体表现，故称"气化则能出矣"。张仲景《伤寒论》中治太阳病口渴、小便不利用五苓散。其中的桂枝以温化阳气，就是因为膀胱之"气化"无能为力所致。由此可知，津液的升腾和膀胱小便的通利与否，是决定于"气化"作用的。

（二）十二官相互关系及心脏的领导作用

"凡此十二官者，不得相失也。""主明则下安……主不明则十二官危。""殁世"：犹言终身。"殆"：危殆，危险。"使道"：脏腑间相使的道路。这里是指气血流通的道路。"殃"：灾害，指疾病。

上面所讨论的是十二官的各个功能。这里主要讨论心在十二官中的主导作用。我们应该了解，五脏六腑虽各有不同的功能，但是必须在心的统一领导下，各个脏器才能分工合作，相互协调，有条不紊地进行着生理功能活动。所以说：

"主明则下安……主不明则十二官危。"心的主导作用如下：

$$心的主导作用\begin{cases}主明(心的功能正常)下安(十二官功能正常)——以此养生则寿\\主不明(心的功能异常)十二官危(十二官功能紊乱)——形乃大伤\end{cases}$$

按：心的功能正常，则下属各脏腑的功能彼此协调，气血通畅，人体阴阳就会平衡，这样才能达到健康长寿，反之心的功能不正常，则下属脏腑就不能各司其职，因而影响正常的生理功能活动，产生病理的现象。

【参考资料】

张景岳："脏腑百骸，惟所是命，聪明智慧莫不由之，故曰神明出焉。"

徐灵胎："心为一身之主，脏腑百骸皆听命于心，故为君主；心藏神，为主神明之用。"

李士材："肺主气，气调则脏腑诸官听其节制无所不治，故曰治节出焉。"

薛生白："肺主气，气调则营卫及脏腑无所不治，故曰治节出焉。"

王冰："勇而能断，故曰将军，潜而未萌，故谋虑出焉。"

张景岳："肝属风木，性动而急，故为将军之官；木主发生，故为谋虑所出。"

《灵枢·邪客》："包络者，心主之脉也。"

李念莪："十二脏内有膻中而无包络，十二经内有包络而无膻中，乃知膻中即包络也。"又说："胀论云：'膻中者，心主之宫城也。'贴近君主，故称臣使。脏腑之官莫非王臣，此独泛言臣又言使者，使令之臣，如内侍也。"

王冰："包容五谷，是为仓廪之官，营养四旁，故曰五味出焉。"

张志聪："脾胃运纳水谷，故为仓廪之官。五味入胃，脾为转输，以养五脏气，故五味出焉。"

李念莪："胃司受纳，脾主运化。"

《素问·刺法论》："脾者，谏议之官，知周出焉。"

《灵枢·玉版》："胃者五脏六腑之海也，水谷皆入于胃，五脏六腑皆禀气于胃。"

张志聪："大肠居小肠之下，小肠受盛者赖以传导，济泌别汁，变化糟粕，从是出焉。"

张景岳："小肠居之下，受盛胃中水谷，而分别清浊，水液由此而渗入前，糟粕由此而归于后。脾气化而上升，小肠化而下降，故化物由此出焉。"

吴昆："伎音技。作强，作用强力也。伎，多能也。巧，精巧也。"

张景岳："肾属水而藏精，精为有形之本，精盛形成，则作用强，故为作强之官。水能化生万物，精妙莫测，故曰伎巧出焉。"

张景岳："决,通也。渎,水道也。上焦不治,则水泛高原;中焦不治,则水留中脘;下焦不治,则水乱二便。三焦气治,则脉络通而水道利,故曰决渎之官。"

《吴医汇讲》："夫三焦者,即胸膈腹内之空处也。"

《灵枢·营卫生会》："上焦出于胃上口,并咽以上,贯膈而布胸中,走腋,循太阴之分而行,还至阳明,上至舌……""中焦亦并胃中,出上焦之后,此所受气者,泌糟粕,蒸津液,化其精微,上注于肺脉……","下焦者,别迴肠,注于膀胱而渗入焉。故水谷者,常并居于胃中,成糟粕而俱下于大肠,而成下焦,渗而俱下,济泌别汁,循下焦而渗入膀胱焉。"又曰:"上焦如雾;中焦如沤;下焦如渎。"

孙思邈："三焦者,合而为一,有名无形。"

《医学正传》："三焦者,指腔子而言,包涵于肠胃之总司也。"

王冰："得气海之气施化,则溲便注泄;气海之气不及,则闭隐不通。故曰气化则能出矣。"

张志聪："膀胱水腑,乃水液都会之处,故为州都之官。水谷入胃,济泌别汁,循下焦而渗入膀胱,故为津液之所藏,气化则水运而下出焉。"

【原文】 帝曰:藏象何如,岐伯曰:心者,生之本,神之变也,其华在面,其充在血脉,为阳中之太阳,通于夏气。肺者,气之本,魄之处也,其华在毛,其充在皮,为阳中之太阴,通于秋气。肾者,主蛰,封藏之本,精之处也,其华在发,其充在骨,为阴中之少阴,通于冬气。肝者,罢极之本,魂之居也,其华在爪,其充在筋,以生血气。其味酸,其色苍,此为阳中之少阳,通于春气。脾、胃、大肠、小肠、三焦、膀胱者,仓廪之本,营之居也,名曰器,能化糟粕,转味而入出者也,其华在唇四白,其充在肌,其味甘,其色黄,此至阴之类,通于土气。凡十一脏,取决于胆也。(《素问·六节藏象论》)

【提示】 本节说明内脏与精神活动、体表组织以及四时气候的关系。

【讲解】

(一)内在脏腑与精神活动的联系

1. 心与神 "心者生之本,神之变也。"本节的"神"主要是指人的思想意识精神活动,以及一切生命活动的体现。再有"神之变也",《黄帝内经太素》作"神之处也",与《素问·宣明五气》"心藏神"是相一致的。说明神藏于心,心是一切精神意识、生命活动的主宰。心又是主持着人体血液的周流循环。《灵枢·本脏》说:"人之血气精神者,所以奉生而周于性命者也。"正由于血气精神是奉养和主持人体生命活动的物质基础和生命动力,所以心是生命的根本,也不言可知了。

2. 肺与魄 "肺者气之本,魄之处也。""魄",也是属于精神活动的一部分。

《素问·宣明五气》说:"肺藏魄。"《灵枢·本神》:"并精而出入者谓之魄。"孔颖达《正义》云"人之生也,始变化为形,形之灵曰魄。初生之时,耳目心识,手足运动,此魄之灵也。"从以上记载,我们可以看到,古人对魄的认识,主要是指人体形成之后,而附于形体的一个灵感。当人出生之后,耳目的感觉、手足的运动和啼哭声等都是魄的作用。"魄"是随着精气而出入的。若把它和"随神而往来者谓之魂"相对而言,那么魄又属阴。它是由外在刺激而引起内在精神活动的动作表现,所以后人对工作有能力或精力充沛的人,称作有"魄力"、有"气魄"。又如《灵枢·天年》:"八十岁肺气虚,故言善误。"这又是从病理上说明肺与魄的关系,也指出了魄是精神活动的一部分。关于"肺者气之本"的意义,主要的是因为肺主气,调节一身之气,肺又受朝于百脉。

3. 肾与精　　"肾者主蛰,封藏之本,精之处也。""封藏":闭蔽贮藏之意。"蛰":伏藏的意思。

本节主要说明肾有贮藏精气的功能,以自然界在冬季万物蛰藏的现象,比喻肾脏贮藏精气的作用。肾所贮藏的精气,包括两方面:

(1) 肾藏五脏六腑之精:如《素问·上古天真论》所言:"肾者主水,受五脏六腑之精而藏之。"就是说:五脏六腑之精气盛,就贮藏于肾。肾的精气旺盛时,又可促进五脏六腑精气旺盛。当五脏六腑需要精气给养时,肾所藏之精又可输出给养五脏六腑。这样不断地贮藏,不断地输出,循环往复,生生不已。

(2) 藏生殖之精:如《灵枢·本神》所说:"生之来谓之精。"是指男女媾和之精气,是生育繁殖的基本物质。这种精,是通过肾气和天癸的作用产生的,藏之于肾。张景岳说:"命门为精之海,脾胃为水谷之海,均为脏腑之本。然命门为元气之根,为水火之宅,五脏之阴气非此不能滋,五脏之阳气非此不能发。"所以后世有"肾为坎水","命门为相火","水中有火","命门为性命之根"等说法。总的都是说明肾藏精的功能和其重要性。

4. 肝与魂　　"肝者罢极之本,魂之处也。""罢极":罢同疲。张景岳说:"人之运动,由乎筋力,运动过劳,筋必罢极。"故"罢极之本"是说明产生人体运动的根本。"罢极之本"属于肝的功能,即是说明肝为人体运动功能的发源地。这又必须与"肝藏血","肝主筋"等联系起来理解。因为运动是与气血、筋骨,特别是与"筋"的功能分不开的。所以《素问·上古天真论》说:"七八,肝气衰,筋不能动。"说明年老人由于肝气衰,筋的运动力也减退了。至于肝与魂的关系,《素问·宣明五气》说:"肝藏魂。"《灵枢·本神》云:"随神往来者谓之魂。"张景岳认为:"魂之为言,如梦寐恍惚,变幻游行之境皆是也。魂随于神,故神昏则魂荡。"我们从上面记载来看,古人对于"魂"的认识,主要是指内在思维意识的一部分。如果与

"并精而出入者谓之魄"相对而言,那么魂又属于阳,同样是属于精神活动的范畴。肝主谋虑,本文"魂"的精神活动就包括了"谋虑"在内。同时"魂"与"神"又有密切关系。如张景岳云:"神藏于心,故心静则神清,魂随乎神。故神昏则魂荡。"这又说明"心神"、"肝魂"在精神活动中的相互关系。

5. 脾、胃、大、小肠、三焦、膀胱的联系 "脾、胃、大肠、小肠、三焦、膀胱者,仓廪之本,营之居也,名曰器,能化糟粕,转味而入出者也。""营":是营气。《素问·痹论》云:"营者水谷之精气也。""器":即工具之意。《素问·六微旨大论》:"器者生化之宇。"

水谷进入人体后,必须经过有关脏腑的通力协作,才能化生精微,营养全身。如腐熟水谷(胃),运化精微(脾),受气取汁为血(中焦),济泌别汁(小肠),传化水谷糟粕(大肠),通利州都(膀胱)等功能。它们的功能,看来虽然有所不同,但是却有着共同的目的,就是化生精微,供养全身。所以说:"仓廪之本,营之居也。"一切精神活动,必须要"营"来作为它的物质基础,才能发挥作用。反过来说:如果没有"营"的物质基础,就不可能有精神活动的产生,所以合并在一起讨论。另外,所谓"转味而入出者也",就是说上述的脏器有转化水谷,化生精微,排泄糟粕的作用。

(二) 内脏与体表组织的联系

1. 心,其华在面,其充在血脉 "华":是精之外华,即脏腑精气表现于外的意思。"充":是脏腑精气对各部组织充养的意思。我们根据《素问·五脏生成》:"心之合脉也。"《素问·脉要精微论》:"脉者,血之府也。"的记载,就可以理解到,心主血脉,为一身血脉循行之枢纽。因为血脉的盛衰,与心有密切关系。所以观察面部的色泽,可以测知血脉的盛衰。如下:

$$\text{心,其华在面}\begin{cases}\text{血脉旺盛——颜面色泽红润饱满}\\\text{血脉衰少——颜面色泽苍白憔悴}\end{cases}$$

2. 肺,其华在毛,其充在皮 《素问·五脏生成》说:"肺之合皮也,其荣毛也。"《素问·经脉别论》说:"肺朝百脉……输精于皮毛。"都是说明肺与皮毛的关系。在临床上也常可以体验到肺与皮毛的关系,如皮毛疏泄,则易于感受风寒而致咳嗽等。

3. 肾,其华在发,其充在骨 《素问·五脏生成》说:"肾之合骨也,其荣发也。"《素问·上古天真论》说:"女子七岁,肾气盛,齿更发长。"因为肾主藏精,精血充足,则发泽荣润;又肾主骨,"齿为骨之余",肾气盛,骨骼强壮则齿长。如老年人肾气衰,则齿脱落。所以古人认为"肾藏精,精生髓,髓生骨。"说明肾与发和骨,有着密切关系。

4. 肝,其华在爪,其充在筋 《素问·五脏生成》:"肝之合筋也,其荣爪也。"《素问·上古天真论》:"肝气衰,筋不能动。"这是说:筋为肝之外合,筋可束骨系关节,肝气充足则筋力劲强,关节屈伸有力。"爪为筋之余",肝血充盈爪甲就光泽红润;肝血不足,则爪甲干枯无华。

5. 脾,其华在唇四白,其充在肌 "唇四白":李呆"当为唇四红"。这个意思是说在唇四周明白可辨的地方。这是说脾气的盛衰,可以从肌肉和口唇上来测知。如脾气旺盛的人,则食欲增进、肌肉丰满、口唇红润;若脾气衰的人,则不思饮食,甚则肌肉消瘦、口唇苍白。所以说:"其华在唇四白,其充在肌。"

(三)五脏与四时的联系

机体内脏活动和自然界气候转移是息息相关的。因此内脏活动,必须与外界自然气候相适应,保持一定的平衡:不然的话,就会变生疾病。如《素问·生气通天论》:"四时之气,更伤五脏。"就是说明四时之气对五脏的影响。如表 3-1:

表 3-1　五脏与四时气候的联系

五脏	四时	阴阳
心	通夏气	阳中之太阳
肺	通秋气	阳中之少阴
肾	通冬气	阴中之太阴
肝	通春气	阴中之少阳
脾	通长夏之气	至阴

这与十二经所说的不同,主要是以胸腹和五脏所在部位而分阴阳的。如《素问·金匮真言论》:"背为阳,阳中之阳,心也;背为阳,阳中之阴,肺也……"本节可参考阴阳五行章,不再重复。

(四)十一脏取决于胆的认识

李东垣:"胆者少阳春生之气,春气升则万物化安,故胆气升则余脏从之,所以十一脏取决于胆。"程杏轩引《医参》云:"勇者气行则止,怯者着留为病,经言最宜旁通。凡人之所畏者皆是也,遇大风不畏则不为风伤,遇大寒大热不畏,则不为寒热中。饱餐非出于勉强,则必无留滞之患,气以胆壮,邪不可干,故曰十一脏取决于胆"。

根据上面经文记载:胆的功能,对人的意识思维,有起到果敢决断的作用。古人认为,外在刺激因素可以影响内在器官的功能活动;但是内在器官的功能活

72

动,也可以改变或避免外在的刺激因素,胆在这里的作用,属于后一类的情况。虽然内脏各有不同的精神活动联系,但都要接受心的统一领导。心虽主宰思维意识,而其最后决定,却又取决于胆。

根据经文内容列表 3-2 如下,以资参考:

表 3-2　内脏与精神活动、体表组织以及四时气候的关系

五脏	属性	功能活动		与外在组织关系		与四时气候的关系	
心	为阳中之太阳	生之本	神之处也	其华在面	其充在血脉	通于夏气	凡此十一脏取决于胆也
肺	为阳中之少阴	气之本	魄之处也	其华在毛	其充在皮	通于秋气	
肝	为阴中之少阳	罢极之本	魂之处也	其华在爪	其充在筋	通于春气	
肾	为阴中之太阴	主蛰、封藏之本	精之处也	其华在发	其充在骨	通于冬气	
脾(包括胃、大小肠、三焦、膀胱)	此为至阴之类(脾)为阴中之至阴	仓廪之本	营之居也	其华在唇四白	其充在肌	通于土气(主长夏之气)	

【参考资抖】《灵枢·邪客》:"心者,五脏六腑之大主也,精神之所舍。"

《灵枢·本神》:"两精相搏谓之神。"

《淮南子》:"神者,心之宝也。"

张景岳:"魄之为用,能动能作,疼痛由之而觉也。魄并于精,故形强则魄壮。"

《灵枢·决气》:"两神相搏,合而成形,常先身生,是谓精。"

《灵枢·本神》:"淫泆离藏则精失。"

《素问·上古天真论》:"男子七八肝气衰,筋不能动。"

张景岳:"人之运动,由乎筋力,运动过劳,肝必罢极。"

孔颖达《正义》云:"气之神者,名曰魂也……附气之神者,谓精神性识渐有所知,此则附气之神也"。

【原文】　肺合大肠,大肠者,传导之腑。心合小肠,小肠者,受盛之腑。肝合胆,胆者,中精之腑。脾合胃,胃者五谷之腑。肾合膀胱,膀胱者,津液之腑也,少阳属肾,肾上连肺,故将两脏。三焦者,中渎之腑也,水道出焉,属膀胱,是孤之

73

腑也。是六腑之所与合者。(《灵枢·本输》)

【提示】 以内脏表里关系说明五脏的整体性。

【讲解】

(一)脏相合的意义

"合",是配合、合作的意思,有相互联系,相互为用的意义。主要是说,脏腑的功能活动,不是彼此孤立的,而是相互联系,彼此合作,构成一个完整的统一体系,以共同进行生理功能的活动。为什么"肺与大肠相合","心与小肠相合"……呢?这并不是古人凭空想象的假说,而是有它一定的理论根据,我们从以下几方面去认识:

1. 从经络上看

(1)肺合大肠 { 手太阴之脉,下络大肠,上膈属肺
手阳明之脉,络肺,下膈属大肠

(2)心合小肠 { 手少阴之脉,起于心中,出属心系,下膈络小肠
手太阳之脉,络心属小肠

(3)脾合胃 { 足太阴之脉,入腹,属脾络胃
足阳明之脉,下膈,属胃络脾

(4)肝合胆 { 足厥阴之脉,属肝络胆
足少阳之脉,络肝属胆

(5)肾合膀胱 { 足少阴之脉,属肾络膀胱
足太阳之脉,络肾属膀胱

从经络的循行径路来看,每一经是属一个脏或腑,络一个脏或腑。这样,脏腑之间,就通过经络的作用,形成了相合的关系。

2. 从生理病理上看 《素问·咳论》说:"五脏之久咳乃移于六腑,脾咳不已,则胃受之……肝咳不已,则胆受之……肺咳不已,则大肠受之……心咳不已,则小肠受之……肾咳不已,则膀胱受之。"这是说明在病理上脏病不愈,则影响所合之腑发病。反之,腑病亦足以影响所合之脏发病,例如以脾胃来说:脾主运化,胃主腐熟,二者是共同完成后天给养的任务,因此脾失运化,可以引起水湿内积,影响胃的腐熟功能,产生濡泻、完谷不化等症,反之,胃食滞内停,也可影响脾的运化功能,产生腹胀腹痛,四肢无力等症。所以在治疗上虽然应当辨属脾属胃,分别对待,但又须兼顾并治,健脾之中当参理胃,调胃之中当参健脾。始可以收到理想的疗效。

从以上两点,可以说明,一脏一腑尽管它们的部位不同,可是在生理功能和病理变化上,都有着密切的联系。因此称之为"合"。

(二)"少阳属肾,肾上连肺,故将两脏"的理解

"少阳":指三焦而言。"属":隶属之意。"将":统领的意思。本节经文,历代注家有不同的见解,兹介绍如下:

1.《针灸甲乙经》 以少阳作少阴,所谓"两脏",是指肺与膀胱。

2.《医经精义》 以三焦为水液之道路,而须受肺和肾两脏的统帅。

3.《类经》 "三焦为中渎之腑,膀胱为津液之腑,肾以水脏而领水腑,故肾得将两脏。"

按照以上的解释,我们认为《类经》的见解比较恰当。理由是:①按文义解释:本文中的"属"字,不能当作"联属"解,因为本文"肾上连肺"的一句中已经有"连"字,由此可知,这"属"字并非联属的意义,应该作"隶属"解。本文中的"将"字,是统帅的意思。少阳是三焦,三焦即隶属于肾,而肾又上连于肺,那么这三句的主词是肾。因此说,统帅者是肾,而不是三焦,所以"故将两脏"的两脏,就是下文所指的三焦和膀胱了。②以脏为主:《内经》中内脏的功能上都是以五脏为主。因为肾是脏,三焦和膀胱是腑,所以说,肾以水脏统率两水腑(三焦、膀胱),这也正是与《灵枢·本脏》所说"肾合三焦膀胱"的意义是相同。再就病理上说,《素问·咳论》说:"肾咳不已,则膀胱受之,久咳不已,则三焦受之。"这也可以明确肾将两脏的意义。按照一般的理论,脏是统率腑的。肾是水脏而统领水腑,是符合《内经》理论体系的。只是经文中"两脏"的脏字,不能认为是五脏的脏,这是前面所谈的藏象的藏,它就是包括六腑的(图6)。

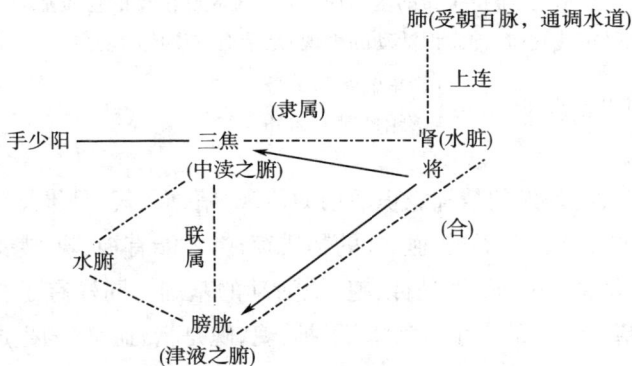

图6 肾将两脏示意图

(三)三焦为孤腑的讨论

"是孤之腑也,六腑之所与合者。"张景岳说:"十二脏之中,惟三焦独大,诸脏无与匹者,故曰是孤之腑也。"《医宗必读》:"肌肤之内,脏腑之外为三焦。"就是说,三

75

焦是由胸至少腹的一个大囊,其大无脏可匹,与胃、肠、膀胱不同,故称为孤腑。古人又认为:三焦和六腑是联系着的,并且有共同的化水谷、行津液的功能,所以说"是六腑之所与合者"。

【小结】 本节经文,主要说明人体脏腑之间,是相互密切联系的,脏与腑,犹如阴与阳,它们之间,是相互依存、相互协调而为统一整体。在病理上,又有着相互移易传变的关系。我们掌握了这个规律,不但可以确定正确的治疗,而且可以作出预防性的措施。

【原文】 五脏者,所以藏精神血气魂魄者也。六腑者,所以化水谷而行津液者也。此人之所以具受于天也,无愚智贤不肖,无以相倚也。(《灵枢·本脏》)

所谓五脏者,藏精气而不泻也,故满而不能实。六腑者,传化物而不藏,故实而不能满也。所以然者,水谷入口,则胃实而肠虚;食下则肠实而胃虚。故曰实而不满,满而不实也。(《素问·五脏别论》)

【提示】 概括说明脏与腑的不同功能。

因两节经文主要是论述五脏六腑在功能上的区别,所以合并在一起讨论。

【讲解】 "愚智贤不肖":"愚",指愚笨不巧之人。"智"指聪明的人。"贤",指有才德的人。"不肖"无才德的人。"倚":偏的意思。根据本节经文,当作"异"字讲。

(一)五脏所藏和六腑所化的相互关系

五脏——藏 { 精血气(维持生命的基本物质),是神魂魄活动的物质基础 / 神魂魄(精神意识活动的表现)是精血气生成的动力

六腑——主化水谷而行津液 { 精华输布于全身 / 糟粕排泄于体外

所谓神、魂、魄是人的精神意识活动的体现;精、血、气,是维持生命的基本物质,都是贮藏于五脏。有了精、血、气的物质存在,才能有神、魂、魄的精神意识活动表现。也就是说,精、血、气是神、魂、魄活动的基础。同样有了神、魂、魄的活动,才可能有精、血、气的产生。所以说,神、魂、魄是精、血、气的生成动力。

如果更进一步地说,五脏所藏的精、神、血、气、魂、魄,它们的物质基础,又是来源于六腑所化的水谷精微,因为饮食物必须通过六腑的功能,才能把精华部分输于五脏,而产生精、气、血。六腑之所以能传化水谷,又有赖于五脏功能正常的活动。因此我们可以看出,脏腑之间,虽有分工,在功能上又是相互为用,密切合作,构成一个统一的功能体系。

（二）生理功能活动的来源

"此人之所以具受于天也,无愚智贤不肖,无以相倚也。"根据经文的原旨,是说人体的生理功能活动是生来就有的,是一种人类禀受父母先天的本能,所以称为"具受于天"。这种本能每一个人都同样具有,没有什么不相同的。所以说:"无愚智贤不肖,无以相倚也。"总之,这种功能是禀受于先天而培养于后天,生生不息维持生命活动。

（三）脏腑在功能活动上的主要区别

1. 从"所谓五脏者"至"实而不能满也"为一段。主要是说明脏腑在功能上总的区别。古人把具有贮藏水谷精微的功能的器官,归属为脏一类,所以说,"五脏者,藏精气而不泻也"。五脏主藏精气而不主疏泄,所谓"满而不能实",就是说,五脏主藏精气,只可充满精气,而不容任何水谷之物有所实的意思。

古人把具有传导水谷功能的器官,归属于腑一类,所以说,"六腑者传化物而不藏"。六腑主传化水谷而不主贮藏精气,所谓"实而不能满",是说六腑只可容纳水谷之物,但不能满藏精气。所以根据本文"满"、"实"二字的含义,我们可以理解"满"字是对精气而言,"实"字是对水谷而言。故王冰说:"精气为满,水谷为实。五脏但藏精气,故满而不实;六腑则不藏精气,但受水谷,故实而不能满也。"

2. 从"所以然者"以后为一段。主要说明肠胃的虚实关系。水谷从口到胃,尚未传入大肠的时候,是"胃实而肠虚"。水谷经过胃的熟腐,从胃移入肠,是肠实胃不实的时候,所以说:"食下则肠实而胃虚。"因为肠胃的虚实不能同时存在,而是交替进行的,所以说:"实而不满,满而不实也。"这是人体正常的生理活动现象。如《素问·至真要大论》说:"五实死,五虚死。……脉盛,皮热,腹胀,前后不通,闷瞀,此谓五实。脉细,皮寒,气少,泄利前后,饮食不入,此谓五虚。"所谓"腹胀、前后不通"是肠胃同时而实的症状。"泄利前后、饮食不入"是肠胃同时而虚的症状。所有这些,都是反常的变化,可与本节互相参照。

【原文】 黄帝问曰:余闻方士,或以脑髓为脏,或以肠胃为脏,或以为腑,敢问更相反,皆自谓是,不知其道,愿闻其说。岐伯对曰:脑髓骨脉胆女子胞,此六者地气之所生也,皆藏于阴而象于地,故藏而不泻,名曰奇恒之腑。夫胃大肠小肠三焦膀胱,此五者,天气之所生也,其气象天,故泻而不藏,此受五脏浊气,名曰传化之腑,此不能久留输泻者也。魄门亦为五脏使,水谷不得久藏。(《素问·五脏别论》)

【提示】 说明奇恒之腑和一般脏腑在性能上的主要区别。

【讲解】 "方士":懂得方术的人,古代称"方士"。在本文中应作"医生"解释。

（一）奇恒之腑的命名和性能

"奇恒"，高士宗说："奇者，异也；恒者，常也。"奇恒之腑，是指脑、髓、骨、脉、胆、女子胞六者而言。因此六者，在性能上是属于阴，象地，功能是藏蓄阴精，和五脏一样是贮藏而不疏泄的。张景岳说："凡此六者原非六腑之类，以其藏蓄阴精，故曰地气之所生，命曰奇恒之腑。"我们认为，脑、髓、骨、脉、胆、女子胞，所以称为奇恒之腑，主要是根据它的功能和形态两方面决定的。因为在性能上，它们属阴，象地，主藏蓄阴精，与五脏功能相近似；而在形态上都是中空，与六腑又相近似。五脏属阴而又藏精气；六腑属阳而传化水谷。脑、髓、骨、脉、胆、女子胞六者，既不完全像脏，又不完全像腑，所以称为奇恒之腑。也就是说，它们与一般的脏腑是有所不同的。

（二）奇恒之腑的讨论

"脑、髓、骨、脉、胆、女子胞"

1. 脑、髓和骨三者，它们在生成、功能以及病理变化方面都是有着密切关系，故合并在一起讨论。脑和髓的来源，都是肾脏精气所化，所以《素问·阴阳应象大论》说："肾生骨髓。"脑是髓会合的最大部分，髓可以通达脑，如《灵枢·海论》说："脑为髓海。"从经文记载，我们可以理解，髓的生成来源是出于肾，髓又上通于脑，脑为髓汇聚之处。脑和髓，实同属于一种物质，因其所在部位不同，而有不同的名称，分布于脑者名脑髓，分布于骨者名骨髓。二者异名同类。

骨为肾所主，《素问·五脏生成》："肾者，骨之合也。"骨又需要骨髓的濡养，如《素问·痿论》："髓者，骨之充也。"说明骨髓充盈，可以增进骨骼的坚强。可见三者在正常情况下是相互资生的，相反，如果肾脏衰弱，则骨髓的资生也就受到影响。如《素问·逆调论》："肾不生则骨髓不满。"骨髓不足又会影响骨的生长。《素问·痿论》："……骨枯髓减发为骨痿。"说明在异常情况下，又是相互影响的。总之，脑、髓、骨三者的强弱盛衰，是决定于肾藏精气的盛衰。

2. 脉是血脉 《素问·脉要精微论》："脉者血之府。"血脉壅遏营气，濡养全身，属于藏蓄阴精之类，故称为奇恒之腑。

3. 胆为六腑之一，为什么又称为奇恒之腑？主要是胆所藏的胆汁与其他腑传化浊物不同，所以《灵枢·本输》说："胆者，中精之腑。"因胆藏精华之汁而列入奇恒之腑。

4. 女子胞，指子宫而言，又名胞宫。位于少腹之中，膀胱之后。它的主要功能：一为主月经；一为主胞胎。胞宫主月经，又与冲任二脉有密切关系。因冲任二脉皆起于胞中，冲为血海，任主胞胎；冲任二脉旺盛，才有月经来潮，而有生育的功能。如《素问·上古天真论》："女子二七而天癸至，任脉通，太冲脉盛，月事以时下,故有子。"胞宫的第二个功能是受纳精气、孕育胎儿,故张景岳说过:"出纳精气而成胎孕者为奇。"由于它主以上的功能,不同于一般脏腑,因此叫它奇恒之腑。

(三)六腑的基本特征和魄门的作用

胃、大肠、小肠、三焦、膀胱,为传化之腑,其性能象天而属阳,功能泻而不藏,与奇恒之腑不同,应作区别。六腑与奇恒之腑的特点如下:

六腑与奇恒之腑的不同点 { 六腑——属阳——象天——传化之腑——泻而不藏
                        奇恒之腑——属阴——象地——藏蓄阴精——藏而不泻

高士宗:"传导水谷,变化而出,犹之天气之所生也,从上而下,故其气象天,泻而不藏。"

因为五者主输泻不主贮藏,所以叫做传化之腑。传化,就是输送的意思。

肛门是大肠最末端,因为肺合大肠,肺藏魄,所以叫"魄门"。如《难经》:"下极为魄门。"但又有一种见解,认为"魄"字与古"粕"字是相同的,因肛门是糟粕排泄体外的门户,所以叫"魄门"。总之,我们了解它的部位就可以了,不必从文字上去考虑。

关于"魄门亦为五脏使","使"佐使的意思,也就是听命于五脏的意思。因为"魄门"是糟粕排泄于体外的最后一段,所以说:"水谷不得久藏。"

【参考资料】

《灵枢·五味》:"冲脉任脉皆起于胞中。"

王冰:"胆与肝膈,而不同六腑之传泻。胞虽出纳,纳则受纳精气,出则化出形容;形容之出调化极而生,然出纳之用有殊于六腑,故言藏而不写。"

《灵枢·五癃津液别》:"五味之津液,和合而为膏者,内渗入于骨空,补益脑髓。"

《灵枢·海论》:"髓海有余,则轻劲多力,自过其度。髓海不足,则脑转耳鸣,胫酸眩冒,目无所见,懈怠安卧。"

张景岳:"胆为中正之官,藏清净之液,……盖以他脏皆浊,而此脏独清,故为中清之腑,而归属于奇恒之腑。"

【原文】 五脏常内阅于上七窍也,故肺气通于鼻,肺和则鼻能知臭香矣;心气通于舌,心和则舌能知五味矣;肝气通于目,肝和则目能辨五色矣;脾气通于口,脾和则口能知五谷矣;肾气通于耳,肾和则耳能闻五音矣。五脏不和则七窍不通,六腑不合则留为痈。(《灵枢·脉度》)

【提示】 说明五脏和七窍的关系;以及六腑不和为痈的病理。

79

【讲解】 "上七窍":目二,耳二,鼻二,口舌一,共为七窍。

(一) 五脏和七窍的关系

古人认为体表器官的功能作用,是源于内脏。七窍的功能,也同样依靠内脏功能的正常和精气的输布营养,并不是独立的功能。因此,内脏有病,也就影响到七窍。内脏与七窍的关系如下:

五脏与窍
- 肺与鼻
  - 正常功能——通行呼吸,辨别香臭
  - 异常变化——肺气不宣,则鼻塞不通
- 心与舌
  - 正常功能——舌知五味,调节发音
  - 异常变化——舌赤、红肿、疼痛,为心火上炎
- 肝与目
  - 正常功能——精明视物,辨别五色
  - 异常变化——肝经风热则目赤红肿
- 脾与口
  - 正常功能——口味旺盛,食饮调和
  - 异常变化——脾胃失调,不思饮食,口淡无味
- 肾与耳
  - 正常功能——辨别五音
  - 异常变化——肾亏精脱,往往头昏、耳聋

例如:肺司呼吸,肺气虚则易于感受寒邪。当感冒风寒的时候,经常会鼻塞不通,不知香臭。只有在肺气清和的时候,鼻的功能才能正常。舌为心之苗,舌除言语之外,又能辨别五味。心气和则能知五味。如果心火上炎,就会有舌赤、红肿的症状。五脏六腑之精气,皆上注于目,而肝又开窍于目,"肝得血而能视",故肝和目能辨黑白。如果肝经风热上壅,往往发生目赤、红肿。脾主运化水谷,饮食必经口入,运化功能正常,则口和通知五味。如果脾气不调,就会食欲不振、口淡无味。肾开窍于耳,肾气充足,则耳能闻声、辨五音。如果肾亏精脱,往往会产生头昏、耳聋的症状。这些都是古人对人体生理的整体认识。

七窍的功能皆禀受于五脏。了解这些生理功能上的内外关系,在临床诊断和治疗上都有极大的帮助。

(二) 六腑不和为痛的病理

因为手足三阳经,皆系于六腑;六腑不和,则气血留滞于皮肤肌腠,久而发为痛肿。如张景岳说:"六腑属阳,主表,故其不利,则肌腠留而痛疡。"

【参考资料】 《难经·三十七难》:"五脏之气,于何发起,通于何许,可晓以不? 然,五脏者当上关于九窍也。故肺气通于鼻,鼻和则知香臭矣;肝气通于目,目和则知黑白矣;脾气通于口,口和则知五谷矣。心气通于舌,舌和则知五味矣;肾气通于耳,耳和则能知五音矣。五脏不和,则九窍不通;六腑不和,则留结

为痈。"

按：文中虽提出九窍，实际上也只谈到七窍（目二、耳二、鼻一、口一、舌一），附此参考。

【原文】　五脏六腑之精气，皆上注于目而为之精。精之窠为眼，骨之精为瞳子，筋之精为黑眼，血之精为络，其窠气之精为白眼，肌肉之精为约束，裹撷筋骨血气之精而与脉并为系，上属于脑，后出于项中。（《灵枢·大惑论》）

【提示】　说明眼的各部位组织和内脏的关系。

【讲解】　"约束"：即眼胞部。"裹撷"："裹"是包罗。"撷"音洁，用衣襟兜东西。故"裹撷"即把许多东西包罗在一起之意。

（一）眼能视物的原理

"五脏六腑之精气，皆上注于目而为之精。""精"字，应有两种不同的意义："五脏六腑之精"的精字，是指五脏六腑之精气；"而为之精"的"精"字，是指眼睛能精明视物而言。

本节主要说明，人体五脏六腑的精气，都上注汇集于眼部的各个组织，从而产生精明视物作用。如《素问·脉要精微论》："夫精明五色者，气之华也。"又云："夫精明者，所以视万物，别黑白，审长短……"

总的来说，由于五脏六腑的精气汇集于目，便形成了眼睛的基本功能。关于本文"精之窠为眼"的含义，也就是指眼为内脏精气团聚之处，是眼部的总称。正如，张景岳所说："窠者，窝穴之谓，眼为精之窠，而五色具焉。"把眼睛和精气的关系，作了进一步的说明。

（二）内脏和眼的关系

五脏六腑之精，上注于目，都有它一定的组织联系（这里举五脏即所以概六腑）。例如骨之精注于瞳神部分；血之精注于眼部的血络部分；肺气之精注于白眼部分；肌肉之精注于眼的约束部分。所以说："骨之精为瞳子，筋之精为黑眼，血之精为络，其窠气之精为白眼，肌肉之精为约束。"现归纳如下：

内脏与眼的关系：
- 肾——主骨——骨之精——瞳子（瞳神，又名瞳孔）
- 肝——主筋——筋之精——黑眼（瞳子外围黑色部分）
- 心——主血脉——血之精——络（眼内血络）
- 肺——主气——气之精——白眼（眼球白色部分）
- 脾——主肌肉——肌肉之精——约束（眼睑，眼胞，有约束之意）

以上说明内脏与眼的各部组织是有密切联系的。

（三）眼与脑的关系

"裹撷筋骨血气之精，而与脉并为系，上属于脑，后出于项中。"本段是说：眼睛集合了筋、骨、血、气的精气，与脉络合并，便成了目系，在上与脑联系，后面通于后项部。如下：

$$约束（裹撷）\begin{cases} 筋、骨、血、气之精 \\ 脉络 \end{cases} 目系\begin{cases} 上属于脑 \\ 后出项中 \end{cases}$$

【小结】　本节主要是叙述五脏的精气和眼睛各部组织的配合关系。后世根据这个理论，又将眼分为五轮，即白眼为气轮，黑眼为风轮，血络为血轮，眼胞为肉轮，瞳子为水轮。我们了解了眼和内脏的配合关系，就可根据这个理论，测知眼病的原因，拟出治疗法则。如对瞳孔的疾病以治肾为主；黑眼有病以治肝为主；白眼有病以治肺为主；脉络有病以治心为主；眼胞有病以治脾为主。

【原文】　黄帝曰：愿闻谷气有五味，其入五脏，分别奈何？伯高曰：胃者，五脏六腑之海也，水谷皆入于胃，五脏六腑皆禀气于胃。五味各走其所喜：谷味酸，先走肝；谷味苦，先走心；谷味甘，先走脾；谷味辛，先走肺；谷味咸，先走肾。谷气津液已行，营卫大通，乃化糟粕，以次传下。（《灵枢·五味》）

【提示】　说明谷气五味和脏腑的关系。

【讲解】　"以次传下"：指人从口摄取饮食物以后，按次序由上而下，经过消化吸收，直至排出体外。

（一）水谷入胃后的营养输出情况

古人认为，胃是收纳水谷的器官。水谷入胃后，经过胃的腐熟和脾的运化，其营养成分输布于五脏六腑，营养全身各部。所以经文说："胃者五脏六腑之海也；水谷皆入于胃，五脏六腑皆禀气于胃。"又如《灵枢·玉版》："人之所受气者谷气；谷之所注者胃也；胃者水谷血气之海也。"这节主要是说明水谷入胃，经过胃的腐熟作用，其精华部分（谷气）营养五脏六腑。这里虽未提到脾，实际上脾的功能也包括在其中。只有脾胃共同合作，才能完成后天供养任务。

（二）五味和五脏的关系

在任何饮食物中，都包含着各种不同的性味。正因为性味的不同，所入的器官也有先后之异。所以本文"谷味酸先入肝，谷味苦先入心……"等记载，就是说明五味所入各有依投，各有其先后的不同。正如张景岳所说："五脏嗜欲不同，各有所喜；故五味之走亦各有先，既有所先必有所后……"也就是这个意思。五味包括了饮食物和药物。我们在日常接触到的饮食物，以它的性味归属来说，记载尚不够全面，如果以药物的性味来说，就比较全面而明显了。例如：

黄连——味苦——入心——清心火

芍药、山萸——味酸——入肝——养肝柔肝

麻黄、细辛——味辛——入肺——开肺发汗

甘草、人参——味甘——入脾——补脾培中

元参、苁蓉——味咸——入肾——滋阴补肾

五味所入，虽然各有先后，但最后是互相归属的，而不是单入；只有这样，水谷的精微才能有条不紊地营养各脏。但是这里又必须说明一下，五味虽能养五脏，但五味若有所偏嗜，也能影响五脏之气。如《素问·宣明五气》说："五味所禁：辛走气，气病无多食辛；咸走血，血病无多食咸；苦走骨，骨病无多食苦；甘走肉，肉病无多食甘；酸走筋，筋病无多食酸。是谓五禁，无令多食。"《灵枢·九针论》说："口嗜而欲食之，不可多也，必自裁也，命曰五裁。"这又指出了脏腑组织，气血等疾病，不但要注意五味的和调，且当注意五味的宜忌。因此说在日常生活中五味的调和对身体是有利的，特别在疾病的过程中，更须注意饮食的禁忌。

（三）水谷转化输布和排泄过程

"谷气津液已行，营卫大通，乃化糟粕以次传下。"本段意思是说，饮食物经过胃的腐熟，脾的运化，以及有关脏器通力协作，把精微输布于全身各部；同时水谷的精微化生营卫，营卫发挥了它的正常作用。其中糟粕部分就按次传下，排出体外。如下：

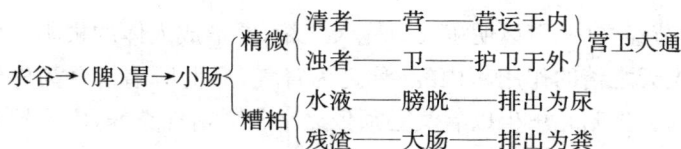

水谷→（脾）胃→小肠 ｛精微 ｛清者——营——营运于内｝营卫大通 浊者——卫——护卫于外｝ 糟粕 ｛水液——膀胱——排出为尿 残渣——大肠——排出为粪

【参考资料】《素问·五脏生成》："心欲苦，肺欲辛，肝欲酸，脾欲甘，肾欲咸。"又曰："多食咸则脉凝泣而色变；多食苦则皮槁而毛拔；多食辛则筋急而爪枯；多食酸则肉胝胸而唇揭；多食甘则骨肉痛而发落。"

【原文】 人始生，先成精，精成而脑髓生，骨为干，脉为营，筋为刚，肉为墙，皮肤坚而毛发长，谷入于胃，脉道以通，血气乃行。（《灵枢·经脉》）

【提示】 说明胎儿先天的生长发育和后天的营养来源。

【讲解】

（一）"先成精"

本节的"精"字，有两种含义：一指父母交合之精，是形成胚胎的基本物质；另一是指母体血气、精气，是胎儿赖以生长的基本物质。所谓"人始生，先成精"，说明人体初生孕育于母体之中,成形的开始时禀受父母之精。在这个基础上又禀受母体气血的溉养,依次生成脑髓、骨脉、筋肉、皮毛等各部分的组织,从而成长发育为健全的胎儿。如下:

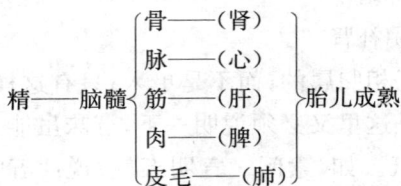

$$精——脑髓 \begin{cases} 骨——(肾) \\ 脉——(心) \\ 筋——(肝) \\ 肉——(脾) \\ 皮毛——(肺) \end{cases} 胎儿成熟$$

本节经文中所说的"骨为干,脉为营,筋为刚,肉为墙"等均是一种比喻的说法。至于胎儿生长发育过程,虽然未言及五脏,其实五脏已包括其中。如张志聪说:"皮肤、脉、肉、筋、骨乃五脏之外合。"就是说,必定先有五脏六腑的生成,才有脾、肉、筋、骨、脉的生成。

(二)后天营养来源

胎儿出生以后,需要不断地摄取饮食物(包括母乳等)以营养自身,维持机体生命活动,从而得以生长发育。所谓"谷入于胃,脉道以通,血气乃行",就是说明胎儿在母体之中血脉气血的循环,是赖母体的气血不断补给的;而出生以后,则须自身从水谷之中吸取精气来充实气血,始可脉道通利,气血运行而不息。

【小结】 从本节经文中,可以明确父母先天之精,是形成人体的根本。由于精藏于肾,故这种先天之精的作用,《内经》称之为肾气,后世所谓:"肾为先天之本"也就是这个道理。当胎儿出生以后又必须依靠水谷之精气充养,以维持整个的生命。所以说在母体是先天生后天;出生以后,则又赖后天以养先天。这种先天的肾气,在人体整个生长衰老的过程中起着决定性的作用。因此说,保养肾气是养生法中一个最根本的问题。

【参考资料】

张景岳:"精藏于肾,肾通于脑";"身之有骨犹树之有干故能立";"脉络经营一身,故气血周流不息";"筋力刚劲,故能约束骨骼";"肉象墙垣,蓄藏精气"。

张隐庵:"营者,犹言营舍也,所以藏血气者也。"

【原文】 黄帝曰:其气之盛衰,以至其死,可得闻乎?岐伯曰:人生十岁,五脏始定,血气已通,其气在下,故好走。二十岁,血气始盛,肌肉方长,故好趋。三十岁,五脏大定,肌肉坚固,血脉盛满,故好步。四十岁,五脏六腑十二经脉,皆大盛以平定,腠理始疏,荣华颓落,发颇斑白,平盛不摇,故好坐;五十

84

岁,肝气始衰,肝叶始薄,胆汁始灭,目始不明。六十岁,心气始衰,苦忧悲,血气懈惰,故好卧。七十岁,脾气虚,皮肤枯。八十岁,肺气衰,魄离,故言善误。九十岁,肾气焦,四脏经脉空虚。百岁,五脏皆虚,神气皆去,形骸独居而终矣。(《灵枢·天年》)

【提示】 本节叙述人体血气、内脏盛衰与幼、长、衰、老过程的关系。

【讲解】 本节内容可分为两大段来讨论,即根据年龄,十到四十岁作一段,五十岁到一百岁为一段。

(一) 由幼而盛而壮期(10～40 岁)

1. "人生十岁,五脏始定,血气已通,其气在下,故好走。""其气在下":张景岳说:"天地之气,阳主乎升,升则向生;阴主乎降,降则向死,故幼年之气在下者,亦自下而升也。"说明自幼而长的生理变化。"好走":快步而行之谓。

这一段是说,人自出生以后至十岁左右,五脏开始健全,全身的血气循环周流通畅,正是生长发育的开端,生气蓬勃。因此,外表的动作表现为"好走"。"好走"就是形容性情活泼喜动的意思。这里要指出所谓"始定"、"已通",并不是指人体在出生以后五脏才定、血气才通,乃是指五脏和气血进一步的发育健全的意思。

2. "二十岁,气血始盛,肌肉方长,故好趋。""好趋":疾行叫做趋。人在二十岁左右,身体的血气已经旺盛,也就是发育已经成熟;肌肉表现盛满,在活动方面较前更为矫捷,所以在动作方面表现为"好趋"。

3. "三十岁,五脏大定,肌肉坚固,血脉盛满,故好步。""好步":徐行曰步。三十岁,正是壮年时代。在这个时期,身体发育表现了隆盛,所以在活动的表现上而好步。张景岳对好步的认识为:"盛满则不轻捷。"意思是说,在青少年时代是好动,活泼而矫捷;到了壮年时代因为肌肉坚固,血脉盛满,而性情亦改变为稳重,在行动上表现为从容不迫了。所以好走、好趋、好步,正生动地形容出了人的性情变化。

4. "四十岁,五脏六腑,十二经脉,皆大盛以平定,腠理始疏,荣华颓落,发颇斑白,平盛不摇,故好坐。""平盛不摇":平盛即是已经盛到一定限度。"摇,上也"(《辞海》)。不摇,即不能再向上长盛的意思。张景岳:"人当四十阴气已半,而平盛不摇,衰之渐也。"就是说,人生到了四十岁,全身的发育已达到一定的限度,而不能再向上生长发育了。这就是由盛而衰的开端。因而表现了腠理稀疏不致密,面色容华开始颓落;同时头发也黑白相杂了。所以在性情上改变为好静,而动作上就表现好坐了。说明人生发育生长过程,随着年龄的不同而各异。但是这些过程,都是基于内脏盛衰而决定的。

（二）由衰老而终期（50～100 岁）

1."五十岁肝气始衰,肝叶始薄,胆汁始减,目始不明。""肝气始衰":张志聪:"人之衰老从上而下,自阳而阴,故肝始衰。"人的衰老,固然从外形上表露出来,但实际上是内脏功能已趋于变化。上面所说的人在四十岁已经开始衰退,虽然表面形态上出现了腠理疏,发斑白的现象,但在内脏来说,还是平盛的。但到了五十岁肝气已经开始衰退,胆汁也减少了,眼睛也开始有视力减退的感觉。同时由于肝气的衰退,而又影响到心气的渐衰。

2."六十岁心气始衰,苦忧悲,血气懈惰,故好卧。""苦忧悲":马玄台:"善忧悲者,以心主于忧也。""好卧":马玄台:"好卧者,卫气不精也。"人到了六十岁,心气衰退,这个意思是含有五行生克的理论作解释的。因为肝属木,心属火;肝气衰,即木不能生火,因而心气也就衰了。心志为忧,故苦忧悲;心衰则血气行涩而不利,所以好卧。

3."七十岁,脾气虚,皮肤枯。"人到了七十岁的时候,由于心气衰了,而影响到脾土(火不生土),所以脾气随着衰弱。脾主肌肉,脾气虚,当然肌肉也就衰退,皮附于肉,所以会表现出皮肤枯槁不泽的征象。

4."八十岁,肺气衰,魄离,故言善误。"由于脾土衰所以肺金随着也衰。肺主魄(魄,精神意识的一部分),今肺气衰,魄的表现也就衰弱,所以语言上多有错误。这种表现在老年人,我们是可以经常看到的。

5."九十岁,肾气焦,四脏经脉空虚。"由于肺金之衰而影响到肾水之衰。肾脏衰,就标志着五脏六腑之精气皆衰。精气衰而不能藏之于肾,肾精衰,故四脏更衰,而表现经脉空虚。

6."百岁五脏皆虚,神气皆去,形骸独居而终矣。"古人认为,人生一般的寿命应当有百岁,到百岁以后,才是自然趋向衰老的最终阶段。所谓"神气去"是指内脏功能活动已经停止,只留下一个形骸而死去了。

总之,本节经文是叙述人体血气及内脏的盛衰和年龄的关系。由十岁到四十岁是生长阶段;五十岁到一百岁以后,是衰老而终的阶段。从神气皆去,形骸独居而终,又可体会到人之所以有生命活动,决定于神气之有无;而神气之盛衰,又依赖于五脏之精气。所以说,保养精、气、神,是保命长寿的关键。这些是古人从实际生活中体验出来的一般规律,年龄只是指一般大概而言,不是绝对的。本节系指一般自然衰老过程,由于疾病的因素者则例外。

人体生壮老死的发展阶段特点,归纳如表 3-3:

表3-3　人体生、长、壮、衰、老各阶段的生理特点

	年龄（岁）	身体的变化	形态活动的表现
由幼而壮而盛期	10	五脏始定，血气已通，其气在下	好走
	20	血气始盛，肌肉方长	好趋
	30	五脏大盛，肌肉坚固，血脉盛满	好步
	40	五脏六腑十二经脉皆大盛平定	荣华颓落、发颊斑白、好坐
由衰而老而终期	50	肝气衰，肝叶薄，胆汁减	目不明
	60	心气衰，苦忧悲，血气懈惰	好卧
	70	脾气衰	皮肤枯
	80	肺气虚，魄离	言善误
	90	肾气焦	四脏经脉空虚
	100	五脏皆虚，神气去	形骸独居而终矣

【参考资料】　关于五十岁肝气始衰，古人有几种解释：

1. 从五脏次序上看　马玄台："至五十岁以后，则肝生心，心生血，血生脾，脾生肺，肺生肾者每十岁而日衰。故五十肝胆衰，六十心气衰，七十脾气衰，八十肺气衰，九十肾气衰，百岁五脏俱衰。"

2. 从五脏气血来看　张隐庵："人之衰老从上而下，自阳而阴。故始衰而心，心而脾，脾而肺，脾而肾。肌肉坚固，血脉盛满，少阴阳明之气盛也；腠理空疏，发颊斑白，阳明、少阴之气衰也。"

3. 从五行次序上来看　陈梦雷引朱氏："人之生长先本于肾藏之精气，从水火而生木金土，先天之五行也；人之衰老从肝木以及于火土金水，后天之五行也。"

【原文】　帝曰：人年老而无子者，材力尽邪？将天数然也？岐伯曰：女子七岁，肾气盛，齿更发长。二七而天癸至，任脉通，太冲脉盛，月事以时下，故有子。三七，肾气平均，故真牙生而长极。四七，筋骨坚，发长极，身体盛壮。五七，阳明脉衰，面始焦，发始堕。六七，三阳脉衰于上，面皆焦，发始白。七七，任脉虚，太冲脉衰少，天癸竭，地道不通，故形坏而无子也。

丈夫八岁，肾气实，发长齿更。二八，肾气盛，天癸至，精气溢泻，阴阳和，故能有子。三八，肾气平均，筋骨劲强，故真牙生而长极。四八，筋骨隆盛，肌肉满壮。五八，肾气衰，发堕齿槁。六八，阳气衰竭于上，面焦，发鬓颁白。七八，肝气衰，筋不能动，天癸竭，精少，肾脏衰，形体皆极。八八，则齿发去。肾者主水，受五脏六腑之精而藏之，故五脏盛，乃能泻。今五脏皆衰，筋骨解堕，天癸尽矣，故

发鬓白,身体重,行步不正,而无子耳。(《素问·上古天真论》)

【提示】 说明男女生长发育和衰老过程,以及肾与五脏六腑精气盛衰的相互关系。

【讲解】 这两段经文,都是叙述肾脏精气盛衰,对男女生长发育的影响,内容相似,故合并在一起讨论。

(一)男女生长衰老和肾气的关系

1. 生长发育期(女子自一七至二七,男子自一八至二八) "女子七岁,肾气盛,齿更发长;二七而天癸至,任脉通,太冲脉盛,月事以时下,故有子。""丈夫八岁,肾气实,发长齿更;二八肾气盛,天癸至,精气溢泻,阴阳和,故能有子。"

"女子七岁"、"丈夫八岁":褚氏云:"男子为阳,阳中必有阴;阴之中数八,故一八而阳精生,二八阳精溢,女子为阴,阴中必有阳;阳之中数七,故一七而阴血升,二七而阴血溢。阳精阴血,皆饮食五谷之实秀也。"

"肾气盛":张景岳注:"人之初生,先以肾始。女至七岁,肾气稍盛,肾主骨,齿者骨之余,故齿更;肾为精血之脏,发者血之余,故发长。"《说文》:"男八月生齿,八岁而龀。女七月生齿,七岁而龀。"意义与上文基本相同(龀:音趁,小儿脱去乳齿而换永久齿,谓之龀)。

"天癸":是促进生殖功能发育的物质。男女皆有,并不是指月经而言。因为肾为先天之本,属水,癸是天干之一,也属水,所以叫"天癸"。故本文"女子二七而天癸至,月事以时下";"男子二八而天癸至,精气溢泻"。都是先有天癸,而后才有月事以时下以及精气溢泻的生理表现。

"任脉":为奇经八脉之一,起于胞中,主胞胎。滑寿:"任之为言妊也,行腹部中,为妇人生养之本。""太冲脉":亦为奇经八脉之一,起于胞中,为血海。关于这里为什么叫太冲脉,王冰有这样的解释:"太冲者,肾脉与冲脉合而盛大,故曰太冲。"这是说,男女的生长发育功能以肾气为主。所以女子到七岁时肾气盛,男子到八岁时肾气实。因为肾气盛,在形体上就有齿更发长的生长发育现象。女子到了十四岁左右,男子到了十六岁左右,肾气很旺盛,就发育完全产生了天癸,便有了生殖功能。因此女子在生理上有"月事以时下",男子在生理上就有"精气溢泻"的表现。由于肾气的旺盛,促进了女子冲任二脉的发育。冲主血海,任主胞胎,所以有月经和生殖的能力。但是这里要说明一下,"一七"、"一八",或"二七"、"二八",是古人观察男女发育情况与年龄大概的比例数,并不是机械肯定为女子一定是"七",男子一定是"八"。随着先天禀赋厚薄,后天营养情况,以及地区和气候等不同,同样是男女,其间仍是有差别的,我们应灵活去看待。肾气盛与生殖关系如下:

肾气盛 $\xrightarrow{\text{天癸至}}$ $\left\{\begin{array}{l}\text{男子精气溢泻}\\\text{女子月事以时下}\end{array}\right\}$ 阴阳和合——有子

2. 壮盛期（女子自三七至四七，男子自三八至四八）　女子"三七肾气平均，故真牙生而长极；四七筋骨坚，发长极，身体盛壮。"男子"三八肾气平均，筋骨劲强，故真牙生而长极；四八筋骨隆盛，肌肉满壮。""肾气平均"：张志聪认为："平，足也；均，和也；极，止也。至真牙生而筋骨所长，以至于极矣。"意思是说，人体发育到了最高限度的时候，就不能再发育，而在一定时期内保持均等的状态。

"真牙"，即最后一对臼齿，叫智齿，俗称尽头齿。真牙生表明人的智力和形体，已经达到最壮盛成熟阶段。女子在二十八岁左右，男子在三十岁左右，正是肾气极盛时期，所以筋骨强健，肌肉丰满，精力充沛，耐劳轻劲，牙齿长得坚固，头发长得丰润。人体生长发育的过程，在这个时期来说，是一个全盛时期，充满了生命的活力，也就是我们所说的青壮年时代。

3. 衰老期（女子自五七至七七，男子自五八至八八）　女子，"五七阳明脉衰，面始焦，发始堕；六七三阳脉衰于上。面皆焦，发始白；七七任脉虚，太冲脉衰少，天癸竭，地道不通，故形坏而无子耳。"男子，"五七肾气衰，发堕齿槁；六八阳气衰竭于上，面焦，发鬓颁白；七八肝气衰，筋不能动，天癸绝，精少，肾脏衰，形体皆极；八八则齿发去。"

"阳明脉衰"：手足阳明脉皆行于面部。张景岳："女为阴体，不足于阳，故其衰也，自阳明始。""三阳脉衰"：系指太阳、少阳、阳明而言。三阳经脉皆上于头面，所以古人说"头为诸阳之会"。今三阳脉皆衰于上，故有颜面荣华憔悴、头发斑白脱落的体征。"阳气"：系指三阳经脉之气而言。意义与上同。"颁白"：颁与斑同。是说头发黑白相间。"地道"：指月经通行之路径。"地道不通"，即月经停止之意。"肾气衰"：指肾脏精气不足。张景岳："男为阳体，不足于阴，故其衰也，自肾始。""齿发去"：齿为骨之余，发乃肾之荣，今齿发去，即为肾气衰退的表现。

根据本文的大意，我们可以了解：一切事物的发展，都有它一定的自然规律。人体由生长发育而壮盛，由壮盛而衰老，以至于死亡，这是循着自然规律的程序进行的。上面所叙述的男女自七、八岁开始，到了三十岁左右，达到极盛时期；由此转趋于衰退，所以女子到了四十九岁以后，男子到了六十四岁以后，都因为肾气的衰退，而身体各部呈现衰老的征象。女子由于发育较早，所以衰老也较早，男子发育较晚，所以衰老也就较晚。这是古人在男女生长、发育、衰老过程中，所体验出来的事实。关于女子的衰退，始从阳明开始；男子的衰退始从肾气开始，这是由男女生理上的不同决定的。正如张景岳所说:"女子为阴体,不足于阳,故其衰也自阳明始;男子为阳体,不足于阴,故其衰也自肾始。"说明男女开始衰退的不同,也不出阴阳消长的道理。肾气衰与生育关系如下:

$$肾气衰——天癸竭\begin{cases}男:精少\\女:地道不通\end{cases}形坏——无子$$

(二) 肾气与五脏精气的关系

"泻":系输送的意思,不单指泻精而言。从本节经文,我们可以体会到肾脏之精,来自五脏六腑,故五脏六腑精气旺盛,关系到肾气的盛衰;而肾气的盛衰,关系到人体的生长发育,也影响到五脏六腑之气的盛衰。由于五脏六腑精气衰而致肾脏精气衰少,即出现一系列的衰老现象——筋骨松懈无力,发鬓斑白,身体龙钟,行动不便,由于天癸竭绝,故生育的功能,也随之消失。五脏精气与肾气的关系如下:

$$五脏精气\begin{cases}盛——肾气盛——天癸至——阴阳和——有子\\衰——肾气衰——天癸竭——形坏——无子\end{cases}$$

由此可见,肾脏精气和五脏六腑精气,是有密切关系的。总的来说,人的生长过程,女子到了"五七",男子到了"五八",已趋于衰退。这是因为五脏六腑之气衰退而影响肾气衰退的结果。在形体方面,则有发白、齿去的现象。女子到了"七七",男子到了"八八",便失去了生育能力。这时,女子在生理上表现为月经停止;男子在生理上表现为精少。当然,"七七"、"八八",也是大约的数字,是指一般而言,并不是说每个人都是如此。

【参考资料】 张景岳:"肾为水脏,精即水也,五脏六腑之精,皆藏于肾,非肾脏独有精也,故五脏盛,肾脏乃能泻。"

张景岳:"天癸者,天一之气也。任冲者,奇经之脉也。任主胞胎,冲为血海,气盛脉通,故月事下有子。月事者,言女子经水,按月而至,其盈虚消长应于月象。经以应月者,阴之所生也。"

张隐庵:"肾气者,肾脏所生之气也。气生于精,故先天癸至而后肾气平。肾气足,故真牙生。真牙者,近根牙也。"又曰:"阳明之脉荣于面,循发际,故其衰也面焦发堕。大气为阳,血脉为阴。故女子先衰于脉,而男子先衰于气也。"

张景岳:"有子之道,必阴阳合而后胎孕成。故天一生水,而成于地之六,地二生火,而成于天之七,所以万物之生,未有不因阴阳相感而能成其形者。"又曰:"肝主筋,肝衰故筋不能动;肾主骨,肾衰故形体疲极。"

【小结】

1. 生长衰老,是人生的几个阶段。这种发展过程的阶段形成,是由于肾气的盛衰而出现的。

2. 肾气是促进人体生长发育功能的根本,禀之于先天,成壮于后天;女子七岁开始旺盛,男子八岁开始充实。

3. 肾气的盛衰,是基于五脏精气的盛衰,而肾气盛衰,也可以影响五脏的盛衰,这是机体的整体表现。

【原文】 阳为气,阴为味。味归形,形归气,气归精,精归化,精食气,形食味,化生精,气生形。味伤形,气伤精,精化为气,气伤于味。(《素问·阴阳应象大论》)

【提示】 本节主要以阴阳互根来说明味、精、气、形的相互资生关系,以及精、气、形、味、化的相互影响。

【讲解】 "气":指人体的真气,是产生人体一切功能活动的动力。故张景岳说:"形之存亡,由气之聚散,故形归于气。"

李东垣说:"形寓气,气充形。"这是指体内的真气而言。张景岳也说:"气者,真气也,所受于天,与谷气并而充身者也。人身精血,由气而化,故气归精。"这又说明真气的来源一为呼吸之气,一为饮食水谷之气,二者相结合而为人身之真气。

"味":是指五味。这里代表饮食物。诸凡精血等生成,皆由气化而成,故称"气归精"。"形":指形体而言。"归":依投、资生的意思。"化":指化生而言。饮食物变为精微物质,由精微物质营养或填补人体组织的过程,称之为"化生",也含有变化的意思。如《素问·天元纪大论》:"物极谓之变,物生谓之化。"也就是这个意思。但是这种化生过程,必须通过气的作用,所以也称为气化作用。

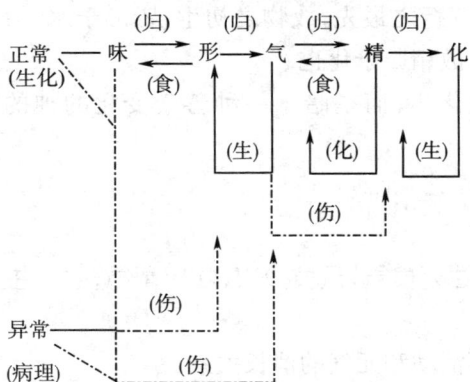

本节经文,摘自《素问·阴阳应象大论》。主要是以阴阳互根(统一法则)来说明精、气、形、味的相互关系,以及精、气、形、味的病理变化。现在把它归纳起来,分作两个方面来讨论(图7):

(一)以阴阳互根说明味、形、精、气的相互关系

味为有形,属阴,气无形,属阳。进一步说,人身内在的精微物质也属阴,形体的一切功能活动属于阳。饮食五

图 7　精、气,形、味的相互关系

味要转变为精,精要化生营养人体,都必须通过消化功能和气化作用,故称"味归形,形归气,气归精,精归化,化生精"。反之,形体的功能活动来源于气,而气之所以能生生不息,则赖于精气的化生,故称"精化为气,气生形"。换句话说,精能饲养气,而形体靠饮食五味的充养,故称"精食气,形食味"。因此,形体需要饮食充养,而饮食依靠形体消化吸收。精能化为气,而精的形成又靠气的气化作用。它们之间的关系,就是"阴生于阳,阳根于阴"的阴阳互根(对立统一法则)的关系。

(二)以阴阳消长来说明味、形、精、气的病理关系

上面所说的是味、形、精、气的正常生理现象。但有其常必有其反常。所谓"味伤形",说明饮食五味的太过或不及皆足以影响形体,特别是影响消化功能。例如太过则会引起食滞内停,不及则引起营养不良。所谓"气伤精"就是说明气的功能太过或者不及,均能影响精的生成和盛衰。例如人体活动过度,气化太过,必然耗伤精,反之,真气不足,气化无能,则影响精的生成。正由于"味能伤形",故饮食五味不当或五味不调,亦足以伤及气。例如多食辛苦则伤气,多食酸甘则滞气,五味偏嗜,则足以引起五脏之气偏颇,故称"气伤于味"。总的来说,"味伤形,气伤于味",就是"阴"太过,不及可以伤及"阳";"气伤精"就是"阳"太过,不及可以害及"阴"。这无非也是由于阴阳消长失于平衡而发生的病理变化。

【小结】 从本节所讨论的味、形、精、气的关系上,可以理解到人体的生理功能是统一的整体,阴阳平衡是人体健康的保证。因此,在平时无论是对饮食五味和活动休息等各方面的调摄保养,都是非常重要的。另一方面,也可以体会到掌握了阴阳的对立统一法则,对于任何复杂的生理病理,都可以了如指掌了。

【参考资料】《灵枢·决气》:"上焦开发,宣五谷味,熏肤、充身、泽毛,若雾露之溉,是谓气。"

张景岳:"精者坎水也,天一生水,为五行之最先;故物之初生,皆形于水,由精以化气,由气以化神;是水为万物之源,故精归于化也。"

秦伯未:"化,不是空洞的指变化或化生,而是暗示一种善于变化的神的动作。"

张景岳:"食,如子食母乳之义。"

《素问·痹论》:"饮食自倍,肠胃乃伤。"

【原文】 壮火之气衰,少火之气壮,壮火食气,气食少火,壮火散气,少火生气。(《素问·阴阳应象大论》)

【提示】 以火的少壮,说明人体功能活动和元气的消长关系。

【讲解】 "气":指人身真气、元气而言。"火":指人身功能活动而言。"壮

"火"、"少火"：本节经文的"壮"字，系对"少"字而言。"壮"是代表亢盛，含有太过的意思。"少"是代表正常。但是，本节的"壮"字，又有两种含义："壮火之气衰"的"壮"字，代表功能活动亢盛；"少火之气壮"的"壮"字，不是表示正常，应作强壮来解释。

"食"：食字在本节中也有两种含义：一为侵蚀之意，如"壮火食气"；二为饲养之意，如"气食少火"。

（一）火和气的意义

火本来是属于阳，气也是属于阳。人的功能活动亢盛便是火盛，就是本节所称的"壮火"。李东垣所说的"气有余便是火"的火，也是指壮火而言。总的来说，人体的真气，是维持生命的重要物质，它的运动和气化作用，产生人体一切的功能活动；反过来说，人体功能活动的正常，也是生成人体真气和保持真气充沛的重要保证。所以两方面是相互因果的。

（二）壮火对气的影响

"壮火之气衰，壮火食气，壮火散气。"

$$
\begin{array}{l}
壮\quad\quad\quad 火 \left\{\begin{array}{l}食气（侵蚀真气）\\ 散气（耗散真气）\end{array}\right\} 气衰（真气衰弱）\\
（功能亢盛太过）
\end{array}
$$

李念莪："亢烈之火发害病，故火过则气反衰。"这就是说，壮火是一种亢烈之火，它对气的影响是食气（侵蚀）、耗散气，可以使元气衰。

（三）少火与气的关系

"少火之气壮，气食少火，少火生气。"

$$
\begin{array}{l}
少\quad\quad\quad 火 \left\{\begin{array}{l}气食少火（气能饲养功能活动）\\ 少火生气（功能活动能生成真气）\end{array}\right\} 气壮（真气旺盛）\\
（正常功能活动）
\end{array}
$$

张景岳："阳和之火能生物，火和平则气乃壮。"这说明少火是一种和平之火，对气的影响是生旺，所以说能"生气"而"气壮"。总的来说，壮火是太过亢盛之火，对人体的元气是耗损；少火是和平之火，对人体的元气是生旺。

关于本节经文，历代注家有不同的解释，归纳起来大致可以分为三种，兹摘录如下，以做参考。

1. 马玄台认为本节经文主要是承接上文"阴味出下窍，阳气出上窍。味厚者为阴，薄为阴之阳，气厚者为阳，薄为阳之阴；味厚则泄，薄则通，气薄则发泄，厚则发热"一段经文而言。应该是指药物的气味厚薄和人体形质盛衰关系。他说："盖以气味太厚者，火之壮也。用壮火之品，则吾人不能当之而反衰矣！如用乌、附之类，而吾人之气不能胜之，故发热。气味之温者，火之少也。用少火之品，则吾人之气渐尔生旺而益壮矣。如用参、芪之类，而气渐旺者是也。何以壮火之气衰也？正以壮火能食吾人之气，故壮火之气自衰耳。何以少火之气壮也？正以吾人之气能食少火也；实则必散，散则必衰，故曰壮火之气衰。惟吾人之气，为能食少火之气，此少火之所以能生吾人之气也；食则必生，生则必旺，故曰少火之气壮。"

2. 李念莪、张景岳认为本节经文主要是指人体阳气的消长关系。这就是说，人体内有一种火，这就是阳气，另外还有一种元气，阳气不可太过，太过则伤元气。所以认为阳气的亢盛和正常，对元气的强弱有着密切的关系。张景岳说："火者阳气也，天非此火不能生育万物，人非此火不能生养命根，是以物生必本于阳。但阳和之火则生物，亢烈之火则害物。故火有太过，则气反衰，火和平则气乃壮，壮火散气，故云气食。少火生气，故云食火。"又说："此虽承气味而言，然造化之道，少儿壮，自是如此，不特专言气味者。"

3. 恽铁樵认为本节经文主要是指四时发展规律而言。他说："少火为春生之火，壮火为夏长之气。少火由生而长，故气壮而生气，壮火盛极将衰之候，故气衰而食气。"

以上三类看来，除恽铁樵以自然气候规律来说明外，其他两家，在表面上看来似乎矛盾，但实际上并不矛盾。马玄台的论点：指临床上对药物的气味的掌握和运用，主要在于辨证明确，才不犯桂、附耗气之弊。李念莪、张景岳的论点：指出了生理功能与元气在人体的重要性，不可有太过、不及的现象，这样明确了生理的关系，才能对病理有所掌握。因此，我们认为把这两家见解结合起来，才是正确的看法。

【原文】 食气入胃，散精于肝，淫气于筋。食气入胃，浊气归心，淫精于脉，脉气流经，经气归于肺，肺朝百脉，输精于皮毛。毛脉合精，行气于腑，腑精神明，留于四脏，气归于权衡。权衡以平，气口成寸，以决死生。

饮入于胃，游溢精气，上输于脾，脾气散精，上归于肺，通调水道，下输膀胱。水精四布，五经并行，合于四时五脏阴阳，揆度以为常也。（《素问·经脉别论》）

【提示】 说明饮食物的精微转输过程和气口成寸的意义。

【讲解】 这两节经文，主要是说饮食在人体的输布过程，所以合并在一起讨论。

（一）食物入胃后精气的转输

1. "散精于肝" "食气入胃，散精于肝，淫气于筋。""食气"：系指食物中的营养成分。马莳："食气者，谷气也。""散精"：精指食物中的精微部分。散精是说输布精气,也即指脾的运化功能。"淫":浸淫滋养的意思。

这是说,食物入胃后,经过胃的腐熟,脾的运化,而将精微输布于肝,再由肝滋养筋。因为肝与筋是相互连属的,如《素问·阴阳应象大论》:"肝生筋"。筋得到了来自肝的营养,才能束骨利关节,使肢体运动正常。

2."浊气归心""食气入胃,浊气归心,淫精于脉。脉气流经,经气归于肺,肺朝百脉,输精于皮毛。毛脉合精,行气于腑。腑精神明,留于四脏,气归于权衡。"

"浊气":系指饮食精微的浓郁部分。张景岳:"浊言食气之厚者也。如《阴阳清浊》篇曰:'受谷者浊,受气着清'是也。"马莳:"谷气入胃,其已化之气,虽曰精气,而生自谷气,故亦可名为浊气也。"

"经":指经脉。"肺朝百脉":指全身血脉都要流经于肺,是肺受百脉朝会的意思。张景岳:"经脉流通,必由于气,气主于肺,故为百脉之朝会。"

"输精于皮毛":言气血循经脉输布,内而脏腑,外而皮毛,无处不到之意。"毛脉合精":肺主皮毛,心主血脉。"毛脉合精"即是说血气相合的作用。这意味着血无气则不流,气无血则无所附的意思。张景岳:"肺主毛,心主脉,肺主气,心生血,一气一血,称为父母,二脏独居胸中,故曰毛脉合精。""行气于腑",张景岳说:"腑者,气聚之腑也,是谓气海,亦曰膻中。"所以这里的"腑",指胸中有言,言气血循环全身,再到胸中之意。这句虽然只言气,其实血亦包含在内。盖气血同行于血脉中,所以当与"毛脉合精"联系起来理解。

"腑精神明,留于四脏,气归于权衡。"这是说明气血作用于心而有正常的精神活动;由于心、脾、肝、肾皆能得到气血的营养,从而五脏的功能,在心神的领导下,肺气的调节下,得到平衡。故马玄台说:"始行于手太阴肺经,通于心、脾、肝、肾四脏,而四脏之精,皆其所留是气也。"

这一段经文,说明食物精华代谢的另一条途径是入心,由心入脉,脉循行于十二经中,将营养成分,输到各部组织。但是,需要了解,脉气的留行,依赖肺气的作用,同时百脉都朝会于肺。心血肺气二者相合,外达皮毛,内溉五脏六腑,周流不息而达到平衡,人体才有正常的活动。

(二)饮入于胃后的精气的转输

"游溢":是布散的意思,也就是水精运行的意思。吴昆:"游,流行也。溢,通泄也。"

"饮":有两种含义:一种是作动词讲,如饮酒、饮茶等;一种是作名词讲,泛指一切饮料。本节"饮"字是指一切饮料而言。

"五经":系指五脏之间的相互通道,可称五脏的经脉,也就是指十二经脉

95

而言。

"合于四时五脏阴阳"的意思,是指人体对饮料的饮入和排泄,以及体内水液的升降输布,是随着四时气候的转移而有变化的。例如夏天天热多饮水,在排泄方面,多汗,少小便。冬天少饮水,在排泄方面,多小便,少汗。《灵枢·五癃津液别》说:"天寒衣薄则为溺与气,天热衣厚则为汗。"其饮入与排泄,随四时气候而变化,在保持体内一定水液量的基础上,来适应外在环境的变化,以保持人体阴阳的平衡。这种调节水液的生理功能,主要是来自五脏的功能,如脾的运化,肺的气化,肾的主水等。因此,五脏功能的变化,也可以影响水液的饮入与排泄,所以说:"合于四时五脏阴阳"。

"揆度":"度"读作"铎",是衡量的意思。"揆度以为常",就是说衡量水液的饮入与排泄,以保持体内一定常度的水液。

本节经文,主要是说明饮料进入人体后的输布排泄过程,和人体的精气也随着水液的输布周流,而营养全身。人体的水液精气能够输布周流于全身,与脾的运化,肺的气化,五脏经脉的通路等功能分不开的。而肺又有通调水道的作用,将多余的水液,下输于膀胱,故膀胱又为排泄水液的主要器官。同时,本节还指出了人体的水液,在保持着一定强度的基础上,其饮入与排泄,又适应着四时气候的转移而发生变化,从而保持机体阴阳的平衡。

两节经文联系起来理解,可以明确人体内的精血津液,它们的成分和分布密切相连。它们都生成于胃,运化于脾,由脾而输于心肺,再循十二经脉输送于全身,内而五脏六腑。外而皮毛,无不受其营养。然而这些物质之所以能够输布全身,周流不息,又与心主血,肺主气的功能作用分不开。另一方面,精血津液的输布,都有一定的常度,从而保持了五脏功能和人体阴阳的平衡协调。

(三)"权衡以平,气口成寸"的意义

"权衡以平,气口成寸,以决生死"。"权衡":权,即是秤砣;衡,代表秤杆。权衡以平,就是权衡协调的意思。

1. 肺与气口的关系　气口,即寸口,也称脉口,即是桡动脉的部位。《灵枢·经脉》:"手太阴之脉入寸口,上鱼际。"张景岳:"气口之义有三,手太阴肺经脉也,肺主诸气,气之盛衰见于此,故曰气口。肺朝百脉,脉之大会聚于此,故曰脉口。脉出太渊,其长一寸九分,故曰寸口。其名虽三,而实则一耳。"又如《素问·经脉别论》:"气口亦太阴也。"说明气口,是属于太阴经脉联系的部位。

2. 寸口为什么能决生死　张景岳:"气口脉之大会,百脉俱朝于此,故可以决生死。"这是说,全身血脉,皆流经于肺,气口为手太阴肺经所属,故内脏气血盛衰,可由气口反映出来,所以气口可以测知内脏气血虚实情况,来决定人体正常与否,以及疾病的归转等。所以说:"气口成寸,以决生死。"

【参考资料】

马玄台:"按饮食于胃以下,乃言饮而不言食。李东垣《脾胃论》、朱丹溪《纂要》书,不考上文为食,乃反为饮食入胃,则与下输膀胱,水精四布之义大背矣。殊不知上文之食,含饮义,而下文之饮,则难以兼食也。"

张志聪:"入胃之谷气,先淫气于脉,百脉之经气,归宗与大经,经气归肺,是以百脉之气,皆朝于肺也。"

马玄台:"肺曰毛,心曰脉,毛脉合精,而精气行于腑,腑者,膻中也。"

张景岳:"腑者,气聚于腑也,是谓气海,二曰膻中。"

王冰:"腑,谓气之所聚处,是谓气海,而两乳间,名曰膻中。"

高士宗:"六腑之精合心之神明,留于肺、肝、脾、肾四脏。"

马玄台:"与鱼际相去一寸,故名成寸。"

汪讱庵:"此脉之所由来也,气口亦名寸口,百脉之大要会也。"

张志聪:"分尺为寸,按脉前为寸,后为尺,中为关,此云成寸,盖兼关尺而言之也。"

【原文】 岐伯答曰:人受气于谷,谷入于胃,以传与肺,五脏六腑,皆以受气,其清者为营,浊者为卫,营在脉中,卫在脉外,营周不休,五十而复大会。阴阳相贯,如环无端。卫气行于阴二十五度,行于阳二十五度,分为昼夜,故气至阳而起,至阴而止。(《灵枢·营卫生会》)

荣者,水谷之精气也,和调于五脏,洒陈于六腑,乃能入于脉也。故循脉上下,贯五脏,络六腑也。卫者,水谷之悍气也,其气慓疾滑利,不能入于脉也,故循皮肤之中,分肉之间,熏于肓膜,散于胸腹。(《素问·痹论》)

黄帝曰:营卫之行奈何? 伯高曰:谷始入于胃,其精微者,先出于胃之两焦,以溉五脏,别出两行,营卫之道。其大气之抟而不行者,积于胸中,命曰气海,出于肺,循喉咽,故呼则出,吸则入。天地之精气,其大数常出三入一,故谷不入,半日则气衰,一日则气少矣。(《灵枢·五味》)

营气者,泌其津液,注之于脉,化以为血,以荣四末,内注五脏六腑,以应刻数焉。卫气者,出其悍气之慓疾,而先行于四末分肉皮肤之间而不休者也。(《灵枢·邪客》)

【提示】

1. 说明营卫气血的生成及其分布概况。

2. 说明营卫气血的生理功能和相互关系。

3. 营卫的循行问题。

【讲解】　以上四段的内容,主要是叙述营卫之气的生成分布和作用等,同时牵涉及气血的生成与营卫的关系。为了便于理解,我们综合起来进行讨论。

(一) 营卫气血生成及其分布的概况

1. 营和卫的生成性能和分布　营有经营、营养的意思;卫有防御、保卫的意思,人体有了营气和卫气,才能有正常的生命活动,它们对营养人体和防御疾病具有重大的作用。

至于营卫的生成,经文指出了:"人受气于谷,谷入于胃,以传于肺,五脏六腑,皆以受气,清者为营,浊者为卫。营行脉中,卫行脉外。"又称:"荣者,水谷之精气也……乃能入于脉也。故循脉上下,贯五脏,络六腑也。卫者,水谷之悍气也,其气慓疾滑利,不能入于脉也,故循皮肤之中,分肉之间,熏于肓膜,散于胸腹。"

这里的"清浊"并不是指质而言,而是指其性能而言。所谓"清"含有柔和的意思;"浊"含有刚悍的意思。唐容川说:"清浊以刚柔言,阴气柔和为清,阳气刚悍为浊。"营气清,故称为"水谷之精气也"。卫气浊,故称为"水谷之悍气也"。"悍",强悍之意。"慓疾滑利":张景岳:"慓急也。"是形容卫气运行的速度流利。"肓膜":肓读作荒,即体腔内脏之间的筋膜。张景岳说:"凡腔腹肉理之间,上下空隙之处,皆谓之肓膜。"

$$水谷之气 \begin{cases} 清者——营——属阴——柔和部分——行于脉中 \\ 浊者——卫——属阳——刚悍部分——行于脉外 \end{cases}$$

所以说,营卫之气,皆来源于饮食水谷,通过脾胃的消化,吸收了其中的精华部分,化生而成的。所以营的本身是水谷之精气,它的分布,是由胃传肺,从肺行于血脉之中,以运行于全身,内而五脏六腑,外而肢体,循环不息。卫的本身,同样是水谷的精气,由于卫气刚悍,其性流利,运动迅速;它的分布是在脉外,达于四肢,循行于皮肤分肉之间,至于肓膜,散于胸腹之中。

2. 气血的生成和分布　以上四段主要是谈营卫,但也涉及气血。营卫的生成分布及其功能与气血有不可分割的关系,所以为了说明营卫,相应的必须把气血的生成和分布讨论明确。至于"气",即指真气(亦名元气)而言。

(1) 血:经文指出:"营气者,泌其津液,注之于脉,化以为血,以荣四末,内注五脏六腑。"又《灵枢·决气》说:"中焦受气取汁,变化而赤,是谓血。""泌":分泌的意思。这里作调和讲。"汁":即指津液。

$$饮食水谷 \begin{cases} 水谷之精气(营) \\ 津液 \end{cases} 中焦气化作用——血——行于脉中$$

从上面的经文，我们知道，血液同样来源于饮食水谷，由水谷所化生的营气和津液相合，通过中焦气化的作用，变化而生成。血是同营气一起流行循环于脉中，内而五脏六腑，外而四肢末梢，无处不到。营和卫两者虽同行脉内外，但两者的生成过程，却有先后不同；在形态性质上，也有一定的区别。

（2）气：指真气而言。《素问·阴阳应象大论》说："天气通于肺，地气通于嗌。"《灵枢·刺节真邪》说："真气者所受于天，与谷气并而充身者也。"所谓"天气"，指天空之气而言；"地气"指饮食物而言。从经文可理解到，人体的气，一方面来源于天空之气，自肺吸入，一方面来源于饮食水谷之气，自咽入胃而生成。而真气的本身，即水谷之气与天空之气合并而成，它是充养全身维持生命活动的重要物质。

从上面的讨论，可以明确到营气、卫气、真气，皆来于水谷之气。故经文指出："黄帝曰：营卫之行奈何？伯高曰：谷始入于胃，其精微者，先出于胃之两焦，以溉五脏，别出两行，营卫之道。其大气抟而不行者，积于胸中，命曰气海，出于肺，循喉咽，故呼则出，吸则入。天地之精气，其大数常出三入一，故谷不入，半日则气衰，一日则气少矣。""两焦"：即指上、中两焦而言。张志聪引任氏言曰："此言入胃水谷所生之精气，先出于胃之两焦，以溉五脏。两焦，上焦中焦也。上焦出胃上口；中焦亦出胃中，故曰胃之两焦。"

"两行"：指营卫运行的两条道路，所以马莳、张志聪，皆认为系指营卫之道，即"营行脉中、卫行脉外"之意。

"抟"：音团，结聚的意思。"气海"：指胸中部位而言。"常出三入一"：三和一是指水谷精气与天空之气的比例，意思指呼出三分水谷之气，吸入一分天空之气。

由此可进一步理解到，饮食物中的精微物质化生为气之后，先由胃的中上两焦，开发散布，同时分出营气卫气，别行两道循行全身，以营养五脏六腑、肢体。另外，布散于胸中的一部分气，称之为大气，即宗气，通过肺的呼吸，再吸入天空之气并与水谷之精气合并，便成为真气。

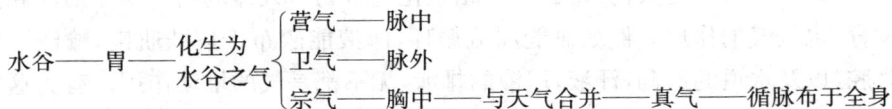

水谷——胃——化生为水谷之气 {营气——脉中；卫气——脉外；宗气——胸中——与天气合并——真气——循脉布于全身}

据上述可知，所谓营气、卫气、宗气、真气，它们化生的过程和分布的范围有所不同，因此产生的作用亦有所不同。总之，由于来源分布作用的不同，而别其名称，但其中真气为诸气之根本。

经文所称"出三入一"的问题,是说明水谷之气,自呼而出,天空之气,自吸而入;人体的气,在呼吸交换的过程中,谷气不断的消耗,所以人体必须有饮食物的补充;如果失去饮食营养的补充,那便会产生气不足的现象,故曰"谷不入半日则气衰,一日则气少矣。"

（二）营卫气血的生理功能和相互的关系

1. 营、血的生理功能　由于营之与血,两者同行脉中,其功能亦是相互有密切的关系,故合并讨论。

经文指出:"荣气者,泌其津液,注之于脉,化以为血以荣四末,内注五脏六腑。"说明营和血主要是共同发挥营养全身的作用。凡人体的皮毛、骨肉、脏腑,没有血的营养,就不能产生活动。由于血有营养的作用,故血盛则形体亦壮盛,血衰则形体亦衰弱。只有血脉和调才能使全身肌肉筋骨关节等强壮有力,运动自如。血液之所以能调和、循环不息,与气有莫大关系。古人说:"气行血自行。"又说:"气为血帅。"所以血液之能周流不息,滋养全身,是全赖气的推动作用。故经文指出:"营者,水谷之精气也,和调于五脏,洒陈于六腑。"因此营和血在功能上是不可分割的。例如《素问·痹论》说:"营卫之行涩,经络时疏,故不通。皮肤不营,故为不仁。"《素问·生气通天论》说:"营气不从,逆于肉理,乃生痈肿。"都说明了营气的营运功能失常,可以影响到血液的周流循环,两者是相辅相成不可分割的。

2. 卫和气的生理功能　卫气是人体气的一部分,因其性能强悍,运行迅速滑利,在功能上有保卫肌表、防御外邪的作用,故名曰卫气。总的来说,气有维持机体一切生命活动的作用。如分析一下,则其主要功能,表现在三个方面:①气能生化万物,填补和营养人体的一切脏器组织。②气的动力作用,使一切物质能输布全身。③卫气有保护人体,调节内外环境的作用。现在我们将真气与卫气分别讨论如下(但对真气的作用在以前已讨论了一些,在这里仅作纲领性的说明)。

（1）真气:古人观察到宇宙间万物的生长发展运动变化,莫不都是气的作用。《素问·天元纪大论》说:"形气相感化生万物。"人体的所有生命活动和生长发育,也是气的作用。例如血能周流循环,津液能散布于皮肤肌肉,输注于关节骨腔,以及水道的通利,汗液,尿液的排泄,无不都是气的推动作用。有关这些血液津液水道等运化失常的疾病,皆可以调气行气或补气为主要治疗原则。

至于脏腑的功能,经络的功能,也无不都是得到气的充养而产生的。故《内经》对脏腑经络的功能,皆以气名之,如心气、肺气、肝气、肾气、脾气,经络之气等。所以经络之能协调内外,起到联络和传导的作用,即是气的运动作用的具体表现。

另一方面,气的功能还表现在生化作用方面。一切营养物质的产生,营养作用的发挥,都必须要通过气的生化作用才能实现。唐容川说:"络脉者,脏腑气化之径路也。"从而说明气化作用并不是局限于机体的某些脏腑或者某些组织之间,经脉是无处不到的,凡是经脉所到之处,即有气的存在,也即有气化作用的发生,有了气化作用,才有新陈代谢和机体的活动。所以内而消化吸收,外而视听言行,亦无非气化作用的具体表现;而机体的活动,又主宰着气化活动的进行。

(2) 卫气:主要是温润皮肤、肌肉,滋养腠理,司汗孔的开合。皮肤肌肉健康,从而产生抵抗威胁的作用。假如外邪侵入人体,卫气便起而与之相争,从而产生恶寒战栗,甚至汗毛竖起的现象;如果卫气战胜邪气,则恶寒消除,继以发热、汗出,而热退病除。反之,邪气偏胜,稽留于皮肤之间,恶寒就不会消失。如果邪气留而不去,伤及血脉,往往就会成为痹证。若卫气虚弱,不能充养皮肤肌肉,则会产生麻木不仁,不知痛痒的症状。这些作用,不仅说明卫气有保卫的作用,且有产生人体知觉的作用。

【参考资料】

《灵枢·刺节真邪》:"虚邪之中人也,洒淅动形,起毫毛而发腠理……搏于肉,与卫气相搏,阳胜则为热,阴胜则为寒,寒则真气去,去则虚,虚则寒。搏于皮肤之间,其气外发,腠理开,毫毛摇,气往来行,则为痒。留而不去,则痹。卫气不行,则为不仁。"《素问·逆调论》:"营气虚,卫气实也,营气虚则不仁,卫气虚则不用,营卫俱虚则不仁且不用。"

3. 营卫气血的相互关系　综上所述,营卫气血虽然同源而异流,但是它们在整体功能上,仍是密切结合的。故《灵枢·卫气》中认为营卫之气的循行是:"阴阳相随,内外相贯,如环之无端。"就它们的生理作用来说,营主营养,卫主卫外,但两者又是相互作用的。因为卫外保证营养内脏的功能得以实现,营养内脏亦使卫外功能增强。血之与气亦同样如此,血得气而行,气必有血,才有依附。所以它们之间是相互依赖、相互促进的,含有"阴生阳长"、"阴生于阳、阳根于阴"的关系。

(三) 营卫循行的问题

经文指出:"营在脉中,卫在脉外,营周不休,五十度而复大会,阴阳相贯,如环无端,卫气行于阴二十五度,行于阳二十五度,分为昼夜,故气至阳而起,至阴而止。"

"五十度而复大会":"五十度"指营卫一昼夜在人身运行的周次,"大会"指营气与卫气的会合。因营行脉中,卫行脉外,至五十度便要会合一次,会合的地方是在手太阴肺。故《难经》第一难说:"营卫行阳二十五度,行阴亦二十五度,为一周者,故五十度复会于手太阴。""行于阳","行于阴",这里阴阳指昼夜而言,故称分为昼夜。

说明营卫的循环,虽有脉外脉内之分,但它们的循行是一致的,而且相随的,在白昼周行二十五周次,在夜间周行二十五周次,合为五十周次;同时,每行五十周次,在肺部相互会合。所以说,肺脏是营卫循行的起讫点,肺主一身之气,其意义即在于此。

至于一昼夜五十周次的问题,这是古人根据脉搏的搏动次数与呼吸次数而推算出来的。《难经》第一难说:"人一呼脉行三寸,一吸脉行三寸,呼吸定息,脉行六寸;人一日一夜,凡一万三千五百息,脉行五十度,周于全身,漏水下百刻。"但对营卫的循行,在《内经》各家注解中,颇不一致,而这种推算,亦是很复杂,故有关这方面的问题,尚待今后进一步的研究。

【参考资料】

张景岳:"营气者,阴气也,由水谷精微所化,故曰水谷之精气。"又说:"卫气者,阳气也,阳气之至浮盛而疾,故曰悍气,悍急也……其浮气之不循经者为卫气。"

《灵枢·卫气》:"其浮气之不循经者,为卫气,其精气之行于经者,为营气。"

《素问·生气通天论》:"阳气者,若天与日,失其所则折寿而不彰……是故阳因而上,卫外者也。"

张景岳:"卫行脉外,故主表,而司皮毛之开合。"

《素问·举痛论》:"寒则腠理闭,故气收矣;炅(音炯,热的意思)则腠理开,汗大泄。"

《素问·调经论》:"皮肤致密,腠理闭塞,玄腑不通,卫气不得泄越,故外热。"

【原文】 人之血气精神者,所以奉生而周于性命者也。经脉者,所以行血气而营阴阳,濡筋骨,利关节者也。卫气者,所以温分肉,充皮肤,肥腠理,司开合者也。志意者,所以御精神,收魂魄,适寒温,和喜怒者也。是故血和则经脉流行,营复阴阳,筋骨劲强,关节清利矣。卫气和则分肉解利,皮肤调柔,腠理致密矣。志意和则精神专直,魂魄不散,悔怒不起,五脏不受邪矣。寒温和则六腑化谷,风痹不作,经脉通利,肢节得安矣。此人之常平也。(《灵枢·本脏》)

【提示】 说明血、气、精、神、经脉、卫气、志意在人体的作用。

【讲解】 "奉":奉养供养的意思。"周":《辞源》:"与赒同,给也、赡也。"可作给予讲。"营":张景岳说:"营运也。"即是"运行"的意思。"开合":指汗孔的开闭。"复":指周而复始,循环的意思。"解利":滑润通利的形容词。"专直":

102

"专",是专一的意思。《管子》:"专于意、一于心耳。"《辞源》:"直,正也。"张景岳:"专一而正。"意思是说思想专一而正常健康。"风痹":"风"指风邪,外在致病因素,"痹"在这里作阻塞痹留讲。

(一) 血、气、精、神的相互关系及其在人体的作用

血、气、精、神四者,是维持生命的根本物质。本文所谈的"精"包括了先天之精气以及后天水谷之精华,是维持生长发育和一切功能活动的基础。"血"是体内流动的赤色体液,它是水谷精微经过中焦变化而成,能濡养全身各部组织。"气"是由水谷之精所化生的,此所谓"气"是指人体真气而言。同时,精和血的产生又主要依靠"气"的气化作用,这是相互资生的关系。"神"是人体生命活动的体现,它也是由精、气、血产生的。但是它又有主管精、气、血的作用。故张景岳说:"《阴阳应象大论篇》曰:精化为气,故先天之气,气化为精,后天之气,精化为气,本自互生,精、气既足,神自旺矣。虽神自精、气而生,然所以统驭精气而为运用之主者,则又在吾心之神。"

总的说来,血气精神,是生命的根本,血和精属阴是有形的物质;气是无形的物质属阳。气有产生人体一切活动功能的功能。神是人体一切精神意志活动的具体表现,也是人体一切生命活动的最高主宰者,属阳。精、血、气是神的物质基础,而神又是精、血、气的主宰者,四者之间相互资生而又相互作用。

(二) 经脉、卫气、志意的作用

本节经脉、卫气、志意的作用,可以根据经文内容归纳下表:

$$
经脉、卫气、志意的作用
\begin{cases}
经脉:气行血,营阴阳,濡筋骨,利关节 \\
卫气:温分肉,充皮肤,肥腠理,司开合 \\
志意:御精神,收魂魄,适寒温,和喜怒
\end{cases}
$$

经脉,是指十二正经奇经八脉而言。是人体气血通行的通路,血气由此将营养输于全身,所以人体阴阳得以平调,而关节得以濡润滑利,正是由于经脉有贯通联系全身的作用,因此,经脉是身体上重要的一个部分。

卫气的作用,它有温润肌肉,管理汗孔的启闭,固实体表,保护机体的功能。如《素问·生气通天论》:"阳者卫外而为固也。"也就是这个意思。

志意,是指人体的思维活动,凡人的志意魂魄皆主宰于神。如《灵枢·本神》云:"心有所忆谓之意,意之所存谓之志……"是说意志是从心而生,它可以御治精神,安定魂魄,使精神活动正常。如果意志调和,精神安逸,就不易于妄作喜怒,身体抵抗力增强了。人体所以能知气候的变化和适应外界的气候寒温,也是决定于意志。《素问·上古天真论》:"精神内守,病安从来。"又曰:"志闲而少欲,心安而不惧,形劳而不倦。"这就是因为意志调和而得来的效果。假如意志不能发挥正常的作用,那么异常的精神活动就会表现出来。《灵枢·本神》云:"魂魄飞扬,则意志恍乱。"由此可知,意志对精神、思维活动是有密切关系的。

（三）机体内外协调的统一性

"是故血和则经脉流行……此人之常平也。"本文中"和"含有调和正常的意思。如血与卫气调和,即是表现人体的内外、阴阳、气血循环等活动的正常,也就是健康的表现。"志意和"即是说善于调摄精神（属于内在方面）,也就是"正气存内,邪不可干"之意。所谓"寒温和",是说能很好地适应外界气候的变化,就能保持五脏六腑肢节等的正常活动,外不受风邪的侵扰,内无病气的阻滞。最后所谓"此人之常平也",是说以上均属于人体的正常现象。因此我们必须注意保持身体健康,才不至于受病邪的侵犯。

根据本段经文的意义,归纳如下:

人之常平 {
血和:筋脉流行、营复阴阳、筋骨劲强、关节清利
卫气和:分肉解利、皮肤调柔、腠理致密
志意和:精神专直、魂魄不散、悔怒不起、五脏不受邪
寒温和:六腑化谷、风痹不作、经脉通利、肢节得安
}

【参考资料】

《素问·调经论》:"人之所有者,气与血耳。"

张景岳:"经脉者即营气之道。"

【原文】 黄帝曰:余闻人有精、气、津、液、血、脉,余意以为一气耳,今乃辨为六名,余不知其所以然。岐伯曰:两神相搏,合而成形,常先身生,是谓精。何谓气?岐伯曰:上焦开发,宣五谷味,熏肤,充身,泽毛,若雾露之溉,是谓气。何谓津?岐伯曰:腠理发泄,汗出溱溱,是谓津。何谓液?岐伯曰:谷入气满,淖泽注于骨,骨属屈伸,泄泽补益脑髓,皮肤润泽,是谓液。何谓血?岐伯曰:中焦受气取汁,变化而赤,是谓血。何谓脉?岐伯曰:壅遏营气,令无所避,是谓脉。黄帝曰:六气者,有余不足,气之多少,脑髓之虚实,血脉之清浊,何以知之?岐伯曰:精脱者,耳聋;气脱者,目不明;津脱者,腠理开,汗大泄;液脱者,骨属屈伸不利,色夭,脑髓消,胫酸,耳数鸣;血脱者,色白,夭然不泽,其脉空虚,此其候也。黄帝曰:六气者,贵贱何如?岐伯曰:六气者,各有部主也,其贵贱善恶,可为常主,然五谷与胃为大海也。(《灵枢·决气》)

【提示】 说明精、气、津、液、血、脉的生成、功能,及其病态。

【讲解】

第三章 藏　　象

（一）一气和六气的意义

"六气"：是指精、气、津、液、血、脉六者而言。"一气"是指水谷精气。张景岳说："六者之分，总由气化，故曰一气。六者，亦以形不同而名则异耳。"就是说精、气、津、液、血、脉六气皆由谷气化生。古人认为，人之所以能够有正常的功能活动和维持健康状态，主要依靠不断地摄取饮食物，食物摄入以后，经过脾胃的运化作用，其中精微部分，化生六气，分别输布于全身，营养各个组织器官。又因为六气的分布部分不同，性质也有差别，所以有精、气、津、液、血、脉的不同名称，但它们都是来源于水谷精气。在正常情况下是相互资生，而在病变情况下又是相互影响的。

（二）六气的生成和功能

1. 精　"两神相搏，合而成形，常先身生，是谓精。"本文的精字是指男女两性生殖的精气，是形成人体的基本物质。所以《灵枢·本神》："生之来，谓之精。"《灵枢·经脉》："人始生，先成精。"以及本篇的"两神相搏，合而成形"都是说明男女两性交合的精气是形成胚胎的基础。当胚胎形成后，便由先天父母之精而成为自身之精，所以"精"是禀赋于先天而培育于后天，是人类生殖繁衍后代的基础物质。

2. 气　"上焦开发，宣五谷味，熏肤、充身、泽毛、若雾露之溉。""上焦"：指胸中而言。"开发"：通达之意。"宣"：布散之意。"气"的含义在《内经》中是很广泛的，这里所指的是"真气"，又叫"元气"。如果与邪气相对而言，则又叫正气。总之，气是维持人体生命活动的主要物质，它能温润肌肉皮肤，充养人身，如自然界的雾露一样能溉养万物，所以古人有"气聚则生，气散则死"的说法。至于气的功能作用前已谈过，这里不再复述。

3. 津　"腠理发泄，汗出溱溱，是谓津。""溱溱"：形容泽润的意思。津是体液中的清薄部分，它随着卫气运行于周身体表，弥散到全身各部，润泽肌肉，充养皮肤。如果发泄在皮肤之外的，我们称它为汗；下输膀胱而排出的，我们称它为尿。张景岳说："津者阳之液，汗者津之泄也。"由此可知，汗与尿是一种物质的两种变化。津和尿、汗三者之间是互为消长的。如夏天天气炎热汗出多则小便少；在天气寒冷的时候，因为没有汗出小便就会增多。《灵枢·五癃津液别》云："天暑衣厚则腠理开，故汗出……；天寒则腠理闭，气湿不行，水下留于膀胱，则为溺与气"。就是这个道理。临床上这类情况是比较多的，如大汗之后或小便过多之消渴证都会出现口渴，这种现象一般称为"伤津"。但津成为汗或尿液之后，已属于人体废料的一部分，与津的本质是不同的。

4. 液　"谷入气满，淖泽注于骨，……皮肤润泽，是谓液。""淖泽"："淖"读作闹,满而外溢曰淖,"泽"是濡润的意思。"泄泽":渗出而润泽之意。

液的生成也是水谷精微所化,它是体液中较浓郁的部分,随着营气循经脉运行于体内,分布在关节骨腔等处,可以濡润肌肤,补益脑髓。《灵枢·五癃津液别》云:"五谷津液和合而为膏者,内渗于骨空,补益脑髓。"这就意味着津属阳,主向外发泄;液属阴,主向内注而濡养。两者同为水谷精微所化,是同类而异名,关系极为密切。因此在临床上"亡津"的同时也能"伤液","脱液"的同时亦能"伤津",津和液不能分割开来看,后世医家往往将津液两者相提并论,也就是这个道理。

$$\text{水谷精微——体液}\begin{cases}\text{津(属阳)——清薄——外泄——为汗、尿}\\\text{液(属阴)——浓郁——内养——如膏}\end{cases}$$

5. 血 "中焦受气取汁,变化而赤,是谓血。"血是由水谷之精气津液通过中焦(脾胃)气化作用变化而成,如《灵枢·营卫生会》云:"中焦亦并胃中,出上焦之后,此所受气者泌糟粕、蒸津液,化其精微,上注于脉,乃化为血⋯⋯"《灵枢·邪客》说:"营气者,泌其津液,注之于脉,化以为血。"这说明血液的来源由于水谷精气营气和津液所生成;而中焦脾胃又是变化水谷,化生血液的场所。关于血的作用,对人体来说是非常重要的。人身皮肤、肌肉、筋骨、脏腑皆仰赖血液的营养濡润,所以血盛则人的形体亦盛,血虚则人的形体亦虚,有了血液循环灌注,全身各部组织才能发挥正常的功能。另一方面,由于津液是生成血的物质基础,故津液伤可以影响血液,血伤可影响津液,所谓"夺血者无汗"、"夺汗者无血"即是由于津血同源的关系。

6. 脉 "壅遏营气,令无所避,是谓脉。""壅遏":堤防之意,这里指脉能约束营气,使其行于一定的径路。"避":回避,指营气的流行,因受脉的约束而无所散越。《内经》中关于对脉的认识有两种意义,一是指脉管,一是指脉气,如下:

$$\text{脉}\begin{cases}\text{功能——脉气}\\\text{实质——脉管}\end{cases}$$

《灵枢·经脉别论》:"脉气流经",其中脉气是指功能而言,其中流经的"经"是指脉气的循行路线而言。又如李念莪、张景岳均认为:"脉者非气非血,所以行气血者也。"《素问·脉要精微论》:"脉者,血之府也。"一致认为脉是气血循行的途径,与本节"壅遏营气,令无所避"意义相同。根据本节经文,似乎单指脉管而言,但在临床上我们又不能把它截然分开,如所谓"血不循经"就发生亡血的病证,又如妇女冲脉不固而发生崩漏疾病等。

（三）六气的病态

上面已经讨论过，精、气、津、血、脉是人体生命的必要物质，是互相影响，六气之中任何一种有耗损时，都会引起病变。本文中所指的"脱"，即是耗损的意思，并不是"脱绝"。下面讨论六气亏虚所形成的病变。

1. 精脱者，耳聋　张景岳："肾藏精，耳者肾之窍，故精脱则耳聋。"这就是说，肾脏精气充足，上注于耳，才能听觉聪敏，辨察五音，如果肾脏精气亏虚到一定程度时，便要影响听觉。在临床上很多肾亏（精少）的患者往往有耳鸣耳聋症状；在治疗时，用补肾的方药如六味地黄丸之类，症状就会好转。可见肾亏精脱会影响到耳聋。但是要说明一下，这里所指的是因肾亏精脱而引起耳聋，并非指所有的耳聋，如外伤性耳聋，伤寒邪在少阳经的耳聋，以及一切外邪闭塞清窍的实证耳聋都不在此例。

肾藏精——开窍于耳 ｛ 精藏——耳聪　精脱——耳聋

2. 气脱者，目不明　气指人体真气而言，张景岳："五脏六腑精阳之气，皆上注于目而为睛，故气脱则目不明"。《素问·脉要精微论》云："夫精明五色者，气之华也。"说明目能视物，主要是精和气上注的关系。本节气脱也就意味着精脱，因为精气二者在生成和功能上都是互为消长的，《素问·阴阳应象大论》说："气归精"，"精化为气"。因此我们可以理解，精气二者，无论任何一方面有所亏损都会影响到另一方面。所以"气脱"即包含着"精脱"，精气两脱，不能上注，故目不明。在临床上有因失血过多而导致气脱者，患者经常会觉得两目发黑，视物不清，用大剂独参汤固气，可以达到治疗目的。

3. 津脱者，腠理开，汗大泄　所谓"津脱者，腠理开，汗大泄"，是倒装笔法。实际上腠理开泄，汗出过多可引起津脱的现象，我们知道：汗虽然是津的外泄所致，但实为阳气所化，所以汗出太多，就会引起亡阳，张景岳说过"汗，阳津也。汗大泄者津必脱，故曰亡阳。"由此可知，古人认为津属阳，液属阴，津液二者又是互相消长的，因为汗大泄而致亡津，也一定会影响到液，故把津液二者相提并论，正是这个意思。

4. 精脱者，骨属屈伸不利，色夭，脑髓消，胫酸，耳数鸣　"夭"：指皮肤枯槁无华。上面已经讨论过，液有充盈骨空，补益脑髓的作用，如果液脱的话，骨髓脑髓，就得不到补益，所以就有"骨属屈伸不利，色夭，脑髓消，胫酸，耳数鸣"等症状表现出来，正如张景岳所说："液，所以注骨益脑而泽皮肤者，液脱则髓无以充，故屈伸不利而脑消胫酸，皮肤无以滋故色枯而夭，液脱则阴虚，故耳鸣也。"这不仅说明了液的功能,同时指出了液脱的病机。

5. 血脱者,色白,夭然不泽 "夭然不泽":即枯槁无神的意思。张景岳:"血之荣在色,故血脱者色白如盐。"《素问·六节藏象论》云:"其华在面,其充在血脉。"这是叙述因血脱而从外貌觉察出来的现象。如妇人产后出血过多,往往出现面色苍白,脉伏不见的征象。但是血脱的病变,也不是孤立的,它和精气津液,又是互相关联的。因为血的虚脱,可影响到精气津液等不同程度的耗损。例如大失血的患者,会出现口渴少气,目不明等症状,就是这个道理。

6. 脉脱 "其脉空虚,此其候也",本文的"脉"字,系指"壅遏营气"的脉管而言。所以血脱,即是意味着脉脱,故本文有"其脉空虚,此其候也",没有单独讨论脉脱的征候。现将精、气、津、液、血、脉的生理功能和病理变化归纳如表 3-4:

表 3-4　精气津液血脉的生理功能及病理变化

六气	生 理 功 能	病 理 现 象
精	两神相搏,合而成形,常先身生,是谓精	精脱者,耳聋
气	上焦开发,宣五谷味,熏肤,充身,泽毛,若雾露之溉,是谓气	气脱者,目不明
津	腠理发泄,汗出溱溱,是谓津	津脱者,腠理开,汗大泄
液	谷入气满,淖泽注于骨,骨属屈伸,泄泽补益脑髓,皮肤润泽	液脱者,骨属屈伸不利,色夭,脑髓消,胫酸,耳数鸣
血	中焦受气取汁,变化而赤,是谓血	血脱者,色白,夭然不泽
脉	壅遏营气,令无所避,是谓脉	其脉空虚,此其候也

【参考资料】

《灵枢·本神》:"两精相搏谓之神。"

张景岳:"两神即阴阳合而万形成。"

《灵枢·口问》:"液者所以灌精濡孔窍者也。"

《素问·宣明五气》:"五脏化液,心为汗,肺为涕,肝为泪,脾为涎,肾为唾,是为五液。"

张景岳:"津液本为同类,然亦有阴阳之分,盖津者液之清者也,液者,津之浊者也,津为汗而走腠理,故为阳,液注骨而补脑髓,故属阴。"

《灵枢·五癃津液别》:"水谷皆入于口……津液各走其道。故三焦出气,以温肌肉,充皮肤为其津;其流(流与留通)而不行者为液";"五谷之津液和合而为膏者,内渗于骨空,补益脑髓。"

《灵枢·痈疽》:"津液调和,变化而赤为血。"

108

《素问·五脏生成》:"目冥耳聋,下实上虚,过在足少阴厥阴。"

《灵枢·经脉》:"手阳明之别……入耳,合于宗脉,实则龋、聋。"

【原文】 诸脉者皆属于目,诸髓者皆属于脑,诸筋者皆属于节,诸血者皆属于心,诸气者皆属于肺,此四支八溪之朝夕也。故人卧血归于肝,肝受血而能视,足受血而能步,掌受血而能握,指受血而能摄。(《素问·五脏生成》)

【提示】 本节叙述:①脉、髓、筋、血、气在连属上的联系;②四肢关节动作,须血供应,以及与肝的关系。

【讲解】

(一) 脉、髓、筋、血、气的连属

"诸脉者皆属于目;诸髓者皆属于脑;诸筋者皆属于节;诸血者皆属于心;诸气者皆属于肺。"属:是连属的意思,就是彼此相互关联。筋:是连属骨节的一种坚韧组织。节:是骨与骨相接处,又叫关节。

古人认为脉、髓、筋、血、气,都有一定的连属,正因为有这种连属,肢体才能有正常的活动现象。它们的连属关系,归纳如下:

脉、髓、筋、血、气的连属 {
脉与目:精气上注于目,主要靠经脉运输连系,目内有丰富的筋脉
髓与脑:肾生骨髓,髓通于脑,脑为髓海
筋与节:肝主筋,筋力坚韧,连属骨节
血与心:心生血,心主一身之血脉
气与肺:肺主司一身之气化
}

关于诸脉皆属于目,我们可以这样理解:目之所以能视物,是因五脏六腑精气皆上注于目;而精气之所以能上注于目,又主要依靠脉络运输联系。目内具有丰富的脉络。

人体所有骨空都有髓,髓可以上通于脑,因此脑髓和骨髓,实同质异名。所以《灵枢·海论》说:"脑为髓海。"意思就是说,脑是髓汇聚的所在,与本节"诸髓者皆属于脑"意义相同。

肝主筋,筋力坚韧,能束骨利关节。全身关节之所以能保持运动滑利,主要是依靠筋的连属作用。所以马玄台说:"骨节曰节,筋者络于诸节之间。"也是说明,"诸筋者,皆属于节"的道理。

心主血脉,为一身血液循行的总枢纽,周身血脉皆为心所支配,所以《素问·痿论》说:"心主一身之血脉。"本文"诸血者皆属于心"同样是说明血与心的密切相关的道理。

肺主气,《素问·六节藏象论》说:"肺者气之本。"是说肺主气,司呼吸调节一

身气机,所以说"诸气者皆属于肺。"

(二)四肢动作需要血的供应以及肝对血的调节作用

"此四支八溪之朝夕也。故人卧血归于肝,肝受血而能视,足受血而能步,掌受血而能握,指受血而能摄。""八溪"指四肢重要的关节处,即上肢的两肘与腋,下肢的两跨与腘。《素问·气穴论》:"肉之大会曰谷,小会曰溪。"《灵枢·邪客》:"凡此八虚者,皆机关之室,真气所过,血络之所游。"是指四肢关节,气血濡养所通过的地方。"朝夕",从字义上看,是早晚的意思,但这里有三种不同的解释:

1. 是时刻不离的意思,张景岳说:"言人之诸脉、髓、筋、血、气,无不由此出入,而朝夕运行不离也。"

2. 认为是引潮汐为比喻,如张景岳说:"人身气血之往来,如潮汐之消长。早曰潮,晚曰汐。"

3. 指会合的意思。吴昆:"朝夕,会也。古者君臣朝会谓之朝。夕会谓之夕。"

以上三种见解,以第一种较为恰当。主要是指人身关节和脉、髓、筋时刻不能缺少血、气的濡养。根据上述文献的记载,说明所有的脉、髓、筋和人体的四肢关节,是时刻不能离开血气濡养的,所以说:"四支八溪之朝夕也。"

关于四肢运动,如手之所以能够握持;足所以能够步履;目所以能够看东西,与脉、髓、筋、血、气五者,特别是和血脉的关系最大。因为人体血脉的分布,是无处不到的;有了充足的营血供养,全身各个组织才能够发挥正常的功能活动。另外营血对全身各部位的濡养,还需要肝脏对血的调节作用。如王冰说"肝藏血,心行之。人动则血运于诸经,人静则血归于肝脏。"又如本节经文说:"故人卧血归于肝,肝受血而能视,足受血而步,掌受血而能摄"等,都是说明肝脏有贮藏和调节血液的功能。同时肝主筋,筋可束骨利机关,与四肢运动也有密切关系。

关于本节经文,谈到血的作用较多,而没有谈到气的作用。历代作家已对这一方面做了详细的说明,如张景岳说:"按血气者,人之神也。而此但言血而不言气者何也?盖气属阳而无形,血属阴而有形。而人之形体,以阴而成,如《九针》篇曰:'人之所以生存者,血脉也。'《营卫生会》篇曰:'血者,神气也。'《平人绝谷》篇曰:'血脉和则精神乃居。'故皆言血者,谓血依形生,用自体出也。"就是说,血为体,气为用;气为血帅,血为气母;气行则血行,气止则血止。此虽只言血,实际上已包括了气,谈到气则有血,血和气彼此不可分割的。

【参考资料】

林亿《内经·新校正》云:"按皇甫士安云九卷曰:心脏脉,脉舍神,神明通体,故云属目。"

王冰："筋气之坚结者,皆络于骨节之间也。"

谢利恒："筋有二义:①有横纹成大小束联结诸骨,因收缩力以成关节之运动;②无纹不成束,由本体之收缩力为运动者。"

王冰："八正神明论曰:'血气人之神',然神者心之主,由此故诸血皆属于心。"

王充《论衡》："投一寸之针,布一丸之艾,于血脉之溪,笃病有瘳。"

张景岳："人凡寐者其面色多白,以血藏故耳。"

【原文】 夫人之常数,太阳常多血少气,少阳常少血多气,阳明常多气多血,少阴常少血多气,厥阴常多血少气,太阴常多气少血。(《素问·血气形志》)

【提示】 本节主要说明十二经脉气血常数。人身经脉气血之多少,皆有一定的正常比数。此节六经,是指手足三阴三阳十二经脉而言。如手太阳小肠经和足太阳膀胱经,是多血少气。手少阳三焦经、足少阳胆经是少血多气。手阳明大肠经、足阳明胃经,是多气多血。手少阴心经、足少阴肾经,是少血多气。手厥阴心包经、足厥阴肝经,是多血少气。手太阴肺经和足太阴脾经,是多气少血。这些都是十二经中血气多少的正常数。掌握了这种血气的比数,对于临床治疗来说,是有很大参考价值的。如进行针灸治疗时,就能切实地掌握补泻法则,泻其多而不泻其少。太阳原为多血少气之经,在针刺太阳经时,就应掌握可泻其血,而不泻其气的原则。同样在药物治疗时也有帮助,如太阳伤寒,开始有表邪当护表阳,也就是这个道理。总的来说,了解了十二经气血的常数,在治疗时应掌握以下的原则:

针灸原则 { 多血多气之经——刺宜出气血
多血少气之经——刺宜出血恶气
少血多气之经——刺宜出气恶血

"恶",忌的意思,也即不宜的意思。

最后需要说明一下,《内经》中有三篇关于气血多少的记载,即本篇和《灵枢·九针论》、《灵枢·五音五味》。但其中略有差异,所以张景岳这样解释:"两经(指灵、素二经)言气血之数者凡三,各有不同。如五音五味篇,三阳经与此相同,三阴经与此皆相反;又如九针论,诸经与此相同,惟太阴一经云多血少气与此相反。须知《灵枢》多误当以此篇为正。"所以我们也以本节经文为正。并附表3-5如下以供参考:

表 3-5　十二经脉气血常数

六经	《血气形志》篇	《五音五味》篇	《九针论》篇	刺　法
太阳	多血少气	多血少气	多血少气	刺太阳出血恶气
少阳	少血多气	少血多气	少血多气	刺少阳出气恶血
阳明	多血少气	多血少气	多血少气	刺阳明出血气
太阴	少血多气	多血少气	多血少气	刺太阳出气恶血
少阴	少血多气	多血少气	少血多气	刺少阴出气恶血
厥阴	多血少气	多气少血	多血少气	刺厥阴出血恶气

【参考资料】

马玄台:"此言阴阳各经有气血之多少,……此虽人之常数,实天有阴阳,太少所生,故曰此天之常也。"

【原文】　胃者,水谷之海,其输上在气街,下至三里。冲脉者,为十二经之海,其输上在于大杼,下出于巨虚之上下廉。膻中者,为气之海,其输上在于柱骨之上下,前在于人迎。脑为髓之海,其输上在于其盖,下在风府。(《灵枢·海论》)

【提示】　说明人身四海的功能及其所主的主要腧穴。

【讲解】

(一) 水谷之海

1. 水谷之海的含义　"胃者,水谷之海。""海":是会聚的意思。《辞源》:"任务繁杂会聚皆云海。如人众所聚曰人海;学术文章之渊薮曰学海、文海。"胃是饮食物汇聚之处,也是脏腑赖以给养的源泉。因为胃主受纳和腐熟水谷,通过脾的运化作用,精微部分营养五脏六腑全身百骸,所以称"胃者,水谷之海"。如《灵枢·五味》说:"胃者,五脏六腑之海也。水谷皆入于胃,五脏六腑皆禀气于胃也。"

2. 胃经气血运行输注的重要穴位　"其输上在气街,下在三里。""输":与腧、俞二字同。周身之孔穴称为"腧穴。"张景岳:"输,运也,脉注于此而输于彼。"又说:"神气之所行出入者,以穴俞为言也。"这就证明人体腧穴是经脉气血输注出入的枢纽。"气街":又名气冲穴,在脐下 4 寸,腹中线旁开 2 寸。"三里":指足三里穴,在膝眼下 3 寸。

胃属足阳明经,经气输注出入的主要腧穴,就是"三里"和"气街"二穴。正因为二穴为胃经气血输运的枢纽,所以治疗本经有关的疾病时,也起着重要作用。如《针灸学》记载:"三里穴主治胃寒心腹胀痛,肠鸣便泄,食不化等胃家症状。同时又是全身强壮穴。""气冲穴主治阴茎睾丸肿痛,妇人胎产诸疾。"因为生殖器官虽属厥阴肝经,但是宗筋之所聚积的部位在前阴部,因宗筋和阳明有密切的关系,所以《素问·痿论》说:"阳明者,五脏六腑之海,主润宗筋。"因此足阳明胃经的"气冲穴"又是治疗生殖器官疾病的主要腧穴。

(二)冲为十二经之海

1. 十二经之海的意义 "冲脉者,为十二经之海。"冲脉、任脉、督脉,它们的起点都在会阴。冲脉在体内循行。自胞中开始,上循脊里与十二经脉会集于脊里。是全身经脉贯通的主干,所以称为十二经之海。其浮于外者,循腹上行,会于咽喉,别而络唇口。

由于冲脉会合了十二经脉,为气血之总汇,所以又叫"血海"。对于妇女来说,冲脉、任脉发育成熟时,便会有月经而能生育。故王冰说:"冲脉任脉,皆奇经也。肾气全盛,冲、任流通,经血渐盛,应时而下。冲为血海,任主胞胎,二者相资故能有子。"所以冲、任与生育有直接关系。故后世对不能孕育或胎产月经诸病,皆责之于冲、任两脉。如陈自明《妇人大全良方》说:"妊娠诸血时下,由冲任气虚不摄。"《张氏医通》论不孕症中说:"冲任虚弱,少腹有寒,月经过期,不能受孕。"在男子来说同样是主生殖器官,故疝气等疾亦多取治于冲脉。

2. 冲脉气血运行输注的重要穴位 "其输上在于大杼,下出于巨虚之上下廉。""大杼":穴名,属足太阳膀胱经,在项后第1颈椎两旁去脊各1.5寸处。"巨虚上下廉":巨虚之上廉,即上巨虚穴,在足三里穴下3寸;"巨虚之下廉",即下巨虚穴,在足三里穴下6寸,皆足阳明胃经腧穴。

冲脉气血输注的主要穴位,一在"大杼穴",一在"上巨虚穴",一在"下巨虚穴"。所以在治疗本经有关疾病的时候,多采取以上三个穴位。如大杼穴位主治咳嗽感冒、身热、头痛等疾病。上巨虚穴主治偏风手足不仁、脾胃虚弱等疾病。下巨虚穴,主治癫痫、足痿、风寒湿痹等病。

(三)膻中为气海

1. 气海的含义 "膻中":指胸中部位而言,与前面所讲的代表心包络有别。这里所说的"膻中"是指胸中部位而言。因为胸为肺之所居,肺主一身之气,其功能不仅是行使呼吸,交换气体;同时把水谷的精气与天之精气相结合后,变成真气,以充养全身,所以成为"气之海"。张景岳说:"膻中者,胸中也,肺之所居;诸气者,皆属于肺,是为真气,亦曰宗气。宗气积于胸中,出于喉咙,以贯心肺而行呼吸。故膻中为气之海。"

2. 膻中气血输注的重要穴位 "柱骨之上下":马玄台说:"惟膻中为气之海,其腧穴在于督脉经天柱骨之上下,挟项后发际大筋外廉陷中。"张景岳说:"柱骨,项后天柱骨也。"《灵枢·忧恚无言》曰:"颃颡者,分气之所泄也。"故气海运行之输,在颃颡之后,即柱骨之上下,谓督脉之喑门,大椎也。二者所说不同,后世都从张氏。"喑门"即哑门穴,当后发际正中直上 0.5 寸,第 1 颈椎下陷中。"大椎",在项后第 7 颈椎下陷中。"人迎":穴名,在结喉两旁各 1.5 寸,属足阳明经腧穴。

这里是说"哑门"、"大椎"、"人迎"三穴是膻中气海气血输注的主要腧穴。因此,气海的有关疾病,主要选取这些穴位进行治疗。例如,大椎穴主治:寒热咳嗽,肺胀胁痛等病。哑门主治:癫狂、脊强反折、鼻衄不已、卒舌强不能言。人迎主治:胸中喘满、咽痛、喉痛等病。

(四) 脑为髓海

1. 髓海的意义　古人认为脑是髓汇聚的场所,故称为髓海。张景岳说:"凡骨之有髓,惟脑为最巨,故脑为髓之海。"髓为骨所生,髓又通于脑,所以脑髓和骨髓,实是同类而异名。分布于骨腔者叫骨髓;分布于脑者,叫脑髓。前面已经讲过了,这里不重复。

关于脑和髓的生理功能方面,本篇最后一段说得很清楚:"髓海有余,则轻劲多力,自过其度;髓海不足,则脑转耳鸣,胫酸、眩冒、目无所见、懈怠安卧。"所谓"有余"、"不足",是指正常与异常两方面。从有余和不足所表现的情况来看,脑髓维持整个人体活动的功能。如李时珍说:"脑为元神之府。"王清任说:"人之记性不在心而在脑。"这是对脑髓的功能作了进一步地说明。另外,髓和肾又有密切的关系。肾主骨而生髓,髓通于脑,所以脑髓的疾病,常从治肾着手,往往收到良好的效果。

2. 髓海气血输注的重要穴位　"其输上在于其盖,下在风府。""盖":指头顶正中百会穴。"风府":亦督脉经穴,在项后入发际 1 寸处。这也是说明脑髓之气血输注出入的重要腧穴,一是头顶之"百会穴",一是"风府穴"。所以有关本经疾病的治疗多采取以上二穴。如百会穴主治:癫痫、头风目眩晕、偏头痛等。风府主治:癫狂、头痛、项强等。

综合本节经文内容,主要说明胃、冲脉、膻中、脑是人体精神气血来源和汇聚之处,所以称之为四海。同时间接介绍了四海的功能,并指出了四海的有关疾病针刺治疗时可选用的重要腧穴,作为临床参考。

【参考资料】

《素问·平人气象论》:"人以水谷为本,故人绝水谷则死。"

《难经·三十五难》:"胃者水谷之腑也。"

李东垣《脾胃论》:"大肠小肠五脏皆属于胃,胃虚则俱病"。

《灵枢·逆顺肥瘦》:"夫冲脉者,五脏六腑之海也,五脏六腑皆禀焉。"

【原文】 黄帝曰:愿闻勇怯之所由然。少俞曰:勇士者,目深以固,长衡直扬,三焦理横,其心端直,其肝大以坚,其胆满以傍,怒则气盛而胸张,肝举而胆横,眦裂而目扬,毛起而面苍,此勇士之由然者也。黄帝曰:愿闻怯士之所由然。少俞曰:怯士者,目大而不减,阴阳相失,其焦理纵,髑骬短而小,肝系缓,其胆不满而纵,肠胃挺,胁下空,虽方大怒,气不能满其胸,肝肺虽举,气衰复下,故不能久怒,此怯士之所由然者也。(《灵枢·论勇》)

【提示】 说明人的勇怯原因,是内脏功能盛衰的结果。

【讲解】 勇怯:勇指胆大勇敢;怯指胆小懦弱。所以张景岳说:"勇者刚强之气;怯者懦弱之质。"本节主要讨论勇怯两种不同性格的人,在生理上不同之点。现在分作两段来讨论。

(一)勇士怯士在面目形气上的不同表现

勇士:"目深以固,长衡直扬,三焦理横……怒则气盛而胸张……眦裂而目扬,毛起而面苍……"

怯士:"目大而不减,阴阳相失,其焦理纵,髑骬短而小……虽方大怒,气不能满其胸……故不能久怒……"

"目深以固":马莳说:"两目至深,且不转睛逃避而甚固。"张景岳说:"脏气之坚也。"总的来说,"目深以固"是形容眼珠深凹,视物坚定的形象。

"长衡直扬":张景岳说:"长衡,阔大也,即纵横之意;直扬,视直而光露也。"

"三焦理横","其焦理纵":张景岳说:"凡刚意者,肉必横,柔缓者,肉必纵也。"是形容肌肉的纵横和纵缓。

"目大而不减":马莳说:"目虽大而不深,开闭相失,转睛不常也。"

"毛起而面苍":就是毛发竖起,面现青紫色。

"阴阳相失":此阴阳指气血而言。如张景岳说:"阴阳相失者,气血易乱也,即转盼惊顾之意。"

"髑骬":音曷于,胸骨尖端之骨也。《灵枢·骨度》:"缺盆以下,至髑骬长九寸。"一说缺盆下之骨,可称锁骨。这里可以清楚看出,勇士、怯士在面目形气上的不同表现和特征。同时又指出了怯士的髑骬短小,以及血气的失和等现象。当然,这种形体气血强弱的差异与内脏功能的活动有着密切的关系。

(二)勇怯与内脏的关系

勇士:"其心端直,其肝大以坚,其胆满以傍……"

怯士:"肝系缓,其胆不满而纵,肠胃挺,胁下空……"

"其胆满以傍":张隐庵说:"胆之精汁,充满四傍。"即胆汁充实而现胆囊胀满的情况。

"肠胃挺":"挺",即直而不弯曲的意思。张景岳说:"肠胃挺者,曲折少也。"是指肠胃瘦细而直,就是不强健的意思。

这都是说明勇怯的原因,是基于内脏功能盛衰的结果,特别提到心、肝、胆三个脏器盛衰的结果。因为心为君主之官,神明之所出,主宰人的精神意识和全身的功能活动;肝为将军之官,主人之谋虑;胆为中正之官,主人之决断。所谓神明、谋虑、决断,都属于人的精神意识范畴。而心、肝、胆就是这些精神意识的内在物质基础。所以心、肝、胆的功能健全与否,是决定人的勇怯的最基本原因。

这里还需要说明一下,人的勇怯原由,虽然与内脏秉赋有密切关系,但是内脏的功能盛衰,并不是永恒不变的,勇怯的两种不同性格,也同样不是永恒不变的,它可以通过外在因素作用,逐渐改变这种内脏功能活动。例如一个怯弱的人,经常加强精神意识的培养和思想锻炼,逐步地改善这种内脏功能活动,就可以变怯为勇。

从以上的经文内容来看,我们还可以联想到日常生活中,有些人的性情急躁,易于发怒;有些人的性情沉静,喜怒不形于色,这种性格显著不同的表现,可能与内脏有关系,但通过修养,是可以改变的。

116

第三节　结　语

1. 藏象的意义　是指内脏的功能、形态,以及表现于体表的形象,而最主要的是功能活动方面。

2. 脏腑的整体观念　古人对脏腑的认识,是建立在"人与自然相应"、"阴阳五行"的理论基础上,认为脏和脏,腑和腑,脏和腑,内脏和体表组织,人体内脏与外界四时气候有密切的联系。

3. 十二官的功能　是人体生命活动的来源,特别是在心的领导下,相互联系,分工合作,构成一个有机的整体。

4. 脏腑在功能上主要的区别　五脏主藏精气——藏而不泻;六腑主传化水谷——泻而不藏。奇恒之腑也是主藏阴精而不泻,与五脏功能相似,但它的形态中空,又与六腑相似。因为它们既不完全像脏,又不完全像腑,所以称之为奇恒之腑。

5. 神、魂、魄、意志　都属于精神活动和思维活动的范畴。它们是在五脏功能活动的基础上产生出来的。因而这些精神、思维活动,是与内脏的功能活动密切相关的。

6. 生长衰老是人生过程的几个阶段。这一过程是由年龄的增长和内脏血气盛衰而确定的。一般而言,10 岁到 40 岁,是生长发育全盛阶段;50 岁到百岁以后,是由衰而老而终的阶段。

7. 男女生长发育和生殖功能,主要以肾气盛衰为依据,但肾气的盛衰又决定于五脏六腑精气的盛衰。因此五脏六腑精气的盛衰直接影响到肾气的盛衰,也间接影响人体的生长发育和生育功能。

8. 营卫的生成,都是来源于水谷精气,其轻柔部分为营,刚悍部分为卫。营在脉中,卫在脉外,共同担负人体的营养和护卫任务。

9. 精、气、津、液、血、脉,同样都是水谷精气所化,是维持生命的重要物质。在正常情况下,它们是相互资生,相互为用;在病变的情况下,又是相互影响的。

10. 食物入胃后,精微输布情况,先要通过脾气散精,而后精气入肝,浊气归心。而最重要的是要通过肺对百脉的调节作用,然后才能输布以营养全身。

饮料入胃,要经过脾、肺、肾三个主要的脏器,共同协作,才能水精四布,通调水道,下输膀胱。

11. 根据人的性格不同,可以分成"勇士"和"怯士"两大类型。其形成勇和怯的基本原因,是基于内脏功能盛衰的结果,特别是心、肝、胆三个脏器与勇、怯的关系更为密切。

117

第四章

经　络

一、经络总论

1. 学习经络学说的重要性　经络学说是中医理论的一个重要部分,它和阴阳、五行、脏腑、营卫气血等学说都是《内经》理论的核心,共同组成了中医学完整的理论体系。

在中医学中,从理论到临床的各个环节,无不贯穿着经络学说。所以它不仅是针灸学的基本理论,在中医内外各科临床诊断治疗上,也都不能脱离经络学说的理论指导。《灵枢·经别》说:"夫十二经脉者,人之所以生,病之所以成,人之所以治,病之所以起;学之所起,工之所止也,粗之所易,上之所难也。"《灵枢·经脉》又说:"经脉者,所以决死生,处百病,调虚实,不可不通。"正由于人的生理、病理以及临床诊断、治疗等方面都与经络有如此密切的关系,所以后世医家一直是非常重视经络学说的学习。如张仲景说:"凡和汤合药,针灸之法,宜应精思,必通十二经脉"(《金匮玉函经·证治总例》)。明代李梴说:"医者不明经络,犹人夜行无烛"(《医学入门》)。

2. 经络的区别与相互关系　经络是人体上下内外运行气血的通路;经络二者既互有区别,又是密切相关的统一体。经与络的区别:

首先在字义上,所谓"经",就有"经过"、"途径"之意,如途径之四通八达;所谓"络",就有"联络"、"网络"之意,如网络之错综分布。

其次在分布上:①络横经直:如《灵枢·脉度》云:"支而横者为络。"《医学入门》云:"脉之直行者为经。"②络浅经深:如《灵枢·经脉》:"经脉十二……伏行分肉之间,深而不见……诸脉之浮而常见者,皆络脉也。"③络多经少:《灵枢·九针十二原》:"经脉十二,络脉十五。"

尽管经络有如上的区别,但两者关系极其密切。《灵枢·邪气脏腑病形》说:"经络之相贯,如环无端。"它是一脉相承的。经脉是主流,络脉是支流,张景岳说:"经犹大地之江河,络犹原群之百川也。"这一巧妙的比喻,既说明了经与络的区别,又说明了经络不可分割的关系。

3. 经络学说的基本内容　大约有如下几个方面:

十二经脉——太阳、少阳、阳明、太阴、少阴、厥阴六经,手足各一

奇经八脉——督、任、冲、带、阴维、阳维、阴跷、阳跷

十二经别
十二经筋 } 内容名称与十二经脉同

经络 { 经 { ... } 络——十五别络——十二经及任、督脉各一络,脾之大络

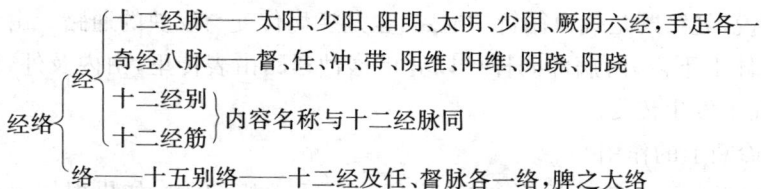

经络的内容虽然比较广泛,但其中又以十二经脉、奇经八脉、十五别络为主要。所以本章只讨论这三个主要方面,其他如经筋、经别等在针灸学中讨论,这里不作介绍。

4. 经络的作用

(1) 在生理上的作用:《灵枢·海论》说:"夫十二经脉者,内属于脏腑,外络肢节。"所以经络能将人体内而五脏六腑,外而四肢百骸、皮肤肌肉联系起来进行整体活动。经络的命名,都冠以脏腑手足的名称,如"肺手太阴经脉","大肠手阳明经脉"等,也说明经络是内脏与四肢体表联络的通路。

人体的气血是维持机体正常生理活动的重要物质,但气血要起到这种作用,必须依赖经络的循环输布,因为经络遍布人体,无处不到。故《灵枢·本脏》说:"经脉者,所以行气血而营阴阳,濡筋骨而利关节者也。"《灵枢·经别》亦云:"十二经脉者,此五脏六腑之所以应天道也。"所谓"应天道","应"是适应,"天道"指气候变化。这节经文总的说明十二经脉能使人体适应外界气候环境的变化。

(2) 在病理上的作用

1) 经络受病可以内传脏腑:病邪侵犯人体,当经络之气失常,可以借经络的通路内传脏腑。根据《素问》皮部论、缪刺论、调经论的记载,其内传的次序一般是:外邪→皮肤→孙络→络脉→经脉→脏腑。

《素问·皮部论》:"凡十二经脉者,皮之部也。是故百病之始生也,必先于皮毛,邪中之则腠理开,开则入客于络脉,留而不去,传入于经;留而不去,传入于腑,廪于肠胃。"

又如外科上痈疽恶化以后,亦可通过经络牍及脏腑,如《灵枢·痈疽》说:"经脉败漏,熏于五脏,脏伤则死矣。"经气失常不仅能使外邪入里,亦能使病邪由下传上,如下肢受寒往往可引起头痛鼻塞或者腹泻。

2) 脏腑受病可以反映于体表:《灵枢·邪客》说:"心肺有邪,其气留于两肘;肝有邪,其气留于两胁;脾有邪,其气留于两髀;肾有邪,其气留于两腘。"指出五脏内在的病变,也会在其所属经脉的循行部位上发生症状。这在临床上是可以见到的,如肺病而见膺痛,肝病而见胁痛等。六腑有病亦可反映于体表,如肠胃郁热,轻则齿痛,重则体表发生肿疡等病变。

119

总的来说,经络既是气血循行的通路,也是疾病传变与反映的通路。由于经络能贯通人体上下内外,病邪同样可以凭借这种通路由表传里,由内及外,由上而下,由下而上发生传变。

(3) 在诊断上的作用

1) 推求病因病位:临床诊断,在运用望、闻、问、切四诊时,如果根据患者自觉症状或医者施行检查所得的他觉症状,视其部位与某一经或数经有关,便可以明确地诊断这是某一经或数经的病变,即是用经络学说来归纳的。张仲景《伤寒论》六经分证法则,亦是在经络学说的基础上发展起来的。例如太阳病的头痛项强;少阳病的胁痛耳聋,就是根据经络的循行部位而确定的。又如后世诊断头痛,痛在头项者属太阳,痛在头额者属阳明,痛在两侧者属少阳,也是根据经脉循行部位而确定的。《灵枢·官能》说:"察其所痛,左右上下,知其寒温,何经所在。"指出了经络在诊断上的指导意义。

2) 预测预后的吉凶:如外科疾患中的脑疽,据《医宗金鉴》的记载,若位于脑后发际正中的称对口疽,位于后发际偏旁的称偏对口疽。前者位于督脉经上,多由阳亢热极而生,易于化脓、排腐、敛口,预后多吉;后者位于足太阳经上,多由寒热错杂或风湿之邪致病,难于化脓、排腐、敛口,预后多凶。所以同一疾病,由于病位不同,在疾病的原因、性质、发展、预后等方面亦不相同,只有掌握经络学说,才能诊断正确。

(4) 在治疗上的作用:无论药饵内治或者针灸外治,经络都有重要的指导作用。如内服汤药能作用于脏腑体表的疾病;针灸手足穴位能治头面或内脏疾病,莫不由于经络的传导转输。因此,古人把所有药物依据其主治作用和性能,像365个穴位一样地结合经脉脏腑制定出归经法则。我们在临床上必须掌握这个法则进行按经选药或循经取穴。例如:

$$
头痛
\begin{cases}
属于太阳经——药治用麻黄,针灸取穴用后溪、昆仑等 \\
属于少阳经——药治用柴胡,针灸取穴用液门、窍阴等 \\
属于阳明经——药治用葛根,针灸取穴用合谷、内庭等
\end{cases}
$$

从上可以看出,同是头痛,由于所病经脉不同,因而选药取穴均有不同,只有这样灵活掌握,按经施治,才能提高疗效。

综上所述,经络不仅在人体生理病理上有着重要作用,而且在临床诊断治疗上也有着重要意义。所以清代喻嘉言说:"不明脏腑经络,开口动手便错。"经络贯穿在中医的理、法、方、药等各个环节之中,是内、外、针灸各科都必须掌握的理论基础。

二、十二经脉

十二经脉是人体运行气血的十二条主要通路,所以又称为正经脉。

1. 十二经脉的特点

(1) 与脏腑有直接关系:阴经属脏,阳经属腑。

(2) 有一定的流注次序:阴阳相贯,周流不息。

(3) 有阴阳表里的配合:阳经主表,阴经主里。

(4) 有一定的循行方向:手三阴从胸走手,手三阳从手走头,足三阳从头走足,足三阴从足入腹。

(5) 有一定的分布区域:阴经在人体内侧,阳经在人体外侧。

为了说明如上特点,兹列表 4-1 如下:

表 4-1　十二经脉的表里配合、分布区域、走向及流注次序

表里配合	里	表	表	里
十二经流注和配属脏腑	手太阴肺 →	手阳明大肠 →	足阳明胃 →	足太阴脾
	手少阴心 →	手太阳小肠 →	足太阳膀胱 →	足少阴肾
	手厥阴心包 →	手少阳三焦 →	足少阳胆 →	足厥阴肝
分布区域	手内侧	手外侧	足外侧	足内侧
行走方向	从胸走手	从手走头	从头走足	从足入腹

关于十二经脉在四肢前后侧的分布概况则是:

手足三阳经 { 阳明在前　少阳在中　太阳在后 　　手足三阴经 { 太阴在前　厥阴在中　少阴在后

但其中的足三阴经在分布上稍有差异。

2. 肺手太阴经脉

(1) 循行路径:十二经脉的循行是从肺手太阴经脉为开始,由于气血生成于中焦,故肺手太阴经脉是起于中焦(《难经》:中焦在胃中脘)→下络大肠(大肠与肺为表里)→还循胃口(胃上口贲门)→上膈(心肺下的隔膜)→属肺(本经所属内脏)→从肺系(即气管,或曰喉咙,即肺六叶两耳根部所系处)→横出腋下(循行出于体表中府穴处)→下循臑内(上臂内侧)→行少阴(心经)心主(手厥阴心包经)

121

之前→下肘中(肘窝外侧)→循臂内上骨。

下廉(边缘)→腕后 { 络脉从腕后(列缺)——直出次指内廉出其端(交会大肠手阳明经)
入寸口(太渊),上鱼,循鱼际(大指后肌隆起之边缘)——出大指端
(少商)止 }

（2）所主病证

【原文】 是动则病肺胀满,膨膨而喘咳,缺盆中痛,甚则交两手而瞀,此为臂厥。(《灵枢·经脉》)

【讲解】 "是动病":经病殃及脏腑之意,动为被动之意。张志聪注:"病因于外。""缺盆":即锁骨上陷中。"瞀":两眼昏花,心中混乱之意。"臂厥":病名,厥作逆解,指本经经气厥逆而言。其主症即两手交捧于胸前而瞀。

【原文】 是主肺所生病者,咳,上气喘渴,烦心胸满,臑臂内前廉痛厥,掌中热。(《灵枢·经脉》)

【讲解】 "是主所生病":脏病延及经脉之意,"主"乃自主的意思,张志聪:"病因于内。""气上":气上逆而不平。"厥":厥冷,厥逆。"掌中热":脏阴不足也,张景岳认为太阴之脉入掌中。

【原文】 气盛有余,则肩背痛,风寒,汗出中风,小便数而欠。气虚则肩背痛寒,少气不足以息,溺色变。(《灵枢·经脉》)

【讲解】 "气盛"、"气虚":主要指脏气经气而言;虚为不足之虚证,盛为有余之实证。

气盛气虚 } 病 {
主症 { 气盛——风寒、汗出中风——属于外感
气虚——少气不足以息——属于内伤 }
兼症 {
肩背痛 { 盛——因风寒外袭手太阴肺 }肺经筋结于肩,肺附于背,
{ 虚——因肺内寒所引起 }故肩背痛
小便失常 { 盛——数而欠——因伤风汗出伤津,
故小便量少次数多 }肺病之所以影响小
{ 虚——溺色变——因中气不足,津液 }便,乃肺金(母)不能
滞留而致色变 }生肾水(子),肺为水
之上源
}

（虚实的脉诊和治疗原则在后面谈）

3. 大肠手阳明经脉

（1）循行路径:起大指次指端(指食指端)→循(次)指上廉→出合谷(穴名)两骨之间(虎口)→上入两筋之间(大指后腕侧凹陷处)→循臂(外前侧)→入肘外

廉(曲肘外侧横纹头)→上肘外前廉(上臂部外侧前缘)→上肩出髃骨(肩胛骨与锁骨连接处)之前廉→上出于柱骨之会上(与诸阳经交会于督脉经大椎穴处)→下入缺盆络肺→膈下→属大肠(本经脉属内腑)。

其支者上颈→贯颊入下齿中→还出挟口,交人中,左之右、右之左,挟鼻孔(迎香)。

(2)所主病证

【原文】 是动则病齿痛,颈肿。(《灵枢·经脉》)

【讲解】 齿痛、颈痛均为本经循行所过之处的病证。

【原文】 是主津液所生病者,目黄口干,鼽衄,喉痹,肩前臑痛,大指次指痛不用。(《灵枢·经脉》)

【讲解】 大肠主传导水谷,变生精微,化生津液。目黄、口干、鼽、衄、喉痹等皆津液有亏,因阳明主燥,燥热盛则伤津。"鼽":音求,鼻塞流清涕。"衄":鼻出血也。

【原文】 气有余则当脉所过者热肿,虚则寒栗不复。(《灵枢·经脉》)

【讲解】 阳气盛则热肿,热者多实;阳气虚则寒慄,寒者多虚。"寒栗不复"乃寒战难以回温之意。

【小结】 对十二经脉的循行和主病,在这里简单地将手太阴肺经和手阳明大肠经作举例性的说明,在学习针灸学的时候,还须逐条详细地讲解。从以上两经的内容中,我们对十二经脉的循行和主病,也可得到如下一些概念:

1. 阴经与阳经的循行方向和分布区域是不同的,如:

手太阴经——从胸腹走手——分布于手内前侧

手阳明经——从手走头——分布于手外前侧

2. 表里两经依靠络脉有两个相联络的地方,一在胸腹内脏,如手太阴属肺络大肠,手阳明属大肠络肺。二在接近四肢末端,如手太阴从腕后入阳明(次指)。

3. 分布深浅方面 每经有一部分在体表,一部分在体内。

体表循行分布:如手太阴经从腋下至手指一段(有穴位);手阳明经从手指至面部一段(有穴位)。

体内的循行分布:如手太阴经从中焦至腋下一段(无穴位)。

4. 每一经脉所发生的疾病不外两个方面

经络病:即本病所过部位的病变,如大肠经之"当脉所过热重"等。

脏腑病:即本经所属脏腑的病变,如肺经的咳喘等。

5. 虚实的脉诊

脏病盛者,寸口大三倍于人迎 ⎱
病盛者,人迎大三倍于寸口 ⎰ 虚者反之

6.治病的原则

【原文】 盛则泻之,虚则补之,热则疾之,寒则留之,陷下则灸之,不盛不虚,以经取之。(《灵枢·经脉》)

【讲解】 虽然这主要是对针灸疗法而言,但汤药治疗,也要掌握这个原则。

我们明确了上面所举的一些概念,在学习其他十经时,就可以举一反三,触类旁通了。

三、奇经八脉

1. 什么是奇经 "奇"字有两种解释:《难经》说:"异于常着,谓之奇。"《难经》注者虞庶说:"奇应读如鸡,为不偶之意。"

我们认为应以《难经》原意为是,因为奇经并非无配偶,如任之于督,阴跷之于阳跷等,即为阴阳配偶。人们对新事物的发现咸诧以为奇,对司空见惯的事物皆习以为常;十二经发现早,人们习以为常,奇经是在正经基础上的新发现,故诧以为奇。这正如称新发现的腧穴为经外奇穴一样。

2. 奇经的特点

(1) 循行无逆顺之异,除带脉外,余七脉由下而上行;不像十二经循行有逆有顺、向上而下。

(2) 上肢无奇经的分布,不像十二经的分布布散全身。

(3) 与五脏六腑无直接联系。奇经八脉在经脉的循行上,与五脏六腑无直接连属,但是与奇恒之腑有连属,如冲任起于胞中,督脉入属于脑。另一方面督脉冲脉有专穴,其腧穴的主治功能与五脏六腑有密切关系。

(4) 有调节十二经脉气血的作用:手足三阳经皆会于督脉,手足三阴经皆会于任脉。故督脉称为阳脉之海,任脉称阴脉之海。又阳维维系一身之阳,阴维维系一身之阴,所以《难经》说:"正经犹乎沟渠,奇经犹乎湖泽,正经脉丰盛,则溢于奇经。"李时珍在《奇经八脉考》中也说:"其流溢之气入于奇经,转相灌溉,内蕴脏腑,外濡腠理。"都说明了奇经八脉有调节十二经脉气血的作用。

(5) 冲、任、督、带在病理上的反映:冲、任、督三脉起点皆在会阴部;而带脉环腰一周如束带,将督、任、冲三脉更加紧密的联系为一个整体。由于四脉皆与肝肾经脉相连,所以这个体系在病理上反映的病候多属肝肾疾患,如男子的七疝、妇女的经、带、崩、漏和生育方面的疾病。

3. 奇经八脉的循行与主病

（1）督脉：督有都督、总督之意。因为手足阳经皆会于督脉之大椎，故有"督脉督一身之阳"、"督为阳脉之海"等说法。

1）循行路线：起于会阴→行脊背头项中线→止于鼻柱。

据《难经》的记载是："起于下极之腧"（会阴部）→"并于脊里"→风府（脑后正中，穴名）→"入属于脑"（深入）→上巅（外出头项）→循额（下行）鼻柱（鼻唇沟中央）。《十四经发挥》谓止于上唇内龈交穴，实际这与止于鼻柱只有内外的不同，部位则一致。

《素问·骨空论》的说法与《难经》不同："督脉者，起于少腹以下骨中央，女子入系廷孔，其孔，溺孔之端也。其络循阴器合篡间，绕篡后，别绕臀，至少阴与巨阳中络者，合少阴上股内后廉，贯脊属肾，与太阳起于目内眦，上额交巅上，入络脑，还出别下项，循肩髆内，侠脊抵腰中，入循膂络肾。其男子循茎下至篡，与女子等。其少腹直上者，贯脐中央，上贯心入喉，上颐环唇，上系两目之下中央"。这段经文内容说明督脉有三种行走路线，似乎是包括了督、任二脉的循行部位：一是由少腹起绕会阴后上贯脊；二是与足太阳同起目内眦上头下项夹脊至腰；三是从少腹直上贯脐入喉环唇入目（与任脉同）。

2）所主病证：据《内经》、《难经》等文献，督脉病主要是"脊强反折"，即后世所说的角弓反张，脊背强直证候。

（2）任脉：任有担任、妊养之意。因为三阴经脉会于任脉，故后世有"任脉任一身之阴"、"任为阴脉之海"、"任为妇人生养之本"等说法。

1）循行路线：据《素问·骨空论》的记载是："起于中极之下"（约会阴处）→上毛际→腹里→关元（脐下 3 寸）至咽喉上颐（腮下）→循面入目。《难经》、《针灸甲乙经》均谓终于咽喉。

2）所主病证："男子内结七疝，女子带下瘕聚。"这里所谓带下，可能泛指一切妇科病，如《史记》载扁鹊曾为带下医；后世谓"任主胞胎"、"冲任不摄"等，说明任脉还与胎、产、经、带等病有密切关系。

（3）冲脉：冲有冲要（要道）之意，又由上而下亦为冲，因为本经为十二经冲要，故有"冲为十二经之海"，或"冲为血海"之说。

1）循行路线：起脐下 5 寸，旁开 2 寸处→行胸腹中线两旁→止胸中（别络唇口）。据《素问·骨空论》记载，起于气街（即气冲穴，在曲骨旁 2 寸）→并足少阴经夹脐上行→胸中而散。《难经》、《针灸甲乙经》均谓并足阳明经上行。《灵枢》谓："冲脉……会咽喉，络唇口。"

2）所主病证："逆气里急"，气逆冲上，腹内引急，后世认为即系奔豚、冲疝等

125

病。其次,冲脉亦主妇科病。

(4)带脉:带脉如束带,因它可总束诸脉,故名带脉。

1)循行路线:季胁→围腰一周。据《难经》记述是:起于季胁(软肋下)回身一周→止于季胁。

2)所主病证:"腹满,腰溶溶如坐水中",腹重痛之意。据张子和、刘宗厚说带主带下病;针灸亦以带脉经之带脉穴为治带下专穴。

(5)阳维:维者,维系也,维系三阳经的叫阳维脉。

1)循行路线:起于外踝下→行足外侧中线→止于眉上。《难经》及《奇经八脉考》是:起于诸阳之会(外踝下金门穴处)→耳上(本神穴)止。

2)所主病证:"苦寒热",张洁古:"卫为阳主表,阳维为病在表,故苦寒热。"李时珍:"阳维主一身之表。"

(6)阴维:维系三阴经的叫阴维脉。

1)循行路线:起内踝上→行足内侧中线→止于喉。《难经》及《奇经八脉考》是:起于诸阴之交(内踝上5寸处筑宾穴)→至顶前而终。

2)所主病证:"苦心痛。"张洁古:"营为阴主里,阴维为病在里,故苦心痛。"李时珍:"阴维主一身之里。"

(7)阳跷:跷为足跟、有轻健跷捷之意;其脉行肢体外侧故称阳跷脉。

1)循行路线:起于外踝后下方→行足外后侧→止项后两侧风池。《难经》及《奇经八脉考》是:起跟中(外踝后下方)→至风池。

2)所主病证:"阴缓而阳急",王叔和认为是:"外踝以上急,内踝以上缓。"

(8)阴跷:跷脉行于肢体内侧的叫阴跷脉。

1)循行路线:起于内踝下→行足内后侧→止目内眦。《难经》谓:止于咽喉交贯冲脉。

2)所主病证:"阳缓而阴急",与阳跷病恰相反。

四、十五络脉

1. 十五络的命名　十五络是以它自经脉别出处的孔穴而命名的。

手太阴之别络——列缺　　手少阴之别络——通里

手厥阴之别络——内关　　手阳明之别络——偏历

手少阳之别络——外关　　足太阳之别络——飞扬

足阳明之别络——丰隆　　足太阴之别络——公孙

足少阴之别络——大钟　　手太阳之别络——支正

足少阳之别络——光明　　足厥阴之别络——蠡沟

任脉之别络——尾翳　督脉之别络——长强

脾大络之别络——大包

按：尾翳见于《内经》。后世注家谓为鸠尾穴，也有谓会阴穴。

2. 十五络的特点

（1）循行方向：基本上与本经一致。如手太阴之络斜行（由上而下）至手食指。但与经之直行者不同，同时也不及经脉那样深长。

（2）分布区域：除任、督、脾之络是在胸腹背部之外，其余十二络，均在手足腕踝关节以上。

（3）主要作用：对阴阳表里经脉之间起到纽带作用，构成十二经整体循环。

（4）所主病证：偏重于四肢体表，不像经脉主病那样繁复，而其别出处的腧穴又都具有主治本络所主疾病的功能。例如手太阴之别名曰列缺，其病证，实有"手锐掌热"，虚有"欠𫍣"、"小便遗数"，而在治疗上是以取列缺为主。

127

第五章
病　能

第一节　概　述

一、病能的意义及范围

1. 病能的意义　"病能"含有下列两种意义：

（1）病理机制：《素问·风论》："帝曰：五脏风之形状不同何也？愿闻其诊，及其病能。"这就是说，黄帝希望听听关于五脏风的不同病理机制。

（2）病的形态：古代"能"字和"态"字是通用的，如《素问·阴阳应象大论》"病之形能"就是指病的形态。

2. 病能的范围　病能论述的范围，大致有以下几方面：

（1）论述六气、七情发病的因素和这些因素使人发病的一般规律。

（2）病理机制：当病邪侵袭到人体后，它所以使人发病，以及发生疾病后身体所引起的一系列变化等病理机制的问题，都在病能论述的范围内。

（3）对一般疾病症状的归类：为了便于分析临床中错综复杂的症状，《内经》将某些症状进行分类。如《素问·咳论》五脏六腑咳一段："胃咳之状，咳而呕……小肠咳状，咳而失气……"咳嗽是共有的症状，但咳嗽的同时，往往并发很多不同的症状，如并发呕吐、失气等。将这些并发症状根据脏腑的生理功能来归类：并发呕吐的，叫胃咳；并发失气的，叫小肠咳等。这样的分类方法，指出了一种疾病包括几个不同的类型，便于临床上"辨证求因"，掌握治疗。

二、病能与临床医学的关系

病能与临床医学的关系，举例如下：

$$\left.\begin{array}{c}怒\\湿\end{array}\right\}胸脘痞闷\left\{\begin{array}{l}肝\to厥逆——疏肝（或肝胃兼理）\\脾\to水肿——健脾利水\end{array}\right.$$

"怒气"与"湿邪"(病因)皆可使人"胸脘痞闷"(症状),但是怒伤肝,湿困脾;肝伤可致厥(病),脾困可致肿(病)。由此可以看出一个症状的出现,病因是可以不同的。由于病因不同,所伤的脏腑也不同,其导致的后果也就不一样,治疗方法也因之而异。所以我们要达到准确的治疗目的,必须辨析症状、探求病因、明确病机。而病因、症状、病机等都属于病能的范畴,也是临床必须掌握的环节,因此说,病能和临床医学有不可分割的关系。如果我们不能掌握病因和病机,辨析临床症状,对疾病的诊断就没有预见性,在治疗方法上,也就流于见症治症了。

第二节 原文讲解

【原文】 邪之所凑,其气必虚。(《素问·评热病论》)

【提示】 说明形成疾病的基本因素。

【讲解】 人生于同一环境,同一气候之中,为什么有的生病,有的不生病?本节经文重点突出了此中的机制,也是古代医家对发病因素的基本论点。

本节所谓"其气必虚"的"气",是指人体的"正气"而言。我们知道正气是具有抗病能力的,正气不足是导致疾病的基本原因。若是正气充足,虽处在不良的气候或环境之中,是可以不病的。所以人之病与不病,主要是决定于人体正气的足与不足,也就是前面摄生一章所谈的"外因决定于内因"的问题。丹波元坚说:"此非邪凑则虚之谓,言气所虚处,邪必凑之。"这就更具体说明了受病之先,必定是在人体正气先有不足之处。

【原文】 邪气盛则实,精气夺则虚。(《素问·通评虚实论》)

【提示】 说明疾病中邪正虚实的关系。

【讲解】"邪气":李中梓说:"邪气者,风寒暑湿燥火。"丹波元坚说:"邪气包括一切致病因子。"所谓"一切致病因子",是包括内因、外因以及不内外因,如为金刃虫兽所伤,即是属于不内外因的范围,则与正气之虚实无关,所以我们认为以李氏所说邪气指六淫较妥。"精气":李中梓说:"精气即正气,乃谷气所化之精微。"谢利恒说:"正气即元气,又名真气。"所谓精气、正气、元气等,都是异名同类,都起卫外抗病的作用。

本节经文,是我们中医辨证理论的总原则,故李中梓说:"此二语为医宗之纲领,万世之准绳。"

(一) 虚实证候的类型及其机制

一般疾病,总的不外虚实两大类型。从病因上来说,外感病多实证,内伤病多虚证;从时间上来说,初期多实,末期多虚。其实,客观上并不完全如此,外感病初期,亦有虚证,如参苏饮即为外感虚证而立法;内伤病后期,亦有实证,例如大黄䗪虫丸就是内伤病(五劳虚极)后期的干血痨症(实证)的主方。由此可知,虚、实证候,不仅可以出现在内伤疾病的任何阶段,而且可以出现在外感疾病的任何阶段。属虚属实,我们必须从具体征象来测知。如:面赤、气粗、口渴、烦躁、腹胀、便秘、脉弦大紧急等,多为实证;面色惨白、短气、懒言、精神委靡、脉细小软弱等,多属虚证。我们在临床上,只有辨清虚证和实证以后,才能作出正确的治疗。不过,此亦仅言其常,不言其变,变则有错综复杂的现象出现,例如:真虚假实,假虚真实,或虚实互见,则不在此例。

机体发生了病变,为什么有虚实证候的不同呢?现在来讨论一下原因。

1. 产生虚实证候的根源

(1)实证是代表:邪气盛,正气足。丹波元坚说:"邪气之客于人身,其始必乘精气之虚而入,已入而精气旺,与邪气俱盛则为实,如伤寒胃家实证是也。"已明确地指出产生"实证"的条件。其他如:马玄台说:"邪气盛者外感也,正气虚者内伤也。"张隐庵说:"邪气有微甚,故邪盛则实。"前者把虚实局限在内伤外感上,后者只重邪气,忽视正气,对实证的看法,都不够全面,故以上两家的注解,只能作为参考。

(2)虚证是代表:邪气盛,正气虚。对虚证这一概念,一般注家的看法基本上是相同的,丹波元坚说得更具体明白,他说:"若夫及邪入而客,精气不能与之相抗,为邪气所夺则为虚,如伤寒直中证是也。"

2. 虚实证候的病理 当人体感受邪气以后,机体的正气必与之抵抗,这就是:"邪正相争"。在相争过程中,正长则邪消,正消则邪长,正邪的消长,反映出"实证"或"虚证"两种不同类型的病理现象。

实证——邪正相争,势均力敌,脉证相应,如《伤寒论》里的麻黄、白虎、承气汤证等,是属于"邪气盛则实"的一类。

虚证——正不胜邪,正气溃散,如《伤寒论》中的四逆、理中汤证,即属于"精气夺则虚"这一类。

(二)虚实证候的转化

每一种疾病的发展过程中,原来的虚证或实证,都有可能发生转化,即原是虚证,可以转为实证;原是实证,可以转为虚证。引起虚实转化,一般说有两种原因,即疾病的发展和治疗的结果。

1. 疾病的发展 在邪正相争中,正气为邪所夺,实证可以转虚;相反的,假如正气逐渐恢复,可以由虚转实。兹举有关伤寒方面的病例分别说明如下:

（1）由虚转实：《伤寒论》："少阴病下利，若利自止，恶寒而蜷卧，手足温者可治。""利自止、手足温"，是中阳渐复之兆，由虚转实之候，也是人体正气自然恢复的良好现象。

（2）由实转虚：《伤寒论》："太阳未解，少阴先溃。"太阳病，一般是实证，少阴病是虚证，在邪正交争中，正气为邪气所夺，正气迅即溃散，故太阳恶寒发热症状未解时，即出现"少阴先溃"——脉微细、但欲寐的虚象。这是人体正气内夺，不能抗病的不良现象。

2. 治疗的结果　在临床上，如果对疾病治疗不当，人体正气被外来药物所夺，病证由实转虚；反之，如药证相符，则可使虚证转为实证。

（1）治疗得法，由虚转实：《伤寒论》："伤寒，脉浮，自汗出，小便数，心烦，微恶寒，脚挛急，反与桂枝欲攻其表，此误也。得之便厥，咽中干，烦躁吐逆者，作甘草干姜汤与之……；若胃气不和，谵语者，少与调胃承气汤。"此属太阳病误汗后，出现阴阳格拒，呕逆，先与甘草干姜汤。药后见到胃燥而谵语，此由中阳虚而转为阳明实证，犹如《内经》所说："中阴则溜于腑"（《灵枢·邪气脏腑病形》）之类，可少少给予调胃承气汤。此即通过药物治疗，出现由阴转阳，由虚转实的一种较好结果。

（2）因误治而由实转虚：如《伤寒论》："发汗后，身疼痛，脉沉迟者，桂枝加芍药生姜各一两，人参三两新加汤主之。"太阳病因过汗而致汗多、身痛、脉迟等虚性现象，这是由于误治而正气外夺，出现由阳转阴、由实转虚的一种不良后果。

（三）转化过程中的特殊现象

前面已经说过，证候的虚实，必须从病理反映的现象来测知，但在转化过程中，某些严重而较复杂的病例，往往出现特殊的混乱现象，似虚非虚，似实非实，虚实混淆，每易迷惑辨识，因此须加注意。李中梓说："至虚有盛候，反泻含冤；大实有羸状，误补益疾。辨之不可不精，治之不可不审。"现在把这些错综复杂的现象，提出来以供讨论。

至虚有盛候：如病因于七情，或饥饱劳倦，或酒色所伤，或先天不足，及其既病，则每多有身热便闭、戴阳、胀满、虚狂、假斑等症。

大实有羸状：如由于外感之邪未除，而留伏于经脉；饮食之滞不消，而积聚于脏腑；或郁结逆气不散；或顽痰瘀血留脏等原因，病延日久，外见征象，似乎不足，其实仍属实证。

我们在临床上见到上述病象时，应该细致地分析，辨其假象，识其真因，才能药证合拍，否则，会造成"损不足，益有余，虚者愈虚，实者愈实"的严重错误。

【原文】黄帝曰：有一脉生数十病者，或痛、或痈、或热、或寒、或痒、或痹、或不仁,变化无穷,其故何也? 岐伯曰:此皆邪气之所生也。黄帝曰:余闻气者,有真气,有正气,有邪气。何谓真气? 岐伯曰:真气者,所受于天,与谷气并而充身也。正气者,正风也,从一方来,非实风,又非虚风也。邪气者,虚风之贼伤人也,其中人也深,不能自去。正风者,其中人也浅,合而自去,其气来柔弱,不能胜真气,故自去。(《灵枢·刺节真邪》)

【提示】 说明人体经脉发病,与外因刺激的强弱、人体真气的盛衰有关。

【讲解】

(一) 真气的来源与功能

1. 真气的来源 关于真气在"藏象"一章已有介绍,这里不再重复。兹据张、马二氏的注释原义,作示意图于下:

$$
真气\begin{cases}先天之真气——与生俱来\\后天之真气\begin{cases}天气——受于鼻,而喉主之——入肺\\水谷——入于口,而咽主之——入胃\end{cases}\end{cases}
$$

2. 真气的功能 真气是人体功能活动之本,真气不是一个抽象的名词,它的功能是在一定的物质基础上所产生的。张景岳说:"气在阳分者,即阳气(卫在阳分,故亦称阳气);气在阴分者,即阴气(营在血脉之内,故亦称阴气);气在表者,曰卫气;气在里(指脉里)者,曰营气;在脾曰充气;在胃曰胃气;在上焦曰宗气;在中焦曰中气;在下焦曰元阴、元阳之气。"具体地说明了"真气"在人体的功能是多方面的,虽名称不同,实则都属于"真气"的范畴,所谓"异名同类"就是这个意思。

(二) 正气邪气的分析

这里所说的"正气",不同于前节所说具有抗邪能力的"正气",《内经》作者,恐人误会,所以在经文中紧接着说:"正气者,正风也。"

1. 正气(正风) 四时正常气候。张景岳说:"风之得时者为正风。"

2. 邪气(贼风) 四时不正之气。谢利恒说:"邪气为四时不正之气。"

3. 真气、正气、邪气与疾病的关系

(1) 真气足,虽有邪气(贼风)不能致病(即"正气存内,邪不可干")。

(2) 真气不足,虽"正气"(正风)亦足以致病(即"邪之所凑,其气必虚")。

【小结】 经文中所说的痛、热、寒,都是因邪致病的举例;而本文重点,是讨论发病的总的机制,各个疾病,不是本文讨论的范畴,因此不作讨论。

【参考资料】

马玄台说:"真气者,与生俱来,受之于天,与谷气相并,而充满于身者也。"

132

张景岳说:"真气即元气也,气在天者,受于鼻,而喉主之;在水谷者,入于口而咽主之。然钟于未生之初者曰先天之气。"

马玄台说:"风从一方来,此风非实非虚,如春之东风,夏之南风,秋之西风,冬之北风是也。"

《灵枢·贼风》:"贼风邪气之伤人也,令人病焉。"

《灵枢·百病始生》:"风雨寒热,不得虚邪,不能独伤人;卒然逢疾风暴雨而不病者,盖无虚。"

【原文】 帝曰:实者何道从来？虚者何道从去？虚实之要,愿闻其故。岐伯曰:夫阴与阳皆有俞会,阳注于阴,阴满之外,阴阳匀平,以充其形,九候若一,命曰平人。夫邪之生也,或生于阴,或生于阳。其生于阳者,得之风雨寒暑;其生于阴者,得之饮食居处,阴阳喜怒。帝曰:风雨之伤人奈何？岐伯曰:风雨之伤人也,先客于皮肤,传入于孙脉,孙脉满则传入于络脉,络脉满则输于大经脉,血气与邪并客于分腠之间,其脉坚大,故曰实。实者外坚充满,不可按之,按之则痛。帝曰:寒湿之伤人奈何？岐伯曰:寒湿之中人也,皮肤不收,肌肉坚紧,荣血泣,卫气去,故曰虚。虚者聂辟气不足,按之则气足以温之,故快然而不痛。帝曰:善。阴之生实奈何？岐伯曰:喜怒不节则阴气上逆,上逆则下虚,下虚则阳气走之,故曰实矣。帝曰:阴之生虚奈何？岐伯曰:喜则气下,悲则气消,消则脉虚空,因寒饮食,寒气熏满,则血泣气去,故曰虚矣。(《素问·调经论》)

133

【提示】 说明引起人体疾病的内外因素及阴阳虚实的机制。

【讲解】

(一)阴阳平衡的正常机制

这里所指的阴阳(夫阴与阳皆有俞会),是代表人体的阴经阳经。马玄台说:"阴阳者,阴经阳经也。"阴阳经皆有俞会,与周身阴阳气血相会合。为明确阴阳平衡的机转,作示意图于下:

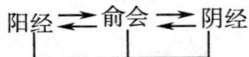

阳经 ⇄ 俞会 ⇄ 阴经

阴阳匀平 —— 血气调和 —— 充形 —— 三脉九候之脉上下若一

在正常情况下,人体阴阳气血的会合,是相系无间的;假如气并于血,血并于气,气血相并,则阴阳失去平衡,而产生虚实的证候。

(二)病生于阴阳的虚实机制

"夫邪之生也,或生于阴,或生于阳"的阴阳是代表"内外"而言的。风雨寒暑生于外(由外界而入)是为外感;饮食居处,阴阳喜怒,生于内(由内而发)是为内伤。同时还得说明,这里的阴阳并不等于人体的阳虚、阳盛、阴虚、阴盛的证候属性,这是需要弄清楚的。

再次,关于"阴阳喜怒"的"阴阳",杨上善认为代表"男女";丹波元坚认为代表"房室",二人虽各有所指,但其意义是基本相同的。

1. 病生于阳

病生于阳 {
  风雨之邪 {
    病理——邪气由皮肤→孙络→脉络→大经脉(血气与邪,并客于分腠之间)
    症状——脉坚大,外坚充满,不可按,按之则痛
  }
  寒湿之邪 {
    病理——皮肤不收,肌肉坚紧,荣血泣,卫气去
    症状——聂辟气不足,按之则气足以温之,故快然不痛
  }
}

2. 病生于阴

病生于阴 {
  喜怒不节 {
    病理——阴气上逆,上逆由下虚,下虚则阳气走之
    症状——出现大厥之证(见同篇:厥则暴死,死复反则生,不反则死)
  }
  恐悲太过 {
    病理——喜(恐)则气下,悲则气消,消则脉空虚
    症状——出现虚脱之象
  }
  因寒饮食 {
    病理——寒气熏满(动藏)则血泣气去(为虚中夹实之证——张景岳)
    症状——出现虚寒性腹泻
  }
}

【小结】 疾病的发生与否,决定于精气的盛衰;病后产生虚实不同的类型,也决定于精气的盛衰,这些道理,已在前面讲过。不过本节经文,更进一步说明产生虚实证候的原因,外感内伤有别:外感虚实,是以阳气多少存亡来决定的(张志聪说:"阳气实者为实,阳气虚者为虚");内伤虚实,又决定于气血运行的失常与否。因心主血,为神明所在,肺主一身之气。若因某种原因,扰乱气血的运行,使气血上逆心肺,其运行道路闭塞而为实证;如气血下消,则心肺脉络空虚,而为虚证。兹列表示意如下:

虚实证候的产生 {
  六淫外感 {
    阳气实——实证
    阳气虚——虚证
  }
  七情内伤 {
    气血上逆——运行道路阻塞——实证
    气血下滑——心肺脉络空虚——虚证
  }
}

【参考资料】

张景岳说:"阳注于阴,则自经归脏;阴满于外,则自脏及经,九候若一,则阴阳和,血气匀,身安无病。""风雨寒暑生于外也,是为外感,故曰阳;饮食居处,阴

阳喜怒生于内也,是为内伤,故曰阴。"

马玄台说:"此言阳经之邪,得之外感;而阴经之邪,得之内伤,何也? 阳经主表,阴经主里故也。"

【原文】 阳虚则外寒,阴虚则内热,阳盛则外热,阴盛则内寒。(《素问·调经论》)

【提示】 从阴阳总纲分析内外寒热虚盛的病理。

这四句经文,《内经》中亦称"经言"。张景岳说:"经言引古经语也。"可见在《内经》以前,已有"古经"的著作了。于此可知《内经》著作,是总结前人与疾病作斗争的经验,并有了更进一步的发展。

(一)阴阳与内外、寒热、虚盛的关系

正常人的生理是阴阳平衡的;阴阳偏颇,便要发生病变。本条是论述阴阳偏颇后,产生内外、虚盛、寒热症状的根本原理。阴阳是八纲中的纲领,以阴阳来分析内外、寒热、虚盛与病变情况,则更为细致。张景岳说:"阳主表,其气热;阴主里,其气寒。所以阳虚则寒,阳盛则热;阴虚则热,阴盛则寒。"可见阴阳的运用,在临床上是很重要的。现在把本文范围内阴阳运用的几个方面,列表5-1如下:

表5-1 阴阳与内外、寒热、虚盛的关系

总纲	病变部位	疾病性质	邪正消长
阴	内	寒	虚
阳	外	热	盛

从表5-1三方面的阴阳分类,第一,可以看出,都是含有相对性的意义,所以都可以用阴阳来分析。第二,凡一种症状,只有通过阴阳、内外、虚盛、寒热的分析,才能准确认识它的属性和类型。例如:同一发热,就有虚实内外的不同,必须以阴阳来分析归纳,才能有纲领、有细则,在辨证上可以达到条分缕析。因此,阴阳和内外寒热虚实的关系是密切不可分割的。后世张景岳创立"八纲"来分析证候,它的理论根据,仍是由本论发展起来的。

(二)阴阳、虚实、内外、寒热的病理和辨证

阴阳、虚实、内外、寒热的病理及其辨证,举例如下:

阳虚生外寒 { 病理——阳受气于上焦,以温皮肤分肉之间;今寒气在外,则上焦不通,上焦不通,则寒气独留于外,故寒栗 / 症状——形寒自汗,面色㿠白,四肢清冷

阴虚生内热 {
病理——有所劳倦,形气衰少,谷气不盈,上焦不行,下脘不通,胃气热,热气熏胸中,故内热
症状——下午潮热,两颧红赤,唇红舌光,口干不渴,或头痛、失眠、耳鸣
}

阳盛生外热 {
病理——上焦不通利,则皮肤致密,腠理闭塞,玄府不通,卫气不得泄越,故外热
症状——面赤气粗,壮热无汗,烦躁口渴
}

阴盛生内寒 {
病理——厥气上逆,寒气积于胸中而不泻,不泻则温气去,寒独留,则血凝泣,凝则脉不通,其脉盛大以涩,故中寒
症状——四肢清冷,腹痛喜按,大便溏薄,小便清长,脉象沉迟
}

按:以上四个"病理"部分,是《素问·调经论》的原文

(三)阴阳、虚盛、内外、寒热的相互关系

阴阳、虚盛、内外、寒热相互之间有着密切的关系,它们也是辨证的纲领;在临床上,我们必须用它们来辨识疾病的属性和类型,用药才能主次分明。

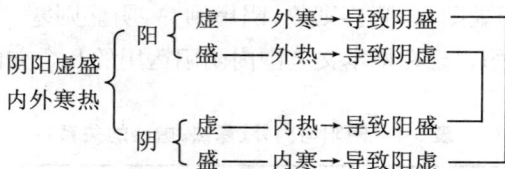

阴阳虚盛
内外寒热 {
阳 {
虚——外寒→导致阴盛
盛——外热→导致阴虚
}
阴 {
虚——内热→导致阳盛
盛——内寒→导致阳虚
}
}

阳虚外寒而后导致阴盛内寒的情况下,先有自汗恶寒、四肢逆冷,而后有腹胀、便溏等症,治宜温中固表法,如参附汤、理中汤等。但亦有阴盛内寒而后导致阳虚外寒的,先有腹胀、水肿,而后有肢冷、形寒等症状,治宜破阴固阳为主,如四逆汤加桂之类。

阳盛外热,而后导致阴虚内热的病证,例如阳明实证,在失下的后期,阳热仍在而阴液也为阳热所耗而损伤,增液承气汤就是滋阴中寓有攻下之剂。但也有由阴虚内热,而导致阳盛外热(阳亢),此种症状,看来好像是阳盛,其实它是在阴盛的基础上形成的,如内热头痛,失眠舌光剥,这就要大量滋阴,诚如王冰所说:"壮水之主,以制阳光。"阴分充足,虚阳不治自平。

【参考资料】

张景岳说:"寒气在外,阻遏阳道,故上焦不通,卫气不温于表,而寒气独留,乃为寒栗。"

罗东逸说:"劳倦形衰,则伤肝气,木郁而乘脾,致谷气不盛;谷气不盛,而上焦不行,下脘不通,则胃气热而留于胸中,是脾不行而内热也。"

马玄台说:"卫气本于上焦,今外伤寒毒,阳邪反盛,上焦不通,皮肤腠理皆致密而闭塞,玄腑不得通利,卫气不得外越,故外体菀热也。"

张景岳说:"或寒气伤脏,或饮食寒凉,寒留中焦,阳气乃去,经脉凝滞,故盛大而涩,盖阳脉流利多滑,不滑则无阳可知,此内伤证也。"

【原文】 风胜则动,热胜则肿,燥胜则干,寒胜则浮,湿胜则濡泄。(《素问·阴阳应象大论》)

【提示】 指出五种致病因素所导致的一般症状。

【讲解】 本节经文,系节录于《素问·阴阳应象大论》,《素问·六元正纪大论》亦载此五句,唯末多"甚则水闭胕肿"一句。王冰注释,以后者为详,新校正云:"风胜则动至此五句,与六元正纪大论文重,彼注颇详。"因此本节采录王冰注,以后者为主。

1. 风胜则动 动是掉摇抽掣的意思。张隐庵说:"风胜动摇,故风胜则动。"张景岳说:"风盛者,为震掉摇动之病。"

2. 热胜则肿 王冰说:"热胜则阳气内郁,故红肿暴作。"

3. 燥热则干 王冰说:"干于外则皮肤皱折;干于内则精血枯涸;干于气及津液则肉干而皮著于骨。"

4. 寒胜则浮 吴昆说:"寒胜则阳气不通,故坚痞腹满而为虚浮。"

5. 湿胜则濡泄 马玄台说:"脾胃恶湿喜燥,而湿气太过,则土不胜水,而濡泄之病作矣。"

本节所讲的动、肿、干、浮、泄的症状,据各家的注释,大多为内在因素所引起,但应该明确,这些症状,也有外因所导致的,如同一致病因素的风,就有内风外风的分别。因此,我们不要绝对的来认识病因的一面,必须相对的认识病因的另一面,这才合乎辩证法。

【原文】 余知百病生于气也,怒则气上,喜则气缓,悲则气消,恐则气下,寒则气收,炅则气泄,惊则气乱,劳则气耗,思则气结。(《素问·举痛论》)

【讲解】

(一)百病皆生于气的含义

百病,是包括很多疾病的意思,不是所有疾病无所不包,如《素问·风论》云:"百病皆生于风"及"风为百病之长"和本节"百病"的含义是相同。不过"百病皆生于风"即"风为百病之长的"风"字,是统指病因而言;本文的发病因素是喜、怒、悲、恐、惊、思、寒、热、劳倦等。百病的含义虽同,而"风"与"气"的含义则完全不同。因为"风"是指的病因,而本文之"气"字是指人体的营养物质和生理功能。《内经》中对"气"的运用是非常广泛的,仅就本文而言,亦有下列几种含义:①因

137

七情内伤引起气缓、气上、气消等气的变化,是指五脏之气。②因寒热引起气的病变是指卫气。③因劳倦过度使气耗的气是指精气而言。

基上所述,百病皆生于气,是说很多疾病的发生,都是由于人体的营养物质和生理功能失调,不论内因外因,都可导致这种变化,这就是本节的主要精神。

我们说"气"是"功能"是有依据的:王冰说:"夫气之为用,虚实逆顺缓急皆能为病。"薛雪说:"气之在人,和则为正,不和则为邪,故百病皆生于气也。"王氏所谓"用",薛氏所谓"正"及"邪",都明显的指出气是生理功能的体现。

(二)导致气机病变的因素

健康的机体,有适应一般刺激因素的功能,但这种适应是有限度的,假如某种刺激因素,超过了机体功能的适应程度,那这种功能就要变生不调而致病变。根据本节而言,导致"气机"病变的刺激因素包括三个方面:

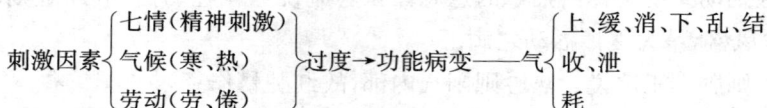

$$
\text{刺激因素}\begin{cases}\text{七情(精神刺激)}\\\text{气候(寒、热)}\\\text{劳动(劳、倦)}\end{cases}\text{过度}\to\text{功能病变}——\text{气}\begin{cases}\text{上、缓、消、下、乱、结}\\\text{收、泄}\\\text{耗}\end{cases}
$$

(三)九气的证候与病理

1. 怒则气上　岐伯曰:"怒则气逆,甚则呕血及飧泄,故气上矣。"

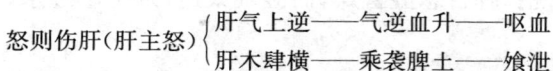

$$
\text{怒则伤肝(肝主怒)}\begin{cases}\text{肝气上逆——气逆血升——呕血}\\\text{肝木肆横——乘袭脾土——飧泄}\end{cases}
$$

2. 喜则气缓　"喜则气和志达,营卫通利,故气缓矣。"

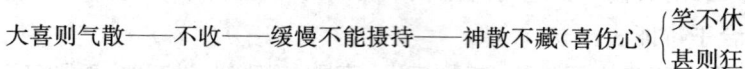

$$
\text{大喜则气散——不收——缓慢不能摄持——神散不藏(喜伤心)}\begin{cases}\text{笑不休}\\\text{甚则狂}\end{cases}
$$

3. 悲则气消　"悲则心系急,肺布叶举,而上焦不通,营卫不散,热气在中,故气消矣。"

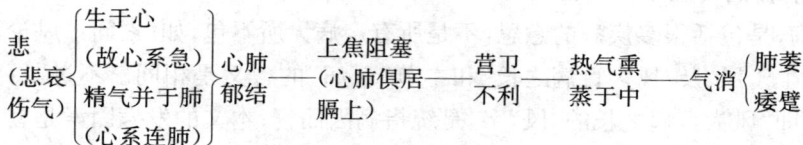

$$
\text{悲}\atop\text{(悲哀伤气)}\begin{cases}\text{生于心}\\\text{(故心系急)}\\\text{精气并于肺}\\\text{(心系连肺)}\end{cases}\text{心肺}\atop\text{郁结}\begin{matrix}\text{上焦阻塞}\\\text{(心肺俱居膈上)}\end{matrix}——\text{营卫不利}——\text{热气熏蒸于中}——\text{气消}\begin{cases}\text{肺萎}\\\text{痿躄}\end{cases}
$$

4. 恐则气下　"恐则精却,久则上焦闭,闭则气还,还则下焦胀,故气不行矣。"

恐 ——— 精却 ——— 升降不交 ——— 上焦闭 ——— 气归 ——— 下焦胀满
（恐惧伤肾） （肾主藏精） （阴精不能上奉， 于下
心肺失其濡养）

5. 惊则气乱 "惊则心无所依,神无所归,虑无所定,故气乱矣。"

大惊卒恐——神志散失,血气分离,阴阳破散——气乱 { 癫痫 / 僵仆

6. 思则气结 "思则心有所存,神有所归,正气留而不行,故气结矣。"

思则志凝神聚——气乃留而不散——气结 { 不思食 / 不寐

7. 寒则气收 "寒则腠理闭,气不行,故气收矣。"

寒束于外——腠理闭密——阳气不能宣达——收敛于中而不散 { 恶寒发热——外寒 / 腹满急痛 下利清谷 } 内寒

8. 炅则气泄 "炅则腠理开,营卫通,汗大泄,故气泄矣。"

炅——阳气亢盛——腠理开——汗大泄——阳从汗散——气泄 { 白虎证 / 中暑

9. 劳则气耗 "劳则喘息汗出,外内皆越,故气耗矣。"

疲劳过度 { 肾气亡于内 / 阳气张于内 } 内外皆越——气耗——喘息出汗

【参考资料】
高士宗说:"七情动于内,寒炅发于外,则气因之而病。"
张志聪说;"脾位中州,肝脏居下,故呕血飧泄,皆为气上。"
【原文】 黄帝问曰:厥之寒热者何也? 岐伯对曰:阳气衰于下,则为寒厥;阴气衰于下,则为热厥。(《素问·厥论》)
【提示】 说明寒厥和热厥是在阳虚和阴虚的情况下所形成的。
【讲解】 《内经》论厥的范围,是极为广泛的,如大厥、煎厥、薄厥等,各有其病因,也各有其症状。这里所说的寒厥、热厥症状,仅有手足寒和手足热,其病因

139

限于下焦阴虚和阳虚两方面。

（一）寒厥

《素问·厥论》："寒厥何失而然也……此人者质壮,以秋冬夺于所用,下气上争,不能复,精气溢下,邪气因从之而上也……阳气日损,阴气独在,故手足为之寒也。"按照本节经文所描写的寒厥,其病因、病机、症状如下：

寒厥 { 病因——色欲过度
病机——下焦肾阳不足
症状——手足寒

（二）热厥

《素问·厥论》："热厥何如而然也? ……此人必数醉若饱以入房……夫酒气盛而慓悍,肾气有衰,阳气独胜,故手足为之热也。"

按照本节经文所描写的热厥,其病因、病机、症状如下：

热厥 { 病因——酒色所伤
病机——下焦肾阴不足,阳气独胜
症状——手足热

总的来说,本文寒厥和热厥的病机,是由于酒色过度,消耗肾家的精气太过,导致阴阳偏胜的结果。结合后世学说来理解,就是肾水和肾火偏胜偏衰的问题。在症状表现上,虽然仅指出"手足寒"和"手足热"两个方面,但是依据我们的临床体会,所谓"肾阳不足"的手足寒或热,不是仅凭这两种症状作判断的,而需参合脉象、舌苔或大小便等方面的症状来佐证鉴别。

（三）后世所谓寒厥与热厥

后世论厥,以汉·仲景较早,兹举《伤寒论》中数例于后：

少阴篇："手足寒,脉迟……宜四逆汤"(《伤寒论》324 条)——寒厥证

厥阴篇："脉滑而厥者,里有热,白虎汤"(《伤寒论》350 条)——热厥证

上列的厥证与《内经》所论的厥证,从根本上是不同的,可从以下三个方面来比较分析：

1. 从症状上来看 后世之厥：不论寒厥热厥,有一个共同特点：手足寒。

《内经》之厥：寒厥——手足寒；热厥——手足热。

2. 从病因上来看 后世之厥：六淫之邪所引起——外因。

《内经》之厥：酒色所伤——内因。

3. 从病理机转上来看 后世之厥：寒厥——外感病从少阴寒化——虚证；

热厥——外感病从阳明热化——实证。

《内经》之厥:寒厥——肾阳不足;热厥——肾阴不足。

由此可知,后世所谓厥证,与本文之厥证,病名虽同,然症状有所不同,病因和病机也不相同。据我们临床体会,厥证的发生,必有兼发症状同时出现;《内经》寒厥、热厥,决不仅有手足寒和手足热的单独症状。因此,我们在诊断上,可以通过综合患者全身症状,归纳为一个证候,然后根据证候的本质来进行鉴别。

【原文】 阳气者,烦劳则张,精绝,辟积于夏,使人煎厥。目盲不可以视,耳闭不可以听,溃溃乎若坏都,汨汨乎不可止。(《素问·生气通天论》)

【提示】 说明煎厥形成的原因及其症状。

【讲解】

(一)煎厥的成因

煎厥的成因,经文中已明白指出,而王履解释得更清楚:它是在阳气亢盛,阴精被其煎熬的基础上形成的。其病因和病理机转如下:

$$烦劳太过 \rightarrow 阳亢盛 \rightarrow \frac{(精绝)}{阴精不足} \xrightarrow{(辟积于夏)} 煎厥$$

人体正常的生理功能是阴阳平衡的,若阴阳不平衡,就会导致偏盛而生病。本文的"烦劳则张",是煎厥的致病因素,由于烦劳而造成阳气的亢盛,相对的会影响阴精的不足。所谓"阴胜则阳病,阳胜则阴病",由于阳盛精绝,就具备了煎厥的条件。本文"辟积"二字,最为关键。辟积是重复的意思。如果偶然一次的过度烦劳,也不会就导致阳气亢盛。即使阳气有所偏胜,但经过适当休息很快就能达到平衡;若习以为常的烦劳,就造成阳亢阴虚,而渐致精绝,到夏季气候炎热,阳气发泄,阴虚无以敛阳,就发生昏厥。其所以称为煎厥,是由于阳亢而阴精被其煎熬导致的厥证,所以称煎厥。

(二)煎厥的症状

煎厥的症状,据经文的描写是:"目盲不可以视,耳闭不可以听。"至于"溃溃乎若坏都,汨汨乎不可止",这是形容病势突然发作的严重情况,形容病势好像大水冲破了堤防,水势汹涌不可止。其具体的症状,张山雷有明确的描述:

$$\left. \begin{array}{l} 眩晕——天旋地转,两目无光——先驱症状——自觉 \\ 昏瞀——昏然不知,莫名所苦——后继症状——他觉 \end{array} \right\} 猝厥,猝仆$$

【参考资料】

王履说:"夫阳气者,人身和平之气也。烦劳者,凡过于动作皆是也。张,主也,谓亢极也。精,阴气也……夫充于身者,一气而已,本无异类也,即其所用所病而言之,于是乎始有异名耳。故平则为正,亢则为邪;阳气则因其和以养人而名之,及其过动而张,亦即阳气亢极而成火耳。阳盛则阴衰,故精绝。水不制火,故亢火郁积之甚。又当夏月火旺之时,故使人烦热之极,若煎迫然而气逆上也。"

张山雷说:"目盲不可视,耳闭不可听,则即五脏生成篇之所谓徇蒙招尤、目瞑而聋,已是天旋地转,日月无光之候;更申之以溃溃乎汩汩乎两句,无非形容其昏然无识,莫明所若之状,谓非肝阳暴动,眩晕昏瞀,猝厥猝仆而何?"

【原文】 阳气者,大怒则形气绝而血菀于上,使人薄厥。(《素问·生气通天论》)

【提示】 说明薄厥形成的原因及其症状。

【讲解】

(一)薄厥的成因

薄厥是由于怒气伤肝,气上血逆而形成,经文中已明白指出它的发病机转如下:

大怒伤肝→气升血逆→菀于头部→薄厥

(发病因素)(病理变化)(病变所在)

根据上述薄厥机转,主要是气血并逆,头部发生病变。现在来讨论薄厥的病理关系。

1. 血与头部(上)的关系 《素问·脉要精微论》说:"头为精明之腑。"今气血并走于上,而血菀积于"精明"之腑,扰乱了"精明"应有的作用,所以发生薄厥。

2. 气和血的关系 气和血在生理上是相辅而行的,在病理上则以并逆于上为害。

(二)薄厥的症状

薄厥的病证在于头部,已如上述。《素问·脉要精微论》中有"厥成为巅疾"一语,更足以证明"血菀于上"的"上"字,是指头部无疑。本文对薄厥症状,虽无描写,但根据病证在头的线索,从《针灸甲乙经·阴阳清浊顺治逆乱大论》中可找到相关症状:"乱于头则为厥逆头痛眩仆。"由此可知,因头部病变的薄厥症状当是:厥逆,头痛,眩仆。

【参考资料】 马玄台:"阳气者,贵于清静,若大怒而不清静,则形成经络阻绝不通,而血积于心胸之间。

【原文】 血之与气,并走于上,则为大厥,厥则暴死;气复反则生,不反则死。(《素问·调经论》)

【提示】 大厥的病理、症状及预后。

【讲解】

本节所论之大厥证与上节的薄厥证属同一类型，都是中风实证，不过在程度上似有轻重的区别。上节薄厥的原因是大怒，其病理机转为气血的上逆。本节大厥证虽未说明病因，但其病理机转也应是由于气血上逆的关系，所以与薄厥证可以联系起来理解。

大厥的症状，本文简略指出为"厥则暴死"，也就是猝然昏倒，不省人事，因而称为暴死，此"死"是假死，从下文"气复反则生"即可明了。

关于本证的预后，不外两种情况：一为良好；一为恶化。关键决定于气血运行的自然恢复，所谓"气复反则生"，因为形成此证的病理为气血的上逆，若病势尚轻，上逆之气复反下行，血亦随之而下，所以可以逐渐苏醒。另一方面，当然与急救处理有关，若处理及时适当，可以更快得到恢复。如果病势严重，再加上没能及时抢救，则气血逆而不下，故预后不良。

【参考资料】 张锡纯说："尝读《内经》至调经论，有谓：'血之与气，并走于上，则为大厥，厥则暴死，气复反则生，不反则死'云云，非及西人所谓脑充血之证乎？……盖血必随气上升，……其气上升之极，复反而下行，脑中所充之血亦应随之下行，故其人可生；若其气上行不反，升而愈升，血亦随之充而愈充，脑中血管可致破裂不止，所以其人死也。"

【原文】 因于寒，欲如运枢，起居如惊，神气乃浮。因于暑，汗，烦则喘喝，静则多言，体若燔炭，汗出而散。因于湿，首如裹，湿热不攘，大筋缓短，小筋弛长，缓短为拘，弛长为痿。因于气，为肿，四维相代，阳气乃竭。（《素问·生气通天论》）

【提示】 说明阳虚不能卫外时，虽四时正常气候，也能致病，并指出一般症状。

【讲解】 《内经》原文在此节之前有："阳气者，若天与日，失其所，则折寿而不彰，故天运当以日光明，是故阳因而上卫外者也。"此段经文，强调阳气的作用。本文列举之病，皆由阳气不足所致。因阳气有卫外的功能，经所谓："阳者卫外而为固也"。假如阳气不固，四时之邪，乃能干之，也就是说，当卫外功能薄弱时，虽处在正常的四时气候中，也能发生疾病。

1. 因于寒，欲如运枢 张隐庵说："因于寒，我身之阳气如运枢以外应。"此句说明阳气有运枢开合的功能。当寒邪外侵时，阳气发挥其闭密作用，以抗拒外邪，不使深入，这种功能叫合；在发热期间，必借阳气鼓邪外出的作用，才能汗解，这种功能叫开。所以知阳气为"运枢"，就是指阳气的"开"与"合"的作用而言。

第五章 病 能

2. 起居如惊，神气乃浮　惊是乱貌。当我们起居不节，生活没有一定的规律，常处在忙乱紧张的情况下，便会导致神气不安于内而浮越于外，因之邪气容易侵袭。

3. 因于暑，汗，烦则喘喝，静则多言　本文所言暑，即夏季炎热时的"中暑"。

汗——暑中有火，火性急而疏泄。

烦——心与火同气相求。

喘喝——火克金故喘；郁遏胸中清廓之气故喝（声嘶）。

静则多言（心主言，暑邪在心，在烦、喘后比较安静的阶段，但仍欲自言不休）——暑邪入于心包。

以上一系列的症状，在暑温发病的整个过程，它是可以混合出现，但也可以先后出现。"混合"与"先后"是由暑温的轻重来决定的。

4. 体若燔炭，汗出而散　清·徐灵胎、薛生白二氏，遵朱丹溪的原意，认为这两句应移于"因于寒"之下，同时对"起居如惊，神气乃浮"也有移动。其排列如下："是故阳因而上，卫外者也，欲如运输，起居如惊，神气乃浮；因于寒，体若燔炭，汗出而散；因于暑，汗、烦则喘喝，静则多言；因于湿……"我们认为这样的调动，在文义上和临床上是比较切合的。据临床所见，寒邪在表，如果治疗恰当，确实是可以发汗而散的。

5. 因于湿……弛长为痿　湿为阴邪，伤人之后，在机体所引起的病变化有先后的不同，因此所反映的病理现象也有先后之异。

（1）初起：首如裹——浊气熏蒸，清道不通。此时若治以芳化，则症状可以迅速消失，如不加治疗，或治不得法，则湿郁为热。

（2）发展：

湿热不攘 $\begin{cases} 大筋缳短——湿热伤及气血不能养筋——拘 \\ 小筋弛长——湿热伤筋，不能束骨——痿 \end{cases} \begin{cases} 肢体运动 \\ 功能障碍 \end{cases}$

6. 因于气，为肿……阳气乃竭　因于气的"气"字，各家的注解不同，大致可分下列三种：①马玄台：作怒气解。②胡澍：作热气解。③高士宗：作风解。本文是论述在阳气不能卫外的情况下，所产生一系列的疾病，所以若按怒气、热气或风来解释，则与上下文的精神不相符合；同时也与末句"阳气乃竭"不能贯通，因此我们认为，仍以阳气因虚不能运化而致水肿来解释比较贴切。就是说阳气有卫外作用，若卫外不足时，外界的因素固可致病，而阳气本身，因虚而壅滞，同时也可发生疾病。例如脾阳因虚而壅滞，就可发生脾虚浮肿，这种浮肿是阳气虚的现象，故云："阳气乃竭"。

【参考资料】

吴鞠通说："暑中有火,性急而疏泄,故令人自汗;火与心同气相求,故善烦;烦则喘喝者,火克金故喘;郁遏胸中清廓之气故欲喝而伸之,其或邪不外张,而藏于心则静;心主言,暑邪在心,虽静亦欲自言不休言也。"

朱丹溪《格致余论》："湿者土浊之气,首为诸阳之会,其位高而气清,其体虚,浊气熏蒸,清道不通,沉重而不爽利,似乎有物而蒙冒之。失而不治,湿郁为热,热留不去。大筋软短者,热伤而血不能养筋,故为拘挛;小筋弛长者,湿伤筋不能束骨,故为痿弱。"

马玄台说："因于气证所致者,凡怒则伤肝,肝气有余,来乘脾土,脾土不能制水,水气泛滥于四肢,而为肿胀之疾。"

胡澍说："此气指热气而言,上云寒暑湿,此若汛言气,则与上文不类,故知气为热气也。阴阳应象大论曰:热胜则肿,本篇下注引正理论曰:热之所过,则为臃肿,故曰因于气为肿。"

高士宗说："气犹风也,阴阳应象大论云:阳之气,以天地之疾风名之,故不言风而言气。因于气为肿者,风淫末疾,四肢肿也。"

【原文】 春伤于风,邪气留连,乃为洞泄;夏伤于暑,秋为痎疟;秋伤于湿,上逆而咳,发为痿厥;冬伤于寒,春必温病。四时之气,更伤五脏。(《素问·生气通天论》)

【提示】 说明四时常见疾病与四时气候的关系。

【讲解】

(一)伏而后发

1. 春伤于风,邪气留连,乃为洞泄 风→肝→木邪胜→克土→夏→洞泄。所谓"洞泄"是木乘脾土,脾运不健的泄泻,有完谷不化的现象,与暴注下迫的热利有区别。

2. 夏伤于暑,秋为痎疟 暑→(伏邪)→汗孔疏,腠理开→秋→汗出遇风→痎疟。夏受暑气,不即发散,暑气伏藏,即所谓伏邪。它能使人体的卫外功能不固(即汗孔疏,腠理开),造成秋天易于发疟的条件(痎疟形成的发病因素,及病理变化,在后面疟论再作进一步介绍)。

3. 秋伤于湿,上逆为咳,发为痿厥 秋为燥令,为什么说伤于湿?李念莪说:"土旺于四季之末,秋末亦可伤湿。"为什么叫做上逆呢?王履说:"湿从下受,故干肺为咳,谓之上逆。"秋伤湿邪,伏于人体,至冬上逆于肺,发为咳嗽。肺受病后,便会形成痿厥,它的病机如下:

$$湿 \rightarrow 人体 \begin{cases} 上逆于肺 —— 气不外运 \\ 留滞经络 \end{cases} 痿厥$$

病机十九条云:"诸痿喘呕,皆属于上";《素问·痿论》云:"肺热叶焦,则皮毛虚弱急薄,著则生痿躄也。"由此可知,痿与肺有着密切的关系,同时可知痿厥并不是一伤于湿就发生的,是由伤湿后,肺先病,治不得法,在肺病的基础上发生的。

4. 冬伤于寒,春必温病

$$冬伤于寒 \begin{cases} 感而即发 —— 伤寒 \\ 感而不发 —— 伏于人体 —— 温病(春发) \end{cases}$$

后世所谓"伏气温病",其理论根据即基于此。四时之气,更伤五脏,就是四时气候的主气不同,所以对人体内脏的影响,也就各有区别了。

(二)伏而后发与感而即发的区别

《素问·生气通天论》在讨论关于四时五脏的发病问题上主要分两个方面,一是感而即发,二是伏而后发。感而即发,如上节因于寒,因于湿等;伏而后发,即本节所指的病候。兹对比如下:

$$寒 \begin{cases} 感而即发(冬)因于寒,体若燔炭,汗出而散 \\ 伏而后发(春)春必温病 \end{cases}$$

$$暑 \begin{cases} 感而即发(夏)因于暑,汗,烦则喘喝,静则多言 \\ 伏而后发(秋)痎疟 \end{cases}$$

$$湿 \begin{cases} 感而即发(秋)因于湿,首如裹 \\ 伏而后发(冬)咳嗽 \end{cases}$$

$$风 \begin{cases} 感而即发(春)因于露风,乃生寒热 \\ 伏而后发(夏)洞泄 \end{cases}$$

【参考资料】

张景岳说:"春伤于风,木邪胜也,留连既久,则克脾土故为洞泄。"

马玄台说:"春伤于风,风气通于肝,肝邪有余,来侮脾土,故邪气留连,发为洞泄之证。阴阳应象大论:岐伯曰:春伤于风,夏为洞泄,夫曰留连。则虽不言夏,而义已赅矣。"

丹波元简说:"知洞泄即是飧泄。"

张隐庵说:"夏伤于暑,暑汗不泄,炎气伏藏,秋时阴气外出,与热相遇,发为痎疟"。

王履说:"夫肺为诸气之主,今既有病,则气不外运,又湿带经络,故四肢软弱而无力,而为痿厥也。"

王叔和说:"冬时严寒……中而即发,名曰伤寒,不即病者,寒毒藏于肌肤,至春变为温病。"

【原文】 凡病伤寒而成温者,先夏至日者为病温,后夏至日者为病暑,暑当与汗皆出,勿止。(《素问·热论》)

【提示】 说明温病、暑病的区别,并指出暑病的治疗原则。

【讲解】 经谓先夏至日发为温病,这一"温"字,系指温热病而言,即《素问·生气通天论》:"冬伤于寒,春必温病"的温病。后夏至日者为暑病,是指狭义的暑病,亦即《伤寒例》中,"暑病者热极重于温"的暑病,林观之认为即"热病"。本条经文,所指的温病、暑病,均由伏气而致。故首句即指出发病因素:"病伤寒而成温者",说明了温病、暑病,同是冬令感受寒邪,伏而不发,至来年春夏才发;虽然感受之源相同,但发病时间和发病后的情况不同,因此须予以区别。

(一)温病与暑病的区别

1. 发病时间 温病,夏至以前发(先夏至日发为温病);暑病,夏至以后发(后夏至日发为暑病)。

2. 发病的热型 温病,热较轻;暑病,热大盛。王启玄说:"此以热之微甚为义也。阳热未盛,故曰温;阳热大盛,故曰暑。"

(二)温病暑病的治疗原则

温病的范围很广,本节经文所指的是春季所发的伏气温病,因寒邪久伏化热,故内热炽盛,治当以清里热为主。柳宝诒说:"伏气由内而发,治之者以清里热为主。"

暑病的治疗原则,是以清热为主,不可止汗。暑病多汗,是其临床特点。这种多汗是暑邪的出路。若见汗而用止汗法,则暑邪内遏,易促其传入心包,故曰:"暑当与汗皆出,勿止。"

【参考资料】

王安道说:"凡温病、热病,若见重感,表证虽间见,而里病为多,故少有不渴者;斯时也,法当治里热为主,而解表兼之,亦有治里而表自解者……"

张隐庵说:"伏匿之邪,与汗共并而出,故不可止之。"

【原文】 帝曰:法阴阳奈何?岐伯曰:阳胜则身热,腠理闭,喘粗为之俯仰,汗不出而热,齿干以烦冤,腹满死,能冬不能夏。阴胜则身寒汗出,身常清,数栗而寒,寒则厥,厥则腹满死,能夏不能冬。此阴阳更胜之变,病之形能也。(《素问·阴阳应象大论》)

【提示】 阴阳偏胜的症状与时令的关系。

【讲解】 "法阴阳奈何?"就是如何运行阴阳学说来说明疾病的病理变化,以阴阳为法则解决临床诊断与治疗的问题。因为阴阳在我们辨证治疗上,有极其重大的意义。时令气候有阴阳的更胜,人也有阴阳的偏胜;由于人身之阴阳,与天地之阴阳息息相关,所以人体的阴阳,当适应天地之阴阳。人体在阴阳平衡的情况下,是能适应天地之阴阳的;假如人体的阴阳有偏胜,那就不能适应天地的阴阳更胜之气了。又因为一切事物都脱离不了阴阳的范畴,我们人体的生理病理,更不外乎"阴阳之道"这一规律,所以古人提出,要法于阴阳。

(一)阳偏胜的症状

阳偏胜的症状——实热证。说明于下:

身热——阳盛则火盛。

腠理闭——阳盛表实。

喘粗为之俯仰——因呼吸急促、气粗、困难而使身体前俯后仰。此为阳实于胸所致。

汗不出而热——阴液受损,不能作汗,即所谓干热。

齿干——汗闭于外,则热郁于内,热盛伤液则齿干("验齿"在临床诊断上是很有价值的。)

烦冤腹满死:在上述病理现象下,若出现肠中阴液枯竭,燥屎内结,大腹胀满,则上下内外,皆已闭塞,故称"腹满死"。陈修园自谓读伤寒数十年,悟出"存津液"三字。而仲景在阴气欲绝,孤阳独亢之时,除用血肉有情峻滋阴液一法外,还有急下存阴之法,重在釜底抽薪。

(二)阴偏胜的症状

阴偏胜的症状——虚寒证。恰和阳胜相反。

身寒汗出——阳衰则表不固而汗出身寒。

身常清,数栗而寒——阴气盛,阳气虚。

寒则厥——寒后阳虚,四肢厥冷。

厥则腹满死——阴极者,阳竭于中,阴寒内结,无阳气运化,水湿内停,故成腹满,而至死亡。

同一腹满,有阳胜阴胜的不同,因此有必要加以辨别。

$$\text{伤寒} \left\{ \begin{array}{l} \text{阳明} \\ \text{太阴} \end{array} \right\} \text{皆有腹满} \left\{ \begin{array}{l} \text{属实属热——腹痛拒按} \\ \text{属虚属寒——腹不痛喜按} \end{array} \right.$$

（三）阴阳偏胜对时令气候的适应

"能"：适宜，耐受的意思。阴阳偏胜对时令气候的适应如下：

阳盛阴虚——喜寒恶热——能冬（冬为寒水之令）

阴盛阳虚——喜热恶寒——能夏（夏为君火之令）

【参考资料】

马玄台说："夫人身之阴阳，有同于天地之阴阳。"

张景岳说："阳胜则火盛，故身热；阳盛表实，故腠理闭；阳实与于胸，则喘粗不得卧而为之俯仰；汗毕于外，则热郁于内，故齿干；阳极则伤阴，故烦冤腹满。"

高士宗："冬时寒冷，阳胜可容；夏时炎暑，不耐煎厥矣。"又说："夏时炎暑，阴胜可容；冬时严寒，不堪凛冽矣。"

【原文】 黄帝问曰：今夫热病者，皆伤寒之类也。或愈或死，其死皆以六七日之间，其愈皆以十日以上者何也？不知其解，愿闻其故。岐伯对曰：巨阳者，诸阳之属也，其脉连于风府，故为诸阳主气也。人之伤于寒也，则为病热，热虽甚不死。其两感于寒而病者，必不免于死。帝曰：愿闻其状。岐伯曰：伤寒一日，巨阳受之，故头项痛腰脊强。二日阳明受之，阳明主肉，其脉侠鼻络于目，故身热，目疼而鼻干，不得卧也。三日少阳受之，少阳主胆，其脉循胁络于耳，故胸胁痛而耳聋。三阳经络皆受其病，而未入于脏者，故可汗而已。四日太阴受之，太阴脉布胃中络于嗌，故腹满而嗌干。五日少阴受之，少阴脉贯肾络于肺，系舌本，故口燥舌干而渴。六日厥阴受之，厥阴脉循阴器而络于肝，故烦满而囊缩。三阴三阳，五脏六腑皆受病，荣卫不行，五脏不通，则死矣。（《素问·热论》）

【提示】 说明伤寒的范畴，症状，传变和预后。

【讲解】

（一）伤寒的范畴

《素问·热论》的伤寒，是包括一切发热病而言，所以一开始就说："今夫热病者，皆伤寒之类也……人之伤于寒也，则为病热。"篇后又说："凡病伤寒而成温者，先夏至日为病温，后夏至日为病暑。"

张景岳说："伤寒者，中阴寒杀厉之气也，寒盛于冬，中而即病者是为伤寒；其不即病者，至春则名为温病，至夏则名为暑病。然有四时不正之气，随感随发者，亦曰伤寒。"据张氏的解释，《素问·热论》伤寒类型有下列三种：①感而即发：冬日中阴寒杀厉之气即病者。②伏而后发：冬日感寒，伏而不发，至春发者，名温病，至夏发者，名暑病。③随感随发：感受四时不正之气而发病。这些伤寒类型，实际上已概括了一切外感发热病，因此凡系外感发热者，均属于伤寒的范畴。所谓伤寒，即发热病的互名，后世医家分伤寒为广狭二义，即导源于此。

149

（二）六经主证

伤寒六经主证，主要是把热病复杂的症状，加以分类归纳。因其所表现的临床症状和经脉循行路径大致相符，同时还意味着伤寒病的传变过程，因此以六经作提纲，并不是单纯的经脉受病。例如：《素问·皮部论》云："百病之始生也，必先于皮毛，邪中之，则腠理开，开则入客于络脉，留而不去，传入于经，留而不去，传入于腑。"本论："三阴三阳，五脏六腑皆受病，荣卫不行，五脏不通则死矣。"上述原文都可以说明热病的六经分证，不是单纯的以六经为纲，还包含着邪从经脉的传变。

经脉是人体上下、表里、精、津液、气血运行的通路，可以反映脏腑病变的情况。所以我们认为，热病六经症状的分类归纳方法，主要包括下列两个方面：①根据经脉循行道路，如"太阳从巅络脑"。②六经表里传变关系，如"未入于脏者，故可汗而已。"

总的来说，《素问·热论》六经症状的分类归纳，是以经脉为主，其中贯穿着由表传里的概念。

（三）六经的次序

1. 阴阳表里的次序　　自外而内，先阳后阴，这是《内经》论病理的一个原则。故伤寒传经，先自三阳之表，后入三阴之里，这是阴阳、表里、先后的次序。而六经是先三阳后三阴，因为三阳位表，三阴位里。

2. 六经先后的次序

（三阳）（二阳）（一阳）（三阴）（二阴）（一阴）

太阳→阳明→少阳→太阴→少阴→厥阴

本节主要是按照这个次序来说的。仲景《伤寒论》也是按照本节的次序而分篇的。

（四）六经传变

六经相传："一日巨阳受之……二日阳明受之……三日少阳受之……"所谓一日二日三日，古人有两种看法。

1. 一日传一经是气传而非病传　　张令绍说："传经之发，一日太阳，二日阳明，三日少阳，四日太阴，五日少阴，六日厥阴，六日以次相传，周而复始，一定不移，此气传而非病传也。"

2. 不能计日限病　　高士宗说："一日受、二日受者，乃循次言之，非一定不移之期日也。领悟圣经，当勿以辞害意。"

我们认为第二种看法是比较合乎临床的。对日期应该灵活看待：热论一日传一经的说法，是一个传变的程序，不是限定它的变化趋势。我们可以认为，热病的变端百出,决不会循轨前进的。所以《灵枢·邪气脏腑病形》明确指出:"邪之中人,或中于阴,或中于阳,上下左右,无有经常。"

六经相传次序是《内经》作者掌握热病传变规律,初步制订出来的原则,不能机械地去理解它。到了汉代张仲景,在此基础之上有了很大的发展:有循经、越经、直中等传变路径,又有合病、并病等传变形式。这是继承了《内经》的传变学说,综合了各家经验,方能更准确地掌握疾病发展的规律,将医学不断向前推进(表5-2)。

表 5-2 《热论》和《伤寒论》六经症状的比较

经别	《热论》	《伤寒论》
太阳	头项痛、腰脊强	脉浮、头项强痛而恶寒、发热
阳明	身热、目疼鼻干、不得卧	身热自汗、渴饮、便结、潮热谵语等
少阳	胸胁痛而耳聋	口苦、咽干、目眩、胸胁苦满、寒热往来
太阴	腹满而嗌干	腹满而吐、食不下、自利益甚、时腹自痛
少阴	口燥、舌干而渴	脉微弱、但欲寐、恶寒身疼、四肢逆冷等
厥阴	烦满而囊缩	消渴、气上撞心、心中疼热饥而不欲食、食即吐蛔、下之利不止

151

根据表5-2的比较,《素问·热论》和《伤寒论》的六经症状是同中有异的;但在六经分类上,却异中有同。我们认为,不必斤斤计较于症状的类同。因为医学在不断地发展,对病证的认识也是在逐步地深入,《伤寒论》论述的六经病证,必然比《内经》时代有所进步。

(五)伤寒六经病的治疗和预后

1. 治疗原则 "其未满三日者,可汗而已;其满三日者,可泄而已。"这是指邪在三阳,尚在于表,发汗则病已;病在三阴,邪已入里,攻之则愈。

未满三日者(三阳) 可汗 而已

其满三日者(三阴) 可泄 而已

《热论》所谓 { 三阳 / 三阴 } 即《伤寒论》 { 太阳 / 阳明 } 有实热而无虚寒

柯韵伯说:"热病之六经,专主经派为病,但有表里之实热,并无表里之虚寒。"因此,治疗上亦仅有汗下二法而已,从治疗上也可以看出《素问·热论》与《伤寒论》分类的异同。

2. 预后

（1）预后良好："人之伤于寒也,则为病热,热虽甚不死。"这是指寒邪初犯,邪束肌表,玄腑致密,腠理闭塞,此时邪气方张,正气未衰,抗邪力正旺,所以产生内热。这种高热,对生命并没有危险。正如《素问·生气通天论》所说："体若燔炭,汗出而散。"热虽剧烈,亦宜发汗解表,使邪有出路,便可安然无恙,所以说："热虽甚不死。"

（2）预后恶化："其两感于寒而病者,必不免于死。""三阴、三阳、五脏六腑皆受病,荣卫不行,五脏不通则死矣。"两感,是指表里脏腑同时感受邪气。如太阳与少阴同时受邪,阳明与太阴同时受邪,少阴与厥阴同时受邪。由于邪气充斥脏腑,不得外泄,营卫气血不通,机体不能驱除病邪,形成邪盛正竭,故曰："不免于死。"指出了疾病辗转相传,脏腑经络皆病,而致营卫不通,脏腑皆伤,生机竭绝而死。

【参考资料】

《难经》："伤寒有五:有中风,有伤寒,有湿温,有热病,有温病。"

方有执说："一日、二日、三、四、五、六日,尤言第一、第二、第三、四、五、六之次第也,大要譬如计程,如此立个前程的初试,或约摸耳,并非计日限病之谓。"

柯韵伯说："仲景六经总纲,法与《内经》热论不同:太阳只重在表征表脉,不重在经络主病。看诸总纲,各立门户,其意可知。"

高士宗说："热病者伤寒之类,故人伤于寒也,则为病热;热者人身阳热之气,阳常有余,故热虽甚不死。"又说："其两感于寒而病者,阳脉受寒,阴脉亦受寒,阴阳皆受,脏腑俱伤,故必不免于死。"

【原文】 黄帝问曰:风之伤人也,或为寒热,或为热中,或为寒中,或为疠风,或为偏枯,或为风也,其病各异,其名不同,或内至五脏六腑,不知其解,愿闻其说。岐伯对曰:风气藏于皮肤之间,内不得通,外不得泄。风者善行而数变,腠理开则洒然寒,闭则热而闷,其寒也,则衰食饮,其热也,则消肌肉,故使人怢栗而不能食,名曰寒热。风气与阳明入胃,循脉而上至目内眦,其人肥则风气不得外泄,则为热中而目黄;人瘦则外泄而寒,则为寒中而泣出。风气与太阳俱入,行诸脉俞,散于分肉之间,与卫气相干,其道不利,故使肌肉愤䐜而有疡,卫气有所凝而不行,故其肉有不仁也。疠者,有荣气热胕,其气不清,故使其鼻柱坏而色败,皮肤疡溃,风寒客于脉而不去,名曰疠风,或名曰寒热。(《素问·风论》)

【提示】 论风邪引起人体的几种病变。

【讲解】 中医学中所论之风,概括地讲可分为两大类:一指外风;一指内风。本文所说之风邪,是指外风而言。由于外感六淫之风邪具有"善行而数变"的特性,故这一致病因素引起人体的疾病有其广泛性,因此,又称"风为百病之长"。从本文所述的内容来看,正可以说明这个问题,如同属一种致病因素——风邪,其所引起的疾病则有寒热、热中、寒中、疠风、偏枯(风)之不同。说明人之体质有盛衰,邪气有强弱,侵袭部位、受病时令有区别,因此其产生的病证亦随之而异。

(一)寒热

"寒"和"热"是一般外感疾病初起的症状,即《伤寒论》所谓太阳表证。其病理机制,正如原文所说:"腠理开则洒然寒,闭则热而闷。"因风邪初犯,邪留皮肤、肌表之间,皮肤致密,腠理闭塞,因而产生寒热症状。

(二)热中寒中

"中",读作中间之中,并非中风之中。"热中"与"寒中"实际上是指虚实两大类型的证候。根据原文所讲,其风入阳明胃经,肥人得之者为热中;瘦人得之者为寒中。可见这两类病变的产生,虽同属风邪,但因体质之强弱不同,其病机则各异,原文所谓:"其人肥则风气不得外泄,则为热中而目黄;人瘦则外泄而寒,则为寒中而泣出。"正说明了其所以产生寒中热中之不同病候的机制。

另外,《内经知要》引《调经论》云:"因饮食劳倦,损伤脾胃,始受热中,末传寒中。"李念莪注解说:"病初起时,元气未虚,邪气方实,此谓热中;病久元气日虚,邪气日退,此谓寒中。"与本文可互作参考。

总之,此所谓寒和热,含有阴性、阳性、虚性、实性的意义;与"邪气盛则实,精气夺则虚"的基本精神一致。

(三)疠风

"疠风"即现代所谓麻风病,古又称大风、癞病。《素问·长刺节论》曰:"病大风,骨节重,须眉堕,名曰大风。"巢元方《诸病源候论》曰:"凡癞病皆是恶风。"《肘后备急方》云:"凡癞病皆起于恶风,乃触犯禁忌得之。"因此,本病的致病因子乃属外风,是一种特殊恶劣的风邪引起。其病机,原文有详细描述。总的是说,风邪客于脉中,留而不去,使营卫运行之道闭塞,风久化热,热甚则肉腐,故致溃烂,因而产生各种症状。

(四)偏枯

"偏枯"是指偏瘫,半身不遂之类症状。本文之"偏枯"二字,恐系"偏风"之误,滑伯仁说:"偏枯,当作偏风;下文以春甲乙云,则为偏风。"这种偏风病的立名,是以其感受病邪的时令不同,因而中伤的内脏也各异。所以原文又说:"风中五脏六腑之俞,亦为脏腑之风,各入其门户所中,则为偏风。"王冰注云:"虽愈左右而偏中之,则为偏风。"此种风病由于受病之脏器不同,名为肾风、心风、脾风等,皆属偏风之类。其各种风病之症状,则又必须随各脏受病的具体情况而定。

153

原文黄帝问语中还有"或为风也"一句,在本节条文下有漏风、内风、首风、泄风等,皆属风病范围,总的都是发病之诱因不同而分出的各种名称。如"饮酒中风,则为漏风。""新沐中风,则为首风。""久风入中,则为肠风飧泄;外在腠理,则为泄风。"有关这些风病,临床体会较少,这里从略。

总之,本节所论皆风邪引起的各种疾病。

【原文】 肺热叶焦,则皮毛虚弱急薄,著则生痿躄也。心气热,则下脉厥而上,上则下脉虚,虚则生脉痿,枢折挈,胫纵而不任地也。肝气热,则胆泄口苦筋膜干,筋膜干则筋急而挛,发为筋痿。脾气热,则胃干而渴,肌肉不仁,发为肉痿;肾气热,则腰脊不举,骨枯而髓减,发为骨痿。(《素问·痿论》)

【提示】 说明五痿的成因、症状及与内脏的关系。

【讲解】

(一)五痿的成因和症状

五痿的发生,虽皆各有其原因,但总的病理方面和肺脏有密切关系。张景岳说:"肺主气,以行荣卫、治阴阳,故五脏之痿,皆因肺气;热则五脏之阴皆不足;故痿躄之生于肺也。五脏之证虽异,总皆谓之痿躄。"又如病机十九条有"诸痿喘呕,皆属于上。"因此说痿之形成和肺脏有密切关系。痿证总的概念是身体软弱,手不能握,足不能行。痿的病机是"肺热叶焦"。

兹按全篇原文总的精神,将五痿的主因及症状列于下:

痿躄(肺痿) { 成因——有所失亡,所求不得 / 症状——色白、毛败、足弱无力而不能任地 }

脉痿(心痿) { 成因——悲哀太甚 / 症状——色赤、四肢关节之处如枢纽之折而不可提挈,足胫纵缓 }

筋痿(肝痿) { 成因——思虑太过,所愿不遂,入房太甚 / 症状——色苍爪枯、口苦、筋急而挛,男则精滑,女则带下 }

肉痿(脾痿) { 成因——居处卑下多湿,好饮水浆 / 症状——色黄而肉蠕动、口渴、肌肉不仁 }

骨痿(肾痿) { 成因——远行劳倦,复感大热 / 症状——色黑而齿枯、足不任身、腰脊不能伸举 }

本条所说的痿是"肺热叶焦,五脏气热"而形成。《素问·生气通天论》:"因于湿……大筋缛短,小筋弛长,缛短为拘,弛长为痿。"彼痿是感受湿邪所致,和本文有不同之处,唯和本节之肉痿相似,须细辨之,不可混淆。

(二)五痿和内脏的关系

肢体所以能举止动作,是依靠内脏精气的灌注营养,而后血脉筋骨才能保持正常的活动。《素问·痿论》云："肺主身之皮毛,心主身之血脉,肝主身之筋膜,脾主身之肌肉,肾主身之骨髓。"因五脏各有所合,故内因而合之于外,五脏热,而其所合者发生病态。如肺热叶焦为内因,在外则发生皮毛虚弱而成痿躄。又如,心气热,发为脉痿,因心之合为脉。余可类推。

(三)后世对痿证的治疗

$$痿\begin{cases}燥热——滋肝肾\\湿热——清湿热\end{cases}$$

【原文】 风寒湿三气杂至,合而为痹也。其风气胜者为行痹,寒气胜者为痛痹,湿气胜者为著痹也。(《素问·痹论》)

【提示】 痹证的分类和成因。

【讲解】

(一)痹的意义

痹,是闭塞的意思,系血气凝滞不和所致。《内经》中对"痹"字却有四种不同的含义:①为病在于阴的总称;②专作闭塞不通;③作麻痹之痹;④作痛风历节。本节的行痹、痛痹、著痹,是属于第四种。

(二)痹的成因、症状和分类

痹的成因,本节经文已明确指出:"风寒湿三气杂至",但三气之中人,多有偏胜,因之所表现的症状也就不同。

$$痹\begin{cases}风气胜——行痹——其痛游走而无定处,如走注历节痛之类\\寒气胜——痛痹——痛不可忍,甚则如锥刺刀割\\湿气胜——著痹——重着不移,顽麻不仁\end{cases}$$

本文把痹证分为行痹、痛痹、著痹三种,是一个疾病的三种类型,是便于随证施治的分类方法。我们根据上述归类的临床症状,就能辨证识因,从而掌握治疗关键。

(三)痹证的鉴别、病机、治疗原则

1. 病机

(1)痛的病机:"寒气多也,有寒故痛也。"因为寒气多,血脉必凝滞,故痛。

(2)不仁的病机:"病久入深,荣卫之行涩,经络时疏,故不通,皮肤不荣,故为不仁。"皮肤之血气,不营运于遍体,皮肤不荣,血气内而不外,故不知痛痒而为不仁。

2. 治疗原则

(1)行痹:散风为主,而以除寒祛湿佐之,并参以补血之剂,所谓治风先治

血,血行风自灭。

(2)痛痹:散寒为主,而以疏风燥湿佐之,并参以补火之剂,所谓热则流通,寒则凝塞,通则不痛,痛则不通。

(3)著痹:燥湿为主,而以祛风散寒佐之,又参以补脾之剂,盖土旺则能胜湿,而气足自无顽麻。

3. 痹痿的鉴别(表5-3)

表5-3 痹证与痿证的鉴别

病名	痹	痿
病因	风寒湿→五脏→外合(皮肉筋骨脉)	五脏大热→外合(皮肉筋骨脉)
症状	游走作痛,或痛有定处,或重着少力	软弱无力,手不能动,足不能行,不痛

【参考资料】

罗东逸说:"痹者闭也,三气杂至,壅闭经络,血气不行,故名为痹。"

《灵枢·寿夭刚柔》:"病在阳者名曰风;病在阴者名曰痹。"

费伯雄说:"风为阴中之阳,中人最速,其性善走,窜入经络,故历节作痛,而为行痹。"

李中梓说:"阴寒之气,乘于肌肉筋骨,则凝泣稽留,闭而不通,不通,故为痛痹,即痛风也。"

张景岳说:"着痹者,肢体重着不移,或为疼痛,或为顽麻不仁,湿从土化,病多发于肌肉。"

高士宗说:"痹之生也,生于风寒湿三气杂至于身,合于经脉,而为痹也。"

尤在泾说:"五脏六腑之正气,为邪所闭,则闭而不仁也。"

【原文】 卧出而风吹之,血凝于肤者为痹,凝于脉者为泣,凝于足者为厥。此三者,血行而不得反其空,故为痹厥也。(《素问·五脏生成》)

【提示】 说明痹厥的病因及病理。

【讲解】 痹厥的成因、病理和症状。

(一)痹厥的成因与病机

人体的卫气有卫外的功能,可抵抗外邪的侵入,同时,人体的血液,也是随着卫气运行的,所以凡是血液周流的地方,就有卫气的存在。本篇经文有"人卧血归于肝"的生理,说明了当人睡眠的时候,血液是趋向内脏的,因之卫气也内趋,正因为卫气内趋,卫外的职守减弱。"卧出而风吹之",就是睡眠初起的时候,卫气功能薄弱,风气易于侵入。

兹将痹厥的成因、病机示意如下：

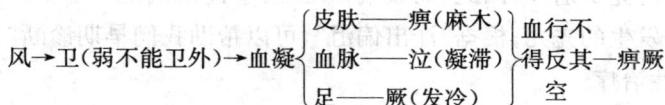

$$风 \to 卫（弱不能卫外）\to 血凝 \begin{cases} 皮肤——痹（麻木） \\ 血脉——泣（凝滞） \\ 足——厥（发冷） \end{cases} \begin{matrix} 血行不 \\ 得反其 \\ 空 \end{matrix} ——痹厥$$

（二）痹厥的主要症状

手足麻痹，脉涩滞，足厥冷。

（三）痹厥与风寒湿痹的区别（表5-4）

表5-4 痹厥与风寒湿痹的区别

病名	病 因	病 状
痹厥	卫气不达于表，卧出受风	麻痹不仁
三痹	风寒湿三气合而成之	痛多痹少

从上面的对比中，可以看出，痹厥和三痹在病因和症状上都有所不同。《内经》论痹的范围是比较广泛，分类也比较细致，所以有多种痹证的论述。它是根据临床症状的表现分析异同来推测病因的，并把各种不同症状进行分类，归纳不同类型的痹证，以便于我们随证施治。因此说，痹是一个综合病名，类型各有不同。

【参考资料】

《灵枢·本脏》："卫者，所以温分肉、充皮肤、肥腠理、司开合者也。"

尤怡说："不仁者，肌体顽痹，痛痒不觉。"

【原文】 有伤于筋，纵，其若不容，汗出偏沮，使人偏枯。汗出见湿，乃生痤疿。高粱之变，足生大丁，受如持虚。劳汗当风，寒薄为皶，郁乃痤。（《素问·生气通天论》）

【提示】 说明筋纵、偏枯、痤疿、大丁等症的发生，与阳气不固的关系。

【讲解】

（一）筋纵、偏枯与阳气的关系

1. "有伤于筋，纵，其若不容" 阳气有温煦濡养的作用，故本篇说："阳气者，精则养神，柔则养筋。"形成四肢弛纵是阳气不能养筋所致。所谓弛纵，就是四肢不能运动。这些症状往往是薄厥的后遗症，因为本节经文是紧接薄厥之后而言的。在"薄厥"发生过程中，阳气上逆，血随气升，因此，阳气不能养筋，则筋受伤，而四肢弛纵，不容自己运用了。

2."汗出偏沮,使人偏枯" 阳气通会于肌腠,外合于皮毛,有开有阖,有出有入。阳气虚,则不能充身遍泽,因此,而成偏枯之症。"汗出偏沮",是发生偏枯的先驱症,也是偏枯发生的先兆;根据"汗出偏沮",可以帮助我们早期诊断"偏枯症",从而作出预防性治疗。

(二)皶、痤痱、疔疮与阳气的关系

1."汗出见湿,乃生痤痱" 王冰说:"阳气发泄,寒水制之,热怫于内,郁于皮里,甚为痤疖,微为痱疮。"

2."高梁之变,足生大丁" 张隐庵说:"高梁,厚味也,厚味伤形,气伤于味,形气伤则肌腠虚矣。高梁所变之热毒,逆于肉理,而多生大丁。盖肌腠虚而热毒乘之,有如持虚之器而受之也。"说明了高梁所变之热毒,乘肌肤之虚,郁结而生疔疮。总的来说,以上的疾病形成,皆是由阳气发生偏胜或偏衰所导致。

【参考资料】

吴昆:"纵而不收,其若不能为容止矣。"

《灵枢·刺节真邪论》:"虚邪偏容于身半,其入深,内居荣卫,荣卫稍衰,真气去,邪气独留,发为偏枯。"

高士宗说:"薄厥,虚极而厥逆也。血不养筋,则有伤于筋,筋伤则纵。所谓纵者,转动不能,其若不容者然,此大怒气逆,而血不养筋也。"

《诸病源候论》说:"人皮肤虚,为风邪所折则起隐疹;寒多色赤,风多则色白,甚者痒痛,搔之则成疮。"

【原文】 黄帝问曰:肺之令人咳,何也?岐伯对曰:五脏六腑皆令人咳,非独肺也。帝曰:愿闻其状。岐伯曰:皮毛者,肺之合也,皮毛先受邪气,邪气以从其合也。其寒饮食入胃,从肺脉上至于肺,则肺寒,肺寒则外内合邪,因而客之,则为肺咳。五脏各以其时受病,非其时,各传以与之,人与天地相参,故五脏各以治时,感于寒则受病,微则为咳,甚则为泄,为痛。乘秋则肺先受邪,乘春则肝先受之,乘夏则心先受之,乘至阴则脾先受之,乘冬则肾先受之。(《素问·咳论》)

【提示】 说明咳由于肺的发病机制及与四季气候的关系。

【讲解】

(一)咳与肺的关系

《内经》论咳,虽认为五脏六腑皆能令人咳,但特别指出咳与肺的关系最大,故本节经文,首先讨论肺咳,说明咳属肺脏的本病。又如《素问·宣明五气》说:"肺为咳。"后世医家如高士宗说:"咳,肺病也。"汪昂说:"肺主气,又属金,主声,故咳必由于肺也。"

上述引证,均具体指出,凡是咳嗽都脱不了肺的关系。古人已知咳嗽是肺脏病变的反映,这是十分客观的分析。

（二）咳的原因及病机

《素问·咳论》言咳的病因有:

1. 外因　皮毛先受邪气。

2. 内因　寒饮食入胃。

所谓邪气,张景岳、马玄台都认为是"风寒",以及人体感受了风寒又吃了寒冷饮食。外寒与内饮为什么能令人咳? 首先:风寒袭人,必先由皮毛而后入于肺,因皮毛为肺之合,皮毛先受邪气,然后从其合而内伤肺脏。其次:肺脉起于中焦,循胃口上膈属肺,胃中饮食之寒,从肺脉上于肺则肺寒,此为内寒,内外之寒合并而客于肺,则肺伤而致咳嗽。《灵枢·邪气脏腑病形》所说:"形寒寒饮则伤肺。"就是这个道理。

外感风寒(外寒)→皮毛　}
寒冷饮食(内寒)→胃→肺脉　}肺——肺伤→咳

（三）咳与四时气候及内脏传变的关系

人生存在大自然中,和自然界可以说是息息相通的,故四时气候和五脏间有一个与本脏相应的季节,经文所说:"人与天地相参,故五脏各以治时",就是这个意思。五脏的受病与本脏相应的季节密切相关,例如:"乘春则肝先受之":因春季与肝脏相应,不正常气候直接影响肝脏,这是当令季节发病,所以说:"五脏各以其时受病。"春季肝脏受病以后,可以间接影响肺脏而为咳,故高士宗说:"肝心脾肾,虽先受之,皆传于肺而为咳。"肺咳经久也能影响而产生继发证候,如下文有"五脏久咳,乃移于六腑",这就意味着咳久不已,也会影响其他内脏。

【原文】 帝曰:何以异之? 岐伯曰:肺咳之状,咳而喘息有音,甚则唾血。心咳之状,咳则心痛,喉中介介如梗状,甚则咽肿喉痹。肝咳之状,咳则两胁下痛,甚则不可以转,转则两胠下满。脾咳之状,咳则右胁下痛,阴阴引肩背,甚则不可以动,动则咳剧。肾咳之状,咳则腰背相引而痛,甚则咳涎。帝曰:六腑之咳奈何? 安所受病? 岐伯曰:五脏之久咳,乃移于六腑。脾咳不已,则胃受之,胃咳之状,咳而呕,呕甚则长虫出。肝咳不已,则胆受之,胆咳之状,咳呕胆汁。肺咳不已,则大肠受之,大肠咳状,咳而遗失。心咳不已,则小肠受之,小肠咳状,咳而失气,气与咳俱失。肾咳不已,则膀胱受之,膀胱咳状,咳而遗溺。久咳不已,则三焦受之,三焦咳状,咳而腹满,不欲食饮,此皆聚于胃,关于肺,使人多涕唾而面浮肿气逆也。(《素问·咳论》)

【提示】 按咳嗽并发的症状不同,用五脏六腑作为归类方法。

【讲解】

（一）咳的分类

1. 分类的意义　咳嗽兼见复杂症状，单纯治咳，没有效果。把这些复杂症状加以分析归类后，按脏腑施治，不至于见症治症，在临床治疗上有一定的价值和意义。

2. 归类的方法　古人在临床实践中，经历了长久的观察和分析，发现咳嗽的兼见症状和脏腑的功能及脏腑的经络通路有关，以五脏六腑来归类，对辨证治疗有许多方便，所以才作出这样的归类方法。现在把咳的症状和脏腑的关系列表于后：

（1）五脏咳的归类，主要是按脏腑经络和脏腑功能进行归类（表5-5）：

表5-5　五脏咳的分类

病名	症状	经络通行及脏腑功能
肺咳	咳而喘息有音，甚则唾血	肺主气而司呼吸
心咳	咳则心痛，喉中介介如梗状，甚则咽肿喉痹	心脉起于心中，上夹于咽
肝咳	咳则两胁下痛，甚则不可以转，转则两胠下满	肝脉布于胁肋
脾咳	咳则右胁下痛，阴阴引肩背，甚则不可以动，动则咳剧	脾脉上膈夹咽，其支者复从胃别上膈
肾咳	咳则腰背相引而痛，甚则咳涎	肾脉贯脊系于腰背，其直者入肺中，循喉咙

（2）六腑咳的归类，主要是按脏腑功能归类（表5-6）：

表5-6　六腑咳的症状及病机

病名	症状	病机
胃咳	咳而呕，呕甚则长虫出	胃气上逆
胆咳	咳呕胆汁	胆气上逆
大肠咳	咳而遗失	大肠传导失职
小肠咳	咳而失气，气与咳俱失	小肠传化失职
膀胱咳	咳而遗溺	膀胱不约
三焦咳	咳则腹痛，不欲食饮	三焦水道不利

（二）咳的传变

在前面藏象章已介绍过，人体内脏（脏与脏，腑与腑）之间在正常活动的情况

下,是相互联系的,在病变情况下,同样也是相互影响的。兹就本节所论脏腑相互影响作如下讨论:

1. 其他脏腑影响肺而咳 各脏腑病变,皆可影响肺脏而发生咳嗽。如:"五脏六腑皆能令人咳","其寒饮食入胃……则为肺咳"等,已在上节讨论,不再赘述。

2. 咳久而影响其他脏腑 "五脏之久咳,乃移于六腑",以致病势发展,由轻而重。

"脾咳不已,则胃受之……肝咳不已,则胆受之。"受移传的腑和原病变的脏有表里关系。脏腑相移的基本精神,是指病势的发展,由轻而重,由单纯到复杂。所谓移,可以说是传变的意思,或症状加重。病邪由脏移腑,就是由五脏影响六腑,受邪之腑和移邪之脏两者之间是表里关系,如脾与胃,肝与胆等。应该指出,本文由脏传腑,和外感热病由腑出脏是根本不同的:外感热病由腑出脏是由阴转阳,由虚转实的过程,本文是病势扩展过程,不能等同相看。

(三) 咳嗽的分类对治疗的指导意义

1. 按照五脏六腑来分类,对临床治疗有实际的指导意义。如:

(1) 心咳:咽肿喉痹,则在治咳的同时,必参用清心泻火之剂。

(2) 肝咳:两胁下痛,在治咳的同时,必参用疏肝理气之剂。

2. 本文与后世治咳的关系 后世医家,在本篇的分类基础上有所发展,如把咳嗽分为外感和内伤两大类:

(1) 外感:由肺及脏。

病机:外邪→皮毛→肺→脏

治则:自表而入者,其病在阳,必自表而出;故宜辛温,邪得辛温而散。

(2) 内伤:由脏及肺。

病机:劳欲情志→伤脏→损阴→阴虚阳浮→肺病

治则:自内而生者,伤及阴分,故治宜甘以养阴,润以养肺,使水壮气复而肺自宁。

3. "此皆聚于胃,关于肺"的讨论 这是做了一个总结。总结咳的原因虽多,但与肺胃有密切的关系。在上一节经文里论咳,首先提出致咳的两大原因:"皮毛先受邪气";"其寒饮食入胃",具体地说明肺胃为成咳之源。高士宗说:"六腑以胃为本,五脏以肺为先,故承上文五脏六腑之咳而言。此皆聚于胃而关于肺,聚于胃使人多涕唾而面浮肿,关于肺则气逆也。"

【参考资料】

张景岳说:"盖咳有内伤外感之分,故自肺而传及五脏者有之。如风寒暑湿

161

伤于外,必先中于皮毛,皮毛为肺之合,而受邪不解,此则自肺而后传于诸脏也。劳欲情志伤于内,则脏气受伤,先由阴分而病及上焦,此则自诸脏而后传于肺也。"

李中梓说:"聚于胃者,胃为五脏六腑之本也;关于肺者,肺为皮毛之合也;涕唾者,气上逆而急也。"

【原文】 黄帝曰:愿闻胀形。岐伯曰:夫心胀者,烦心短气,卧不安。肺胀者,虚满而喘咳。肝胀者,胁下满而痛引小腹。脾胀者,善哕,四肢烦悗,体重不能胜衣,卧不安。肾胀者,腹满引背央央然,腰髀痛。六腑胀:胃胀者,腹满,胃脘痛,鼻闻焦臭,妨于食,大便难。大肠胀者,肠鸣而痛濯濯,冬日重感于寒,则飧泄不化。小肠胀者,少腹䐜胀、引腰而痛。膀胱胀者,少腹满而气癃。三焦胀者,气满于皮肤中,轻轻然而不坚。胆胀者,胁下痛胀,口中苦,善太息。(《灵枢·胀论》)

【提示】 指出五脏六腑胀的症状。

(一)胀的意义和范围

1. "胀",一般指胸腹膨大、有形,可从形体上观察出来。

《内经》:"诸腹胀大""腹满䐜胀"
王肯堂:"胀在腹中"
} 指腹部胀大

王肯堂说:"胀有形,痞无形。"把胀与痞做了对比,说明了胀是可以从形体上观察出来的。

2. 范围

胀 {
胀满
皮肤浮肿
}

胀的范围是比较广泛的,除腹满可称胀外,皮肤浮肿亦可称胀。本论所称之胀,是包括腹胀和肤胀的。《灵枢·胀论》有:"夫胀者,皆在于脏腑之外,排脏腑而廓胸胁,胀皮肤,故名曰胀。"具体地描绘了胀的形状,也就是指出胀的范围。所谓"排"、"廓"、"胀",是形容胀病有排挤、撑胀、浮肿等症状,说明胀的形成,是有气或水停留脏腑之外,胸腹之内。

(二)胀病的原因和病机

1. 形成胀病的原因 胀病的原因很多,大致可分为三方面:

(1)风寒湿热:例如:"胃风……膈塞不通,腹善满","寒胜则浮"、"脏寒生满病"、"热胜则肿"、"诸腹胀大,皆属于热"、"诸湿肿满"等。

（2）饮食起居的失节："饮食起居失节，入五脏则胀满闭塞。"

（3）脏腑本身病变："胃病者，腹䐜胀"、"脾气实则腹胀泾溲不利。"

2. 胀满的病理机转　厥气在下→营卫留止→寒气逆上→真邪相攻，两气相搏→胀。

"厥气在下"，这是病根，大气既厥，则营卫流行失其常度，于是寒气上逆，于真气相搏，寒气留而不行，乃成为胀。

（三）胀病的分类

据《灵枢·胀论》的叙述，没有指定一脏一腑的胀病，而是指腹满肤胀症。本节五脏六腑之胀，主要精神是把胀病的兼见症状，加以分类而已。以脏腑作提纲是这些兼见症状与脏腑病变相同，这样在指导辨证上、用药上均有所依据，和咳病用五脏六腑分类有相同的意义。

【参考资料】

张景岳说："中满者，谓之胀，而肌肤之胀者，亦谓之胀。"又说："至真要大论曰：诸湿肿满，皆属于脾；水热穴论曰：其本在肾，其末在肺，皆聚水也。又曰：肾者，胃之关也，关门不利，故聚水而从其类也。由此言之，则诸经虽有胀，然无不干于脾肺肾三脏。盖脾属土，其主运化；肺属金，其主气；肾属水，其主五液。凡五气所化之液，悉属于肾，五液所行之气，皆属于肺，转输二脏之中，以制水生津者，悉属于脾，所以肿胀之生，无不由此三者。"

《灵枢·胀论》："然后厥气在下，营卫留止，寒气逆上，真邪相攻，两气相搏，乃合为胀也。"

罗东逸说："厥气在下者，此病根也……大气既厥，则营卫之流行经络者留止，而无根之阴气于是逆上，于真气相搏，寒气流而不行，乃为胀也。"

【原文】　夫痎疟皆生于风，其蓄作有时者何也？岐伯对曰：疟之始发也，先起于毫毛，伸欠乃作，寒栗鼓颔，腰脊俱痛，寒去则内外皆热，头痛如破，渴欲冷饮。帝曰：何气使然？愿闻其道。岐伯曰：阴阳上下交争，虚实更作，阴阳相移也。阳并于阴，则阴实而阳虚，阳明虚，则寒栗鼓颔也；巨阳虚，则腰背头项痛；三阳俱虚则阴气胜，阴气胜则骨寒而痛；寒生于内，故中外皆寒，阳盛则外热，阴虚则内热，外内皆热则喘而渴，故欲冷饮也。此皆得之夏伤于暑，热气盛，藏于皮肤之内，肠胃之外，此荣气之所舍也。此令人汗空疏，腠理开，因得秋气，汗出遇风，及得之以浴，水气舍于皮肤之内，与卫气并居。卫气者，昼日行于阳，夜行于阴，此气得阳而外出，得阴而内薄，内外相薄，是以日作。帝曰：其间日而作者何也？岐伯曰：其气之舍深，内薄于阴，阳气独发，阴邪内著，阴与阳争不得出，是以间日而作也。（《素问·疟论》）

【提示】 说明疟疾的成因、症状和病理。本节经文,可分为三段来讨论:"先起于毫毛……头痛如破,渴欲冷饮"是第一段。这一段说明疟疾的症状。"帝曰:何气使然?愿闻其道……则喘而咳,故欲冷饮也"是第二段。这一段说明疟疾的病理。"此皆得之夏伤于暑……是以间日而作也"是第三段。这一段说明疟疾的成因,及逐日作、间日作的机制。

【讲解】

(一)疟疾的症状

1. 先驱症状 "先起于毫毛,伸欠乃作。"所谓"先起于毫毛",是憎寒毫毛竖起;"伸欠"是伸展四肢而呵欠。

2. 发寒阶段 "寒栗鼓颔,腰脊俱痛。"

3. 发热阶段 "寒去则内外皆热,头痛如破,渴欲冷饮。"

上列症状的出现,是有间歇性的,所以经文指出:"蓄作有时",这是疟疾的特征。而上列症状出现的原因是阳明虚,巨阳虚,三阳俱虚。

阳明虚,则寒栗鼓颔:阳明经脉循颐颊,环口,入齿中,故阳明脉虚则寒战,时必鼓颔叩牙。

巨阳虚,则腰脊头顶痛:巨阳经脉从巅入脑,出顶、挟脊、抵腰,故巨阳脉虚则腰背头顶痛。

三阳俱虚则阴气胜,阴气胜则骨寒而痛;阴气胜则阳气不行,血脉凝滞,故骨寒而痛。

(二)疟疾寒热的病理

恶寒——阴实而阳虚。疟气始并于阴,则阴盛,阴盛则阳虚;阳主外主气,阳虚则外无气,故先寒栗。

发热——阳盛而阴虚。疟气继并于阳,则阳盛,阳盛则阴虚;阳盛则外热,阴虚则内热,故内外皆热。

由此可知,疟疾的或寒或热,是决定于邪正相争的阴阳盛衰;先寒后热,是阴阳偏胜过程中"阴气逆极,则复出之阳"的阴阳转化。

(三)疟疾的成因

按照本文,疟疾的成因有二:

1. 主因 "夏伤于暑,热于盛,藏于皮肤之内,肠胃之外,此荣气之所舍也。"这说明疟疾的主因是夏天感受暑热,伏而不发,即后世所谓伏邪。《素问·生气通天论》指出:"夏伤于暑,秋必痎疟。"感邪虽不即病,但邪伏却能使"汗空疏,腠理开",形成了易受诱发因素的条件。

2. 诱因 "因得秋气,汗出遇风,及得之以浴,水气舍于皮肤之内,与卫气并居。"这说明伏邪必待秋季新感外邪等诱发因素后,才会发病。

（四）疟疾逐日与间日发作的病理

逐日发作,邪入浅,"此气得阳而外出,得阴而内薄,内外相薄,是以日作。"卫气行于人身,是一日一周的,邪气与卫气并居,故和卫气同行,因此疟疾也是一日一作。

间日发作,邪入深,"其气之舍深,内薄于阴,阳气独发,阴邪内著,阳与阴争不得出,是以间日而作也。"

这是说明间日发作是邪气中人较深,在阴之邪与阳气交争,则不得与卫气俱出,故间日而作。《素问·疟论》又有:"其间日发者,由邪气内薄于五脏,横连膜原也,其道远,其气深,其行迟,不能与卫气俱行,不得皆出,故间日乃作也。"更进一步说明了间日而发的病机。

【参考资料】

张景岳说:"阳明者,胃气主所出,其主肌肉,其脉循颐颊,故阳明虚,则为寒栗鼓颔。"又说:"腰背头项,皆太阳经也。阳虚则寒邪居之,故为痛。"又说:"三阳者,兼阳明少阳而言,阴盛则阳气不行,血脉凝滞,故骨寒而痛。"

《素问·疟论》:"疟气者,并于阳则阳胜,并于阴则阴胜,阴胜则寒,阳胜则热。"

马玄台:"言间日而作者,由于邪气之舍深,内薄于营气间,与夫五脏之横连膜原,其道远,其气深,其行迟。彼卫气每独发于外,而此阴邪附着于内。独发者,其行速,而内着者,其发难,阴邪方与邪气相拒而争,不能与卫气俱行,而不得皆出也,是以间日而作耳。"

【原文】 卒然多食饮,则肠满,起居不节,用力过度,则络脉伤,阳络伤则血外溢,血外溢则衄血,阴络伤则血内溢,血内溢则后血。肠胃之络伤,则血溢于肠外,肠外有寒,汁沫与血相搏,则并合凝聚不得散而积成矣。(《灵枢·百病始生》)

【提示】 络脉受伤的原因、症状及其后遗症。

【讲解】

（一）络脉受伤的原因和症状

本文所称之络脉是什么? 张志聪说:"络脉者,即脏腑所出血气之别络也。"

络脉有阴阳之分:

阳络:是指在上的血络而言,张志聪:"阳络者,上行之络脉。"

阴络:是指在下的血络而言,张志聪:"阴络者,下行之络脉。"

1. 络脉受伤的原因 卒然多食饮,加以起居不节,用力过度。假如单纯的

165

暴饮暴食,使肠胃运化不及,亦能形成食积停滞的痞满证(肠病),但不至于络脉受伤而出血,必加上起居不节,用力过度,在此双重因素的刺激下,才会引起络脉的损伤而出血。

2.络脉受伤的症状 经文已明显地指出:阳络伤则血外溢——衄血;阴络伤则血内溢——后血(便血)。

(二)肠胃络伤血溢的后遗症

肠胃之络伤,则血溢于肠外,血不能上下行而瘀滞,与肠外寒气汁沫相搏聚,成为积。

肠胃之络伤则血溢于肠外,溢出肠外之血,既不能上行为衄,又不能下行为便血,卒成瘀血;瘀血与肠外之寒气汁沫相搏聚,日益增大,便形成积。

何为积? 张景岳说:"以饮食之滞,或以脓血之留,凡汁沫凝聚,旋成积块者,皆积之类。"成积的原因,也必须瘀血加寒气汁沫,所以尤怡说:"痰食气血,非得风寒未必成积,风寒之邪,不遇痰食气血,亦未必成积。"

【参考资料】

唐容川:"阳络者,谓躯壳之外,肌肉皮肤脉络之血从阳分循经而上,则干清道,而为衄血。"又:"阴络者,谓躯壳之内,脏腑膜油之脉络,内包肠胃,故主便血。"

尤怡:"从阳经并督脉而出者,为衄,故衄病皆在阳经。"

【原文】 帝曰:脾病而四支不用,何也? 岐伯曰:四支皆禀气于胃,而不得至经,必因于脾,乃得禀也。今脾病不能为胃行其津液,四支不得禀水谷气,气日以衰,脉道不利,筋骨肌肉,皆无气以生,故不用焉。(《素问·太阴阳明论》)

【提示】 说明脾病而四肢不用的机制。

【讲解】

(一)关于脾为胃行其津液的问题

脾为胃行其津液,是消化运行的生理机制。其运行顺序如下:

饮食→胃→精微→脾→肺→五脏六腑→全身

以上的示意图,是根据《素问·经脉别论》"饮入于胃"的一节经文而来。

(二)脾病导致四肢不用的病理

脾病导致四肢不用的病理:

脾 ⎰生理——脾主四肢肌肉(四肢肌肉全赖脾运输胃所化的水谷精微来营养)
　　⎱病理——"四支懈堕,此脾精之不行也"(《素问·示从容论》)(脾之精气不行于四肢,使四肢懈堕)

基于上述论说,我们从生理上可理解"脾病四肢不用"的病理,也可从病理上体会"脾主四肢"的生理。同时更可认识到不论在生理功能上、病理变化上,脾胃的关系是密切的。由此可知脾病四肢不用的病机是:脾病——面黄肌瘦、形气日衰、四肢不用——不能为胃行其津液,四肢肌肉得不到濡养。

【参考资料】

张景岳说:"因其经,因其脾经也,脏腑得禀于阴阳者,以脾经贯胃,故能为胃行其津液也。"

《素问·痿论》:"脾主身之肌肉……脾气热,则胃干而渴,肌肉不仁,发为肉痿。"

《诸病源候论》:"脾胃二气相为表里,胃为水谷之海,主受盛饮食者也,脾气磨而消之。"

马玄台说:"若夫四肢懈堕者,正以脾主四肢而脾之精气不行于四肢也。"

张景岳说:"四肢之举动,必赖胃气以为用;然胃气不能自至于诸经,必因脾气之运行,则胃中水谷之气化为精微,乃得及于四肢也。若脾病则胃气不行,故各经脉道日以衰微,而四肢不为用矣。"

【原文】 二阳之病发心脾,有不得隐曲,女子不月;其传为风消,其传为息贲者,死不治。(《素问·阴阳别论》)

【提示】 因情欲不遂所引起的女子不月,在患病过程中的演变情况。

【讲解】

(一) 对"隐曲"的讨论

1.《内经》中关于"隐曲"二字的记述有 《素问·阴阳别论》二;《素问·至真要大论》二;《素问·风论》一(以上三篇的原文记载,见参考资料)。

2. 对隐曲的解释 历来注家对"不得隐曲"的解释各有不同,归纳起来,可分下列三种:

(1) 作情欲不遂解——以张山雷、王一仁、秦伯未等为代表。

(2) 作不得大小便解——以杨上善为代表。

(3) 作阳道病解——如王冰、李念莪、高士宗等。

古代注家,对"不得隐曲"的看法,绝大多数认为是阳道病。他们作"阳道病"解的依据,是从上述各篇经文中"隐曲"的意义类推而来。张景岳说:"隐曲二字,本经见者凡五,皆指阳道而言,以类察之,可得其义。"张氏之言,可代表历来各注家作"阳道病"解的由来了。

我们认为:照本篇文字的文法及病理上来看,以第一种解释较为合理。在文法上,下句既称"女子不月",上句何不称"男子不得隐曲"? 且本节描写病理重

167

心，在于心脾，其病因为"不得隐曲"，其初步现象为"不月"，这样叙述也是合乎文法的。在病理上：①注家所谓阳道病，即指阳痿，阳痿不完全由心脾所引起。②阳痿一般属肾虚，为男子常见疾病，在临床上，从不见像经文描写传为"风消"、"息贲"那样的不良转归，因此我们同意第一种解释。

（二）对"二阳之病发心脾"的理解

对本句经文，是胃先病，抑或心脾先病，《内经》注家也有两种看法：

（1）胃先病，而后影响心脾（如王冰、李念莪等，见参考资料）。

（2）心脾先病而后影响及胃（如马玄台、张景岳等）。其过程如下：

心病不能生血→血不能养脾→脾不能运化→胃弱不纳

心病不能生血，血不养脾，脾失运化之职，因之胃弱不能纳受。

从二阳之病发心脾一句理解，以第二种意见为是，因本节病变，完全由"心病"所引起。

（三）本病发展的机制

本病发展的机制如下：

不得隐曲→心脾→胃→女子不月→风消→息贲→死

　　　（发展过程）（发生阶段）　　（恶化过程）

发展过程：是由于精神的抑郁，心神不宁→脾失健运→胃纳不佳。

发病阶段：女子不月，因化源既断，故月经停止，至此时期，多有潮热、咳嗽、失眠等症状伴随而来。

恶化过程：风消→息贲（咳嗽气促），液尽血枯，肺金无所奉养，则不独心脾受病，肺肾亦病，故死。

张石顽说："室女经闭，面黄肌瘦，身热，为虚劳，诊其肝脉弦出鱼际，非药所能治，急以婚配，自然经行而愈。"药则用加味逍遥散治疗，但张山雷认为："药逍遥而人不逍遥，总属无功。"以上疾病，在封建社会里较多，新社会是少见的。

【参考资料】

《素问·阴阳别论》："三阴三阳俱搏，心腹满，发尽，不得隐曲，五日死。"

《素问·至真要大论》："寒厥入胃，则内生心痛，阴中乃疡，隐曲不利，互引阴股。"又："湿客下焦，发为濡泻及为肿，隐曲之疾，主胜则寒气逆满，食饮不下，甚则为疝。"

《素问·风论》："肾风之状，多汗恶风，面疣然浮肿，脊痛不能正立，其色炲，隐曲不利，诊在肌上，其色黑。"

张山雷："经言不得隐曲，即指所思不遂，谋虑拂逆而言。"

王一仁："阳明胃病之发生，每由于心神思虑过劳，于隐曲之念太多，不得遂其志。"

秦伯未:"隐曲之事,抑郁于心。"

杨上善:"隐曲,大小便。"

王冰:"味不化则男子少精,是以隐蔽委曲之事,不能为也。"

李念莪:"不得隐曲,阳事病也。"

张景岳:"不得隐曲,阳道病也。"

高士宗:"不得隐曲者,男子精虚,不得为房帷之隐曲也。"

李念莪:"胃伤而心脾受伤者何也? 脾与胃为夫妻,夫伤则妻亦不利也,心与胃为子母,子伤则母亦不免也。"

王冰:"肠胃发病,心脾受之。"

马玄台:"此病由心脾所发,正以女子有不得隐曲之事,郁之于心,故心不能生血,血不能养脾,始焉胃有所受,脾不能运化;而继则胃渐不能纳受矣,故知胃病发于心脾也。"

张景岳:"盖胃与心,母子也,人之情欲,本以伤心,因伤则害及其子;人之劳倦本以伤脾,脏伤则病连于腑,故凡病而伤精,外而伤形,皆能病及于胃,此二阳之病所以发心脾也。"

【原文】 帝曰:人生而有病巅疾者,病名曰何? 安所得之? 岐伯曰:病名为胎病。此得之在母腹中时,其母有所大惊,气上而不下,精气并居,故令子发为巅疾也。(《素问·奇病论》)

【提示】 说明先天性癫痫的原因及病理机转。

【讲解】

(一)"巅"、"癫"的辨析

经言"巅疾",这里应作癫痫。如张志聪、张景岳、高士宗已加辨证,唯张景岳析之较详,他说:"巅疾者,即癫痫也。本经癫痫通用,于此节之义可见,诸家释为巅者非。盖儿之初生,即有病癫痫者,今人呼为胎里疾者即此,未闻有胎病顶巅者也。"

(二)癫痫的原因

从本节经文里,说明了新生儿的癫痫有属于先天性的。故高士宗说:"生而病巅,先天所受之病也,故名为胎病。"其成因,经文已明白指出:"在母腹中时,其因有所大惊。"后世儿科,关于癫痫的形成,均据此加以演绎。如钱乙解释小儿癫痫原因说:"小儿发痫因血气未充,精神未实,或为风邪所伤,或为惊怪所触,亦有因妊娠时七情惊怖所致。"

惊是本病主因。盖胎儿在胞中成长,完全靠母体精气的营养。故胎儿与母

169

亲的气血精神,是息息相应的,在特殊惊恐的刺激下,精神极度紊乱,轻则影响胎儿,出生后发为癫痫,甚则可发生子痫。

(三)癫痫的病机

癫痫的病理机制:妊娠→大惊→气上不下→惊与精气并居→影响胎儿→生后为癫痫。

妊娠中受了大惊,则引起精神紊乱(气上不下),因而影响供养胎儿的"精气";精气受了精神异常的影响,和无病的正常精气不同,胎儿受此异常精气,在发育上亦变为异常,所以出生以后,发为癫痫。

【参考资料】

高士宗:"巅作癫。"

张志聪:"巅当作癫,按婴儿癫痫,多因母腹中受病所致。"

马玄台:"此言人之初生,而有发顶巅之疾者,乃胎中之有病也。顶巅之病,凡病在于顶巅者皆是也,非止头痛而已。"

《素问·举痛论》:"惊则气乱。"又:"惊则心无所依,神无所归,虑无所定,故气乱矣。"

谢观:"惊,卒闻巨响,或目击异物,或遇险临危,致心惕惕然而惊。"

【原文】 血脉营卫,周流不休,上应星宿,下应经数。寒邪客于经络之中则血泣,血泣则不通,不通则卫气归之,不得复反,故痈肿。寒气化为热,热胜则腐肉,肉腐则为脓,脓不泻则烂筋,筋烂则伤骨,骨伤则髓消,不当骨空,不得泄泻,血枯空虚,则筋骨肌肉不相荣,经脉败漏,熏于五脏,脏伤故死矣。(《灵枢·痈疽》)

【提示】 痈的形成及化脓和恶化过程。

【讲解】

(一)痈的形成

首先须加说明,本文"寒气客于经络"这个"寒气",应作外邪。因为痈肿的致病因素,包括是比较广的,如热、湿等都是,非单纯的"寒气"所致也。痈肿形成的机转,示意如下:

外邪→经络→血液循环不畅→营卫运行失常→卫气聚集于局部→痈肿。

当致病因子(外邪)侵入人体经络后(寒邪客于经络之中),阻碍经脉中气血流行,导致血液循环不畅(血泣),影响营卫正常的运行(卫气归之,不得复反)。使卫气聚集于局部,痈肿遂得形成。由此而知,痈肿的病理是"气血凝滞"。故后世外科治疗痈肿,初期常用活血通络法,其理论根据即导源于此。这也说明了中医外科与内科的理论体系是一致的。

（二）化脓即恶化过程

1. **化脓的机制**　寒气化热→肉腐→脓

在成脓后，若能自溃，或经人工切开引流，则脓毒郁热，因而排出，一般可告治愈。否则，脓毒不得向外排泄，而向内传变，造成恶化的情况。

2. **恶化过程**　脓不泻→脓毒内侵筋膜→筋烂→伤骨→髓消→经脉败漏→熏于五脏→死亡。

痈肿的恶化由于不能及时切开引流所致。因此，后世疡科，对痈肿化脓非常注意排脓，使脓毒外出而防止内攻，并且因个人体质不同，正气的盛衰不同，创造各种排脓的过程。如内托排脓，围药排脓等，不一而足，这都是在《内经》的指导思想下发展起来的。

【**小结**】　痈肿三个阶段的关系：

痈肿自形成到恶化，不外痈肿、化脓、内攻三个阶段。但不是每个痈肿发生的必然过程，大多数在第一、二阶段得到痊愈。在未化脓时即以消散，或在化脓后及时排脓，不致发生腐骨伤筋的恶化现象；只有少数痈肿发展到第三阶段，如能得到及时治疗，可免恶化遗患。

【**原文**】　黄帝曰：夫子言痈疽，何以别之？岐伯曰：营卫稽留于经脉之中，则血泣而不行，不行则卫气从之而不通，壅遏而不得行，故热。大热不止，热胜则肉腐，肉腐则为脓。然不能陷，骨髓不为焦枯，五脏不为伤，故命曰痈。黄帝曰：何谓疽？岐伯曰：热气淳盛，下陷肌肤，筋髓枯，内连五脏，血气竭，当其痈下，筋骨良肉皆无余，故命曰疽。疽者，上之皮夭以坚，上如牛领之皮。痈者，其皮上薄以泽。此其候也。（《灵枢·痈疽》）

【**提示**】　主要说明痈疽的形成与鉴别。

【**讲解**】

（一）痈疽的形成

1. 痈证

（1）关于痈证的形成，本节和上节基本上是相同的。

（2）"然不能陷，骨髓不为焦枯，五脏不为伤。"这一段说明痈证一般毒气不内陷，骨髓和内脏皆不为损伤。与上节痈毒亦可内攻似有矛盾，然细加分析，是"常"与"变"的问题。本节虽言痈证毒不内陷，是言痈之常；上节言痈证化脓后如不进行排脓，才引起痈毒内攻，而发生烂筋、伤骨、髓消等恶化现象，是言痈之变。常与变，应该有所区别，因此说，本节经文与上节文义是统一的。

2. 疽证

（1）病因上热气较重——"热气淳盛"。

（2）发病的部位较深——"下陷肌肤"；"当其痈下"。

（3）发展趋向不良——"筋髓枯，内连五脏，血气竭"；"筋骨良肉皆无余"。

以上三个特点，与痈属阳的病性迥然不同。

（二）痈和疽的鉴别诊断

"疽者，上之皮夭以坚，上如牛领之皮"；"痈者，皮上薄以泽"，从这几句经文中描写出痈疽的形态色泽。后世外科医家，在此基础上发展了痈和疽病因和属性不同的两大类型。它们的鉴别诊断如下：

鉴别 { 痈——高大红肿灼热，皮薄光亮，疼痛剧烈——属阳证，病浅且轻
疽——漫肿无头，皮色不变，或无光泽，麻木而痛轻—属阴证，病深而重

【原文】 五气所病：心为噫，肺为咳，肝为语，脾为吞，肾为欠为嚏，胃为气逆为哕为恐，大肠小肠为泄，下焦溢为水，膀胱不利为癃，不约为遗溺，胆为怒，是谓五病。（《素问·宣明五气》）

【提示】 说明五脏本气自病，举出其表现与在外的具有代表性的特征。

【讲解】 五气所病，就是五脏六腑在气化或功能方面的病变，而不是脏腑的实质病变。

上面原文中包括六腑在内，何以只称"五气所病"？此中主要是因为脏腑是以五脏为主，举五脏即可以概六腑。古人认为五脏包括精神情志的活动；六腑则除胆和心包代表心和肝一部分情志活动外，一般不包括情志活动在内。所以《素问·六节藏象论》说六腑"名曰器"；《灵枢·本神》说："五脏者，所以藏精神血气魂魄者也。六腑者，所以化水谷而行津液者也。"不过脏腑相互关系非常密切，五脏病可以影响六腑；六腑病也可以影响五脏的功能。

现在只就经文中提出关于五病的特征，逐次地简单讨论一下。

（一）心为噫

1. 噫、嗳、哕的讨论 《内经》无"嗳"字，嗳即噫的俗字，张景岳已辨析于前，丹波元简考订于后，更与《素问·脉解》《灵枢·口问》的记述相印证，似无疑义。但嗳与哕亦不同：哕即呃忒，声短而小；嗳则声大而长。正因为经文无明确分类，故后人往往噫、呃不分，因此讨论如上。

2. 噫与心及脾胃的关系 本篇认为噫属心，然《灵枢·口问》说："寒气客于胃，厥逆从下上散，复出于胃，故为噫。"是则言噫出于胃。同是一噫，《素问》言心，而《灵枢》言胃，何则？《素问·脉解》说："所谓上走于心为噫者，阴盛而上走于阳明，阳明络属心，故曰上走心为噫。"由此可知，心、脾、胃三脏，皆能为噫，在噫病范围内有相互关系。

（二）肺为咳、肝为语

语出于肝，故病气在肝则为语。所谓语，多言也，絮叨不休止状（详见《素问·咳论》）。

（三）脾为吞

吞：即吞酸，和吐酸不同。龚廷贤说："吞酸，水刺心也；吐酸者，吐出酸水也。"朱丹溪所谓："或得热汤，津液得行，亦可暂解。"是由于土弱木乘，浊液中停，从木气而化酸，为脾阳不足，治当健脾补土。故薛立斋说："吞酸嗳腐，多属脾虚木旺。"

（四）肾为欠为嚏

关于欠和嚏的病理机转，《灵枢·口问》有详细的记载："阳者主上，阴者主下。故阴气积于下，阳气未尽，阳引而上，阴引而下，阴阳相引，故数欠。"这就说明阳欲上达而被阴气所遏抑，不能宣达。而人之真阴真阳的根本，皆在于肾，故称肾为欠。

"阳气和利，满于心，出于鼻，故为嚏。"阳气是指太阳之气，太阳与肾为表里，足太阳抵抗力之强弱，以足少阴肾气之强弱为决定，所以嚏出于肾。

据上述经文的描述，可得出这样一个概念：

$$\text{肾气}\begin{cases}\text{虚弱→欠→阳气不足→阴阳相引，阳不宣达}\\\text{强盛→嚏→阳气充足→正气抗邪，阳气宣达}\end{cases}$$

（五）胃为气逆、为哕、为恐

1. 胃为气逆、为哕 胃为水谷之海，胃有不和，则为气逆；胃中有寒，则为哕。

2. 胃为恐 《素问·阴阳应象大论》："肾在志为恐"；《灵枢·经脉》："肾……气不足，则善恐"；本篇下文也说："精气并于肾则恐"。而本节却说"胃为恐"，似有矛盾。各注家对此有两种看法：①"胃属土，肾属水，土邪伤肾，则为恐"（张景岳）。②"肾水动而胃土不能制之，故恐亦属胃"（唐容川）。

前者说明胃土克水，后者说明土不能制水。因此，我们认为：两者对引起"恐"的病源虽有异议，而病机在于"戊癸不合"则完全相同，最后指出"恐出于肾"的意见也是一致的。经言"胃为恐"是胃为病源，经有："肾者胃之关。"说明了二者的密切关系，故于此可说：胃为致恐之源，肾为生恐之机。

（六）大肠小肠为泄、下焦溢为水

1. 大肠小肠为泄 大肠为传道之腑，小肠为受盛之腑而泌别清浊。今大小肠病，则清浊不分，传道失常，故为泄利之证。

2. 下焦溢为水　下焦为渎,决渎之官失职,水道壅滞,则水气泛滥而为水肿。

(七) 膀胱不利为癃,不约为遗溺

《素问·灵兰秘典论》说:"膀胱者,州都之官,津液藏焉,气化则能出矣。"可知膀胱利与不利,与气化有关,若气滞不利,则为"溺闭"(癃);如气虚不能约束,则为"遗溺"。故《灵枢·本输》说:"实则闭癃,虚则遗溺。"但溺闭也有因肾气下虚,不化津液而致者,所以不可一概认为溺闭皆属实证。

(八) 胆为怒

《素问·阴阳应象大论》说:"肝在志为怒。"而本篇说:"胆为怒。"何则?因肝胆为表里,其气皆刚,而肝取决于胆,胆病则气郁不舒,亦可为怒。唐容川说:"胆者木生之火,木气条畅,火气宣达,则其人和平。若木郁生火,火郁暴发,则为震怒。凡病之易怒者,皆责之于胆也。"充分说明了二者相互影响的关系。

【参考资料】

张景岳:"噫,嗳气也。偏考本经,绝无嗳气一证,而惟言噫者,盖即此也。"

丹波元简:"嗳,嗳气也。盖嗳,即噫俗字。"

马玄台:"夫《素问》言心,《灵枢》言胃,则此篇(指脉解篇)兼言阴气,走于胃;胃走于心,见三经相须而为噫也。"

张景岳:"是心脾胃三脏,皆有是证,盖由火土之郁,而气有不得舒伸,故为此证。"

高士宗:"病气在肝则为语;语,多言也。"

张景岳:"阳未静而阴引之,故为欠;阳欲达而阴发之,故为嚏。阴盛于下,气化于水,所以皆属乎肾,故凡阳盛不欠,下虚者无嚏,其由于肾也可知。"

《金匮要略》:"夫中寒家善欠,其人清涕出,发热色和者善嚏。"

张志聪:"胃之逆气下并于肾,则为恐。盖肾于胃,戊癸相合也。"

高士宗:"恐,戊癸不合也。"

马玄台:"大肠为传道之腑,小肠为受盛之腑。今受盛之气既虚,传道之司不禁,故为泄利之证也。"

张志聪:"下焦如渎,水道出焉,病则反溢而为水也。"

张景岳:"膀胱为津液之腑,其利与不利,皆由气化。有邪实膀胱,气不通利而为癃者;有肾气下虚,津液不化而为癃者,此癃闭之有虚实也。若下焦不能约束而为遗溺者,以膀胱不固,其虚可知。"

《灵枢·本论》:"三焦者,太阳之别也,并太阳之正,入络膀胱,约下焦,实则闭癃,虚则遗溺。"

张景岳:"怒为肝志,而胆亦然者,肝胆相为表里,其气皆刚,而肝取决于胆也。"

【原文】 五脏所恶：心恶热，肺恶寒，肝恶风，脾恶湿，肾恶燥，是谓五恶。
（《素问·宣明五气》）

【提示】 主要说明人的五脏气化和外界五气的关系。

【讲解】

心恶热——心本属火，火之性热，而发热则病，故恶热。

肺恶寒——肺本属金，金之体寒，而受寒则病，故恶寒。

肝恶风——肝属木，其性与风气相通，而感风则伤筋，故恶风。

脾恶湿——脾属土，其应湿，湿盛则伤肌肉，故恶湿。

肾恶燥——肾属水，其性润，得燥则精涸，故恶燥。

张隐庵说："五脏之气，喜于生化，故本气自胜者恶之。"所谓恶，似为恶偏胜
之气，正常之气，是无所恶的。

【参考资料】 马玄台："此言五脏之性，各有所恶。心本属火，火之性热，而
受热则病，故恶热。肺本属金，金之体寒，而受寒则病，故恶寒。肝属木，其性与
风气相通，而感风则伤筋，故恶风。脾属土，土湿则伤肉，故恶湿。肾属水，其性
润，而得燥则精涸，故恶燥。是为五脏之所恶也。"

【原文】 诸风掉眩，皆属于肝。诸寒收引，皆属于肾。诸气膹郁，皆属于肺。
诸湿肿满，皆属于脾。诸热瞀瘛，皆属于火。诸痛痒疮，皆属于心。诸厥固泄，皆
属于下。诸痿喘呕，皆属于上。诸禁鼓栗，如丧神守，皆属于火。诸痉项强，皆属
于湿。诸逆冲上，皆属于火。诸胀腹大，皆属于热。诸躁狂越，皆属于火。诸暴
强直，皆属于风。诸病有声，鼓之如鼓，皆属于热。诸病胕肿，疼酸惊骇，皆属于
火。诸转反戾，水液混浊，皆属于热。诸病水液，澄澈清冷，皆属于寒。诸呕吐
酸，暴注下迫，皆属于热。（《素问·至真要大论》）

【提示】 病机十九条。

【讲解】 病能的内容，包括发病因素、病理机制、症状、预后等。病机是其中
一个部分，并不是病能和病机各是一章。这十九条病机的原文，出于《素问·至
真要大论》，后世名为病机十九条。它在病能章中，也是一个比较重要的内容，所
以历代医家，对这十九条经文，都有程度不同的研究和发挥。为了便于进行研
讨，我们先说明下列几点：

（一）对"病机"字意的解释

王冰说：病机就是"病之机要。"谢利恒认为病机是"病之机括"。总之，用现
代的话说：病机就是指疾病的主要关键问题。

（二）病机的基本精神

1. 把很多不同的症状，归纳于一种病因之下　例如本章小结的图表中，有属火者五条，虽然症状不一，表现不同，而其病因皆属于火，这就便于临床掌握重点，只要掌握住治火这一原则，就可以解决一系列的症状（当然治火的方法很多）。如阳明腑实证，病人出现谵语、潮热、腹痛拒按、便秘等症状，但只要掌握住阳明实火这一病因，用承气汤下之，就可解决上述一系列症状。这就与本文以病因归纳症状，有密切关系。

2. 利用不同的病因，进行分析疑似相同的症状　例如某些症状相似，而其病因却不相同，治疗亦有区别。如诸转反戾（属热）、诸痉项强（属湿）、诸暴强直（属风）三者，虽都呈现角弓反张的症状，而病因则有热、湿、风的区别。这就是症状虽同，而病因不同的例子。如何能知道它们的病因不同呢？这就必须根据其综合的证候，如属于热的，必兼有水液浑浊、脉数、苔黄等，需细加辨析。

如上所述，我们可以看出病机十九条的价值：第一，是将某些临床症状，进行分类，从而把复杂的症状，提出纲领，作为审证求因的依据。第二，它可以作为临床中辨析某些疑似症状的方法。

（三）"诸"和"皆"字的意思

我们首先举例来说明，如何正确理解"诸"和"皆"字。例如"诸风掉眩，皆属于肝。"若按"诸"、"皆"二字的字义讲，即"凡是"肢体振摇及头眩的现象，"都"属于肝。但事实上，肢体振摇及头眩等不尽属肝，例如《伤寒论》82条："心下悸、头眩、身瞤动，振振欲擗地。"这些症状的原因，是由于误汗而导致阳虚，水气上逆，应以真武汤扶阳利水。若是把真武汤证的头眩、身瞤动，也看成是属于肝的掉眩，而用平肝息风的方法去治疗，这显然是极端错误的。所以历代医家，有的主张要适当的补充经文，才能比较全面；有的认为所以不能概括全面，是由于经文有所错简。其实这些议论纷纷的原因，都是把"诸"、"皆"两字，堪称包罗一切了。

我们认为本篇"诸"、"皆"二字的意义，只能代表《素问·至真要大论》范围，即使广泛一些，也只能包括《素问》里面有关病机方面的一些内容；并不是举凡关于病机方面的学说，都包涵在内，更不能包括后世所有关于病机方面的内容。为什么这样讲呢？我们现在已经看出《内经》一书非一人手笔，由此可知一篇文章，是不能代表整个《内经》的，应该综合全貌，才能全面理解。后世的医学理论，都是在《内经》的基础上发展起来的。我们如果用发展的眼光看，是应该结合后世医学来充实病机十九条，而不能用病机十九条去包罗后世病机学说。若是机械于十九条的推敲，不从发展的角度看问题，这就无怪后世医界的怀疑或争论了。

我们对"诸"、"皆"在下面的解释，是从两方面来介绍的：一是介绍本文范围内的疾病；另一方面,结合后世有关病机学说来对比,说明不能包罗一切的意义所在。这样介绍,是否确当,尚望大家讨论。

为了便于讨论,现在将病机十九条内容,归纳为两大类,即"六淫"和"上下五脏"两个部分。

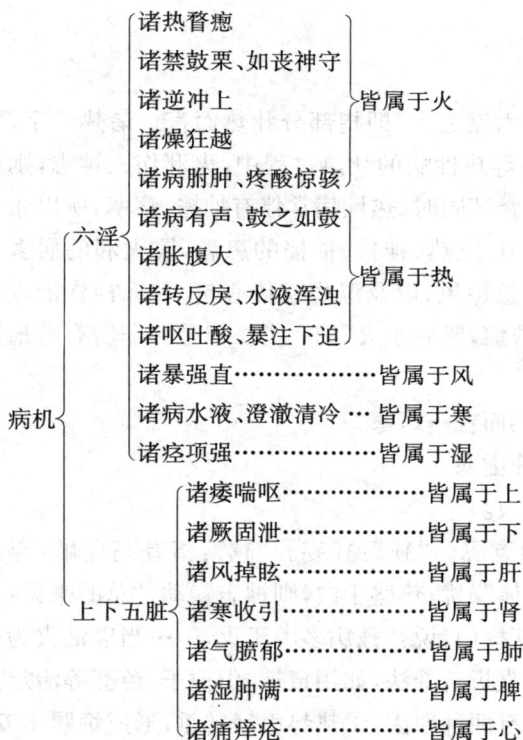

病机
- 六淫
  - 诸热瞀瘛
  - 诸禁鼓栗、如丧神守
  - 诸逆冲上 ⎱ 皆属于火
  - 诸燥狂越
  - 诸病胕肿、疼酸惊骇
  - 诸病有声、鼓之如鼓
  - 诸胀腹大 ⎱ 皆属于热
  - 诸转反戾、水液浑浊
  - 诸呕吐酸、暴注下迫
  - 诸暴强直…………皆属于风
  - 诸病水液、澄澈清冷…皆属于寒
  - 诸痉项强…………皆属于湿
- 上下五脏
  - 诸痿喘呕…………皆属于上
  - 诸厥固泄…………皆属于下
  - 诸风掉眩…………皆属于肝
  - 诸寒收引…………皆属于肾
  - 诸气膹郁…………皆属于肺
  - 诸湿肿满…………皆属于脾
  - 诸痛痒疮…………皆属于心

下面分条论述。

(一) 属于火的一类

首先要明确一个问题:火和热的性能,固然是相似的,但火不完全等于热,热也不完全等于火。例如泻火药不等于是清热药,清热药也不等于是泻火药。这两者虽没有一个绝对的界限,但事实上是有一定的区别。一般说:"火"是指以下两个方面而言:①外感六淫的火:指部分壮热。一般的壮热,不一定是火邪。因为寒邪也能引起壮热。若在壮热的时候,同时伴有口渴、舌绛、苔糙、神昏谵语等情况,则为火邪。②内伤五志的火:指功能偏胜及无热而精神失常等。例如:由于功能偏胜,虽无发热而自觉心烦易怒、头晕耳鸣、舌绛等,一般称为肝火或虚火;或由于精神刺激,五志之火内燔,神志失常,骂詈不避亲疏的狂疾,一般称为痰火。

【原文】 诸热瞀瘛,皆属于火。

【讲解】 "诸热":唐容川:"诸热指发热、恶热、温暑等证而言。""瞀":心中昏闷,即神志朦胧的意思。"瘛":抽掣的意思。

$$火\begin{cases}神志\to神志不清（瞀）\\筋脉\to筋脉挛急（瘛）\end{cases}$$

如前所述,这个火属于外感六淫之火,即指部分壮热而言。诸热二字,可以作壮热看,即在发热、恶热、温暑等热性病的壮热过程中,火邪伤人神志,则神志不清,如张景岳说:"热邪伤神则瞀。"同时,热性病常伴有抽搐、痉挛,所以张景岳又说:"亢阳伤血则瘛。"在临床中,发热、神昏、抽搐的患者,属火邪的居多。例如:《医宗金鉴》儿科火郁生风的急惊风,以及温病逆传心包,舌绛神昏治以至宝丹、牛黄清心丸都是属于"诸热瞀瘛,皆属于火"的一类。但是并非所有瞀瘛皆属于火,例如:

中脏（中风证的中脏）→无热而瞀→虚寒

慢脾风→瘛、肢厥、便溏→脾虚寒

【原文】 诸躁狂越,皆属于火。

【讲解】 "躁":躁动不安的意思。"狂":狂妄。"越":指登高而歌,弃衣而走。刘河间说:"热盛于外,则肢体躁扰;热盛于内,则神志躁动。"总的来说:这是火邪亢盛的关系,《景岳全书·狂症门》说:"狂病多因于火,……当以治火为先。"清·吴鞠通的医案,对狂证多用直折苦降法,如用黄连、山栀子、芦荟等治疗。

形成属火的烦躁狂越,可能有两种原因:①热势由轻转重,形成烦躁不安,所谓邪郁化火。②五志郁结,煽动痰火,可以出现无热而躁狂的症状。

$$火\begin{cases}热势由轻转重,形成烦躁不安——邪郁化火\\无热而躁狂——五志郁结,煽动痰火\end{cases}$$

但必须指出,躁证有些是阴躁,例如:"欲坐井中,但欲饮水不欲入口。"此证在人体阴阳机转上,属阴盛格阳,在病候判断上,是真寒假热,这就不属于火。

【原文】 诸禁鼓栗,如丧神守,皆属于火。

【讲解】 "禁":口噤,即牙关紧闭的意思。"鼓栗":鼓是鼓颔,栗是身体颤抖。"如丧神守":心神惶恐不安的样子。

例如:某些温热病,火邪内攻的前期,往往有恶寒战栗、口噤鼓颔、惶恐不安,继而神志朦胧,甚或昏迷,这种情况是临床比较常见的。这是由温邪不得外达,抑郁化火向内传陷所致,也是属于火邪的一类。

但是临床所见的口噤和鼓栗,并不完全属火,例如:在疟疾发作时,也发现鼓栗,但不是火邪使然。又如《伤寒论》所说的"或已发热,或未发热,必恶寒",则是寒邪所伤而非火邪。

【原文】 诸逆冲上,皆属于火。

【讲解】 "逆":凡是功能本来向下,因病而反向上叫逆,如肝气横逆,胃气上逆之类。"冲上":突然向前进行叫冲,冲上是突然向上之意,如呕吐、呃逆之类。

张景岳说:"火性炎上,故诸逆冲上者,皆属于火。"我们应该明确,冲逆的现象,固然属火,但不是所有的冲逆都属于火。例如呃逆,如伴有便秘,口唇干燥的现象,可用承气汤下之,这就是因火而冲逆。若因久病胃虚的呃逆,伴有脉沉息微,呃声低弱,多用理中以温之,这是属于虚寒的呃逆,并非火邪所致。

呃逆 { 伴有便秘,口唇干燥——可用承气汤下之——实
伴有脉沉息微,呃声低弱(见于久病后)——多用理中汤——虚寒

再如呕吐,同样也有寒热的不同,陈修园说:"阳盛之呕吐,多是声色俱厉",一般多主以苦寒降火之味,因寒而呕吐者,须用吴茱萸汤的辛温通阳。

【原文】 诸病胕肿,疼酸惊骇,皆属于火。

【讲解】

1. "胕" 《医经精义》:"胕同跗,即足背。"张景岳《类经》中将"胕"作"浮肿"解。按临床所见来推测,这一"胕"字,不能作"浮肿"解。其原因有二:一是由火邪所引起的全身浮肿,临床上少见。二是全身浮肿和疼酸惊骇,很少同时出现。所以说"胕"不能作浮肿解。若按"跗"来解释,比较妥切,例如足部的某些无名红肿热痛疾病,在临床上,也多以清火凉血为主。考《医宗金鉴·外科心法要诀》关于肾游风的记载:"红肿如云片,游走不定,疼如火烘,由火邪内蕴,外受风邪所致。"当然我们不是说,肾游风就是"胕肿疼酸惊骇",但是按照文献记载、临床所见以及发病部位,二者非常近似,所以说与此条经文相似。总之,我们仍认为这是指湿毒流火一类的疾病。

在临床上,见到有些踝跗部红肿灼热的患者,由于严重的疼痛,将体位固定一定的姿势,可能发生酸痛的苦楚,甚至从梦中因疼痛而惊醒,故《内经》云:"疼酸惊骇"。此类疾病,古人多用苦寒泻火的药物。

2. 属于热的一类 如前所述,部分壮热,可以说是火邪,但必须是在壮热的基础上,同时伴有口渴、舌绛、苔糙、神昏谵语等,才能算为火邪;如果单纯的一般发热,则不能指为火邪。此处之属热四条,并不能代表火邪,只能作为和寒邪相

179

对而言来理解。

(二) 属于热的一类

【原文】 诸病有声,鼓之如鼓,皆属于热。

【讲解】 张景岳说:"鼓之如鼓,胀而有声也。"所谓有声如腹胀肠鸣等。前一鼓字系动词,敲打的意思;后一鼓字是形容词,所谓鼓之如鼓,即用叩诊的方法去检查,好像敲鼓一样的空响,这是产生鼓音的部位充满了气体的表现。临床中常见因积热壅滞而致的腹胀,如小儿疳证初起的腹部膨胀,就属于此类疾病。《医宗金鉴·儿科疳症门》说:"乳食过饱或因肥甘无节,停滞中脘,传化迟滞,肠胃渐伤,则生积热。"我们认为传化迟滞,必致产生气胀,而鼓之如鼓,由此可见此系指饮食过饱或肥甘无节所引起的积热壅滞的腹胀如鼓。但是单凭一个腹胀如鼓,还不能肯定它是属于热,必须根据脉象及其他的兼症,细心体会。一般说伴有腹满、大便不爽、矢气恶臭、肠鸣、口唇干燥、脉数或沉而有力等,才能构成因热而腹胀的条件。

因为腹胀肠鸣,鼓之如鼓的病,不全属热,也有很多是属寒的。如《灵枢·水胀》:"寒气客于皮肤之间,鏊鏊然不坚,腹大身尽肿,皮厚。"就是因寒所致。因此在临床上不能把鼓之如鼓的病,都诊为热邪所致。

【原文】 诸胀腹大,皆属于热。

【讲解】 "胀"依刘河间的注解,作肿胀解。《素问·脉要精微论》说:"胃脉实则胀。"《灵枢·本神》说:"脾气实则腹胀泾溲不利。"这都是因热而致腹胀的一类。李士材论肿胀说:"大抵阳证必热,热者多实。""阳邪急速,其至必暴,每成于数日之间。"这是热胀的发病情况。临床上每见于嗜酒厚味的人,由于湿热郁结于中,而至胀满,李东垣主以中满分消丸(中满寒胀,用中满分消汤。中满热胀,用中满分消丸),方中主要用黄芩、黄连、紫草之苦降,半夏、干姜之辛通,猪苓、泽泻之渗利,达到泻热利湿消胀的目的。此即《素问·阴阳应象大论》所谓"中满者,泻之于内"的精神。

腹大胀满,并不完全属热。如《素问·异法方宜论》说:"脏寒生胀满。"所以说:因热而胀,是各种腹胀原因的一种,不能概括全面。本条和上述的"诸病有声,鼓之如鼓",两者虽同为腹胀,也同属于热,其主要的分别,在于前者是胀而有声,中空无物,而本条所论胀满为中实之证,已意在言中。

【原文】 诸转反戾,水液混浊,皆属于热。

【讲解】 "转":《医经精义》:"转,左右扭转。""反":《医经精义》:"反,角弓反张。""戾":《说文》:"戾,曲也,从犬出户下,其身曲戾。""水液":这里作小便解释。张景岳:"水液,小便也。"我们认为转、反、戾三者,虽症状不同,但总的说来,都是筋脉挛急的现象。李士材说:"筋脉挛急,燥热所致。"

应该说明,转、反、戾等筋脉挛急的原因很多,如"诸痉项强,皆属于湿";"诸暴强直,皆属于风"等,皆是筋脉挛急现象。因此属于热的转、反、戾,必兼有其他现象,所以本条经文接着有"水液浑浊"一句。其水液浑浊的原因,正是因为热邪内扰,而致小便黄赤短少。因此,转、反、戾,如果属于热的范畴,则水液混浊也是其中特征之一。

当然"水液混浊",也不完全属热,例如小儿伤食,往往小便浊如米泔。《灵枢·口问》篇说:"中气不足,溲便为之变。"临床上有用补中益气汤加减治愈小便混浊的病例,这些病证都不属于热证。大凡属于热的水液混浊,其小便的颜色必黄赤,甚至解小便时有灼热感。

【原文】 诸呕吐酸,暴注下迫,皆属于热。

【讲解】 "暴注":注,水流射。暴注,是指发生较急的喷射样的腹泻。"下迫":迫,逼迫也。下迫,是形容下利时,直肠及肛部发生窘迫的感觉,即所谓"里急后重"。刘河间说:"胃隔热甚则为呕,火气炎上也。酸者,肝木之味也,由火胜制金,不能平木,故肝木自甚,故为酸也。"后世方书,对脘中灼热,渴思冷饮的胃热呕吐,多主以加味温胆汤。其火胜制金,肝木自甚的呕吐吞酸,叶天士主以麦冬、沙参、枇杷叶、竹茹、石斛等强金制木法治疗,这是后世治热呕的方法之一。

"暴注下迫"是一种突然发生的泻下,同时伴有里急后重的现象。张洁古说:"暴泻非阴,久泻非阳。"颇合泻利的一般规律。换言之,临床所见的暴注下迫,都是热邪所引起的。李士材在论火邪时说:"腹痛泻利肠鸣,疼一阵,泻一阵,黄芩芍药汤主之。"这是后世治热利的方法之一。

根据一般方书的记载和临床体会,属热的呕吐吞酸、暴注下迫,多伴有心中烦热、渴欲冷饮、呕出物酸而有腐味;肛门急迫,大便泻下深黄色,或夹有黏液,解便时,有灼热,腹中急痛等,才是属热的主要特征。

综上所述,呕吐酸腐、暴注下迫两者,固然可以同时出现,但也可个别出现。暴注下迫,一般都是属热。而呕吐酸水,则不完全属热。例如李东垣说:"呕吐酸水者……令上下牙酸涩不能相对,以大辛热剂疗之必减。"这是属于寒的。但能够用大辛热剂治疗的呕酸,一定有舌苔白厚,脉象沉迟,呕吐物清冷而酸等征象。

(三)属于风的一类

【原文】 诸暴强直,皆属于风。

【讲解】 "暴":《博雅》:"暴,猝也。"突然的意思。"强直":张景岳说:"筋病强劲,不柔和也。""风"字在中医学中,包括的范围很广泛,它既代表致病因素,又可代表某些临床症状。

1. 代表病因 指因风而致病,但风有内外之分(内风与外风,是后世的学说，《内经》中很少明文分类）。凡外感风邪所致的疾病称外风，如中风（指伤寒证中的中风证）、风温等；肝风、虚风等叫做内风。

$$
\left.\begin{array}{l}内\\外\end{array}\right\}风\left\{\begin{array}{l}水不涵木——如肝风、虚风等\\外感风邪——如风温、中风（太阳中风）等\end{array}\right.
$$

2. 代表某些临床症状　如惊风、暑风等。这是用风来形容肢体的抽动。

"诸强暴直，皆属于风"一条的风，是指病因而言。按各家注解，和我们的临床体会，认为它偏重于外风一类。

$$
风——强直\left\{\begin{array}{l}病理过程较缓——内风\\病理过程较急——外风\end{array}\right.
$$

一般说来，内风所致强直一证，多由肝气、肝阳逐渐发展所致，故病理过程较外风所致强直为缓；外风所致的强直，病理过程较急，所谓"风者，善行而数变"是也。此条经文所谓"诸暴强直"，暴是突然发作之谓，所以说它是偏重于外风的。为什么外感风邪会引起强直呢？其机制如下：《素问·阴阳应象大论》云："东方生风，风生木……在体为筋，在脏为肝。"风能生木，肝属木，所以风邪伤人后，轻者风温、中风（指《伤寒论》中的中风证），重者导致肝风内动，故会强直，所谓风气通于肝。

$$
风→人体\left\{\begin{array}{l}轻——风温、中风\\重——导致肝风内动\end{array}\right.
$$

这里应分析的是，使人强直的原因很多，只就病机十九条来讲，就有因湿、因热及属肝的分别，所以在临床上应细心体会。

（四）属于寒的一类

【原文】　诸病水液，澄澈清冷，皆属于寒。

【讲解】　"水液"：张景岳说："水液者，上下所出皆是。"包括小便、涕、泪、唾液，及呕吐泄泻的排出物。"澄澈清冷"：澄清透明，水液淡薄而又寒冷的意思。

临床所见，凡上下所出的水液澄澈清冷，绝大多数属于虚寒一类的疾病。例如李士材论述因虚寒所引起的鹜泻时说："中寒糟粕不化，色如鸭粪，澄澈清冷，小便清白。"又胃寒之人，多吐清口水；寒泻的病证，大便多为清稀。再如外科阳性疮疡，脓液必黄绿黏稠；阴性疮疡，脓液多色淡清稀。所以说"诸病水液，澄澈清冷，皆属于寒。"

前条水液浑浊属于热，此条水液澄澈清冷则属于寒，所以从人体排出的水液,特别是小便的清浊,来分析疾病的寒热,有很大的参考价值。

(五)属于湿的一类

【原文】 诸痉项强,皆属于湿。

【讲解】 "痉":《医学大辞典》:"痉,身体强直。""项强":《医学大辞典》:"项强,颈项强直,不能转侧也。"痉病的原因很多,此条是介绍因湿所致的痉病。《温热经纬》中湿热篇第4条说:"湿热证三四日即口噤,四肢牵引拘急,甚至角弓反张,此湿热侵入经络脉髓之中,宜地龙、秦艽、灵仙、滑石、酒炒黄连等味。"这是因湿致痉的例子。

吴鞠通对此节经文,表示最大的怀疑。他曾著有"痉因质疑"和"湿痉或问"(见《温病条辨》),他认为"湿"字是"风"字之误,并说湿性下行而柔,木性上升而刚,单一湿字,似难包得诸痉。这一观点,正如我们在介绍"诸"和"皆"字时所说,是吴鞠通把"诸""皆"二字,看成包罗一切。尽管吴鞠通怀疑,但他也承认六气皆可致痉。我们认为痉(筋脉挛急)的致病原因很多,仅就本文十九条内,就有属湿、属热、属风的不同;又如风寒中于太阳可成痉,风病误下成痉,疮家汗后成痉等。因此,湿邪所致的痉病,只是各种发病原因中的一种。风可以致痉,也是致痉原因的一种,而不是发痉的唯一原因。

(六)上下及五脏病机

【原文】 诸痿喘呕,皆属于上。

【讲解】 痿:《医经精义》:"痿有两证:一是肺痿,肺焦叶举,不能通调津液,则为虚劳咳嗽;一是足痿,经枯不能行走,则为足痿。"肺痿是肺病之一,肺脏位居胸腔,属上焦,故肺痿属于上。而足痿为什么也属于上呢? 现在我们分几点来讨论:

1. 痿的一般症状 痿证在临床上的主要特征,是倦怠软弱、动作少力、手不能握、足不能行。

2. 痿的种类

(1)《内经》的分类:肝曰筋痿,心曰脉痿,脾曰皮痿,肺曰痿躄,骨曰骨痿。这是五脏功能先病,而后影响到外围组织的疾病。

(2)后世对痿的分类:后世论痿,名类很多,除包括《内经》五痿以外,又有因湿而痿,阴虚而痿,血虚而痿,气虚而痿,虚中夹痰而痿等。种类虽多,而其成因不外因虚、因热、因湿三个方面。但后世所论的痿证,不尽属于上。

3. 痿为什么属上

(1)上病致痿的机转:《素问·经脉别论》说:"食气入胃,浊气归心,淫精于脉,脉气流经,经气归于肺,肺朝百脉,输精于皮毛……腑精神明,留于四脏。"这是说明肺有宣发传布精液于全身的功能，外而皮肤，内而五脏。所以胃的本身，也是靠肺的传布经气，以维持其正常能力（肺→胃）。而胃与宗筋有关，即《素问·痿论》所谓"阳明主润宗筋，宗筋主束骨而利机关"（肺→胃→宗筋→束骨而利机关）。假使某一种原因，使肺的宣发传布水谷精气的功能受到障碍，胃亦受到影响，胃病不润宗筋，则宗筋失调而筋骨不束，机关不利，故发痿证（肺→胃→宗筋→束骨而利机关→痿）。由此可知，痿的基本原因在肺，而肺居上部，所以说痿证属上。

（2）为什么说诸痿都属上？痿论在分论五脏的痿以后，总结性地说："五脏因肺热叶焦，发为痿躄。"张景岳注解说："肺主气，以行营卫治阴阳，故五脏之痿，皆因肺气热，则五脏之阴皆不足。此痿躄之生于肺也。五痿之证虽异而总皆谓之痿躄。"由此我们可以看出，五痿在症状上，虽各有区别，但是主要的症状是肢体软弱、四肢无力、举动不能；在发病的原因上，虽各有主因，但与肺热叶焦，都有不可分割的联系。所以说诸痿皆属于上。

4. 喘呕为什么属上　喘呕：《类经》："气急曰喘，吐而有物有声曰呕。"后世谓有声无物曰呕。

一般说气急作喘属肺，呕属胃，而为什么说属上呢？《灵枢·决气》云："上焦开发宣五谷味，熏肤、充身、泽毛若雾露之溉，是谓气。"是说五谷之味，虽由中焦消化，而必借上焦之气化为之宣发运行。这种气化的运行是下行肃降的，即所谓"肺主清肃"；假使因任何原因，使气机不利，则肺失清肃而上逆为喘，不能宣发五谷之精故呕。根据临床体验，一般是喘呕并发的属于上，但呕而不喘的不属于上。例如小儿顿咳的呕吐，咳而呕是属于上；如果单纯从胃治疗呕吐是不行的，必从肺治，咳呕方可愈。但喘呕并不是都属于上，如肾不纳气的喘息，又当以补在下之肾为主。

【原文】　诸厥固泄，皆属于下。

【讲解】　"厥"：《类经》："厥，逆也。"《医学大辞典》："气上逆而阴阳失调，轻则四肢厥冷；重则不省人事也。"固"：张景岳说："前后不通。"泄"：张景岳说："二阴不固。""下"：《医学大辞典》："下，下焦也。"是泛指下部而言，如肝、肾、膀胱皆是。

《素问·厥论》说："阳气衰于下，则为寒厥，阴气衰于下，则为热厥。"这里所谓下，我们认为是指肾而言，如《灵枢·本神》所说："肾气虚则厥。"厥之属下，是仅指厥证中的一部分，并不是所有的厥都属下。例如因大怒而形成的薄厥就不属于下。

固泄属下，也是指肾家的功能而言。《素问·金匮真言论》云："北方色黑，入通于肾,开窍于二阴。"故知肾的功能不正常时,二便可发生固或泄的现象。例如:①高年便秘,腰腿乏力,则当以肾阳偏虚论治,宜苁蓉润肠丸。②五更溏泄,是肾虚,闭藏功能失职,四神丸主之。③肾阴虚和阳虚,也可引起小便癃闭。李东垣治王姓小便癃闭一案,用滋肾丸(黄柏、知母、肉桂)。这是由于肾阴枯,无以化液的原因。反之,肾阳虚无以气化使出者,治以金匮肾气丸等。这是属于肾阳不足的一类。④肾气不固,可现小便失禁或频数的现象,古人多以八味合六君加益智仁等。

$$
大便\begin{cases} 固——老年便秘——苁蓉润肠丸 \\ 泄——五更泻——四神丸 \end{cases}
$$

$$
小便\begin{cases} 固(癃闭)\begin{cases} 肾阴虚——滋肾丸 \\ 肾阳虚——金匮肾气丸 \end{cases} \\ 泄——八味合六君加益智仁 \end{cases}
$$

以上这些病证,都是属于下焦肾病的范畴。但固泄并不完全属下,例如肺气不宣,也能使小便不利,所谓"上焦不通,则下焦不泄",以提壶揭盖法,小便可通。这是由于肺气不利,不能通调水道下输膀胱的缘故,这就不属于下,而属于上。再如肺移热于大肠引起的大便干燥,服润肺药大便可以通调,这也不属下。

$$
\left.\begin{array}{l} 肺气不宣——小便不利 \\ 肺移热于大肠——大便燥结 \end{array}\right\}肺\left\{\begin{array}{l} 润肺之药 \\ 润肺清热 \end{array}\right\}属于上
$$

总的说,这两条虽是大小便不利,因治疗在上,而知病因在上。

【原文】 诸风掉眩,皆属于肝。

【讲解】 在诸暴强直一节,我们已经介绍过,风有内外之分,彼条偏重外风,此条偏重内风。所谓"掉":刘河间云:"掉,摇也。""眩":刘河间说:"晕乱旋转。"王冰亦说:"眩晕也。"

《素问·阴阳应象大论》云:"在天为风,在地为木,在脏为肝。"这是以天例人,取类比象的说法:言肝之性能,好像风的善动不居。内脏在正常情况下,是相互制约的,故肝虽有上述性能,而不呈现这一太过的现象。当某种原因引动这一性能使之亢盛时,我们把这性能太过的现象称为"风"。"诸风掉眩,皆属于肝",就是由于肝的内在的变动不居的性能太过,以致发现肢体动摇不定、头目眩晕的现象。

至于肝的性能亢盛,为什么发生掉和眩晕?经谓:"肝开窍于目。"又谓:"风胜则动。""肝主筋,在变动为握。"当肝病之后,累及肝之所属时,则产生掉

185

和眩。例如我们在临床上,常常见到在盛怒之后,发生肢体掉摇,头目眩晕的患者,就是属于此类的疾病。诱发这一性能的变动,有两种原因:①外感风邪所引起的,称为"外风",如"诸暴强直,皆属于风"。②因肾虚不能涵养肝木所引起的,称为"内风"。

我们在介绍"诸"和"皆"字的时候,已经谈到使人掉眩的原因是多方面的,那里已经举过《伤寒论》有:"头眩、身𥆧动,振振欲擗地"的例子,就不属于肝的范围。

【原文】 诸寒收引,皆属于肾。

【讲解】 "寒":可分内寒与外寒。"收引":王冰:"收,敛也,引,急也。"就是筋脉急,关节屈伸不利。"收引"是筋骨关节疾病,由于筋骨关节失去正常屈伸的能力,才会呈现收引。《素问·阴阳应象大论》说:"肾生骨髓,……在天为寒,在地为水,在体为骨,在脏为肾。"由此可知肾和骨有所关联,所以说关节的收引属于肾。

如何引起关节不能屈伸呢? 当然原因很多。因寒而收引的其病机如下:《灵枢·本脏》说:"经脉者,所以行血气而营阴阳,濡筋骨而利关节者也。"《素问·调经论》:"血气者,喜温而恶寒,寒则泣而不流,温则消而去之。"由此可以看出,关节筋骨的活动,要靠气血的濡养,而气血的流行,是喜温而恶寒的。当寒邪侵入经脉,或肾阳虚衰不能温煦经脉的时候,气血不能畅流,筋骨失养,关节不利,而造成收引。

内
外 }寒→经脉→筋脉失养,关节不利→收引(寒性收引)

但应注意,并不是所有的收引,皆因于寒而属肾。我们认为,因寒而属肾的收引,应伴有形寒、面色㿠白、四肢清冷、二便清利等,这才是属于寒的一类。

【原文】 诸气膹郁,皆属于肺。

【讲解】 "膹":张景岳说:"膹,喘急也。""郁":张景岳说:"郁,痞闷也。"

总之膹、郁是呼吸急促、胸部痞塞的意思。"肺者,气之本。"后世医家说:"肺者气之市,肺气降则诸气皆降。"因此,此条的气字,是指肺部的功能病变而言。所以本节经文的意思是:凡是上焦的气机不利而致膹郁,皆由肺失清肃使然。这里与《素问·举痛论》的"百病皆生于气",有广义和狭义之分:彼泛指五脏功能的病变,此仅指肺部功能的病变。

当任何一种原因,使肺部的气机发生障碍时,就会发生呼吸急促,胸部闷塞的现象。在临床上,喘而兼胸闷的多属肺,但也有不是属肺的,例如暴怒之后,发现呼吸喘急,胸部痞闷,那就是属于肝气上逆,而不是属于肺。

【原文】 诸湿肿满,皆属于脾。

【讲解】 "肿满":肿在皮肤四肢,满是腹内胀塞。总之是指浮肿胀满而言。本文之浮肿胀满症状,是由脾不化湿所形成的。湿的来源有两方面:①雨露伤人或久卧湿地,这都属外湿。外湿固然先伤营卫皮肉,但久之内合于脾,可致肿满。②久食生冷酒酪之类,脾运被伤,伤则不能化湿,每多造成肿满。

我们知道,水湿在人体内的运化,要靠脾、肺、肾三经来进行。何以此节经文则重于脾呢? 这正如李士才所说:"脾土主运行,肺主化气,肾主五液。凡五气所化之液,悉属于脾。"由此可见,脾本身不但有运水作用,同时还关系其他二脏的水运作用。因此,三者之间,以脾占首要作用。当脾本身的运水作用和转输二脏的作用失调后,水湿不能运化,滞留于体内,故生肿,所以说"诸湿肿满,皆属于脾"。

这里要区别的是:湿邪每会引起肿满,而肿满不一定皆由于湿,如前面的"诸胀腹大,皆属于热"。又如《素问·阴阳应象大论》说:"热盛则肿。"就不属于湿,又当以调治肠胃或治热为主了。

【原文】 诸痛痒疮,皆属于心。

【讲解】

1. 对本文"疮"字的理解 古代的疮字,可以代表所有的外证,它不仅指痈、疽、疹、疮、发背等,一切皮肤病也莫不包括在内,所以后世皮肤病以疮命名的很多,如疥疮、黄水疮、粟疮等。因此,我们应该认识到这里"疮"字的概念是广义的。

2. 本文"心"的含义 这里的"心"字,不是指实质脏器的心,这里所说的痛痒诸疮属心的含义是:因为心属火,主血,其充在血脉。如果心火盛,相应的血分有热,所以生疮。

根据以上所述,这里所说的痛痒诸疮之属于心,是偏重于属火一类的某些皮肤病或痈肿而言。李念莪说:"甚则疮疼,热微则疮痒。"证之于临床,凡疮而兼痛痒的多属阳证,若不兼痛痒的多属阴证(这是一般的辨证方法,但不是绝对的)。临床上用泻心火,凉血的药品可治好疮。但这种疮,一定是属火而有痛痒的,也就是所谓"诸痛痒疮,皆属于心"的一类,不包括阴疽等。

【小结】

1. 利用病因作为归纳和辨析临床症状的方法 病机十九条是用病因,对一般的临床症状,进行分析归纳和辨证的方法。也可以说,依据这个方法,从临床

187

证候中,可以得出病因的所在。例如:属火的五条,尽管证候不同,而病因则同属于火。又如:诸转反戾(热)、诸暴强直(风)、诸痉项强(湿),三者症状是极相似,都可呈现项强痉挛,而病因不同。于此可知,同一病因可以产生许多不同的症状,所以用一个方法,可以治疗很多的症状。相反地,症状相同,但病因不同,治疗的方法也就随之而异。总之,病机十九条,是把复杂的症状提出纲领,作为辨证求因的初步概念。因此它在临床诊断治疗中,给了我们很大的启发。

2. 从临床实际现象来正确理解病机十九条的精神实质　病机十九条,是古人根据临床实践,进行分析归纳的结果。因此我们学习或研究病机十九条,也应该从临床实际现象来理解其精神实质。例如:"诸病胕肿,疼酸惊骇,皆属于火"一条,我们同意唐容川的注解,而不宗张景岳《类经》的意见,主要是以临床实际现象作为我们取舍的依据。也就是说,理论应该服从临床。

3. 应在病机十九条的基础上与后世病机学说互参　病机十九条,只是一个示范性的举例,不能包括一切疾病的病机。因此,研究病机十九条,应和后世诸家相关病机学说联系起来互参。因为后世的学说是在《内经》的基础之上发展起来的。否则,把一切疾病的病机,都局限在病机十九条的范围之内,反而缩小了中医理论的范围。

188

第三节　结　语

1. 形成疾病的主要因素和产生虚实的病理机转　疾病的形成,有两个方面:一是人体的正气不足,二是六淫七情的乘袭。但决定病与不病的条件取决于正气充足与否。本章"邪之所凑,其气必虚"和《素问·刺法论》的"正气存内,邪不可干"都是说明这个道理。

疾病发生以后,产生虚实的病理,决定在"正气"和"邪气"两个方面,故《素问·通评虚实论》说:"邪气盛则实,正气夺则虚。"其意义是:邪气盛,正气足,为实证;邪气盛,正气虚,为虚证。可见其中主要关键,仍是以正气为主。

2. 病因的归纳和发病的病理症状　本章把主要病因分为两大类——内伤和外感。

(1) 内伤:七情、饮食劳倦。

1) 七情方面:如"怒则气上,喜则气缓,悲则气消……"(《素问·举痛论》)

2) 饮食劳倦方面:如《素问·调经论》:"卒然多饮食,则肠满。"《灵枢·百病始生》:"起居不节,用力过度,则络脉伤。"

（2）外感：六淫，如《素问·阴阳应象大论》云："风胜则动，热胜则肿，燥胜则干，寒胜则浮，湿胜则濡泄"；又如《素问·生气通天论》云："因于湿，首如裹；因于暑，汗烦则喘喝，静则多言。"

3. 季节与疾病的关系　《素问·生气通天论》云："春伤于风，乃为洞泄；夏伤于暑，秋为痎疟；秋伤于湿，上逆而咳，发为痿厥；冬伤于寒，春必病温。"这是古人从实际中反复观察得出的四时气候发病规律，并成为后世"伏气为病"的理论渊源。

4. 疾病的产生是人体阴阳的失调　人体在正常情况下，阴阳是平衡的。人体阴阳平衡，就能适应天地（指大自然）的阴阳变化。假如阴阳失调，就要发生疾病；既病之后，在病理上寒热的转化，也是随阴阳偏胜而转化的。如《素问·阴阳应象大论》说："能冬不能夏，能夏不能冬"，就是说明由于人体阴阳失去平衡而致不能适应天地阴阳的变化。再如《素问·调经论》说："阳盛则阴病，阴盛则阳病"，就是人体阴阳发生偏胜的结果。

5. 证候的分类　一个疾病，或一组证候，根据其病因不同、属性不同、兼见症状不同，经过分析后归纳为几个类型，以便于"随证施治"，这就符合辨证的归类方法。如本章的痿、痹、厥、咳、胀、热病等都是按上述不同情况进行分类的。

（1）痿是四肢无力，举动不能得一种疾病。因其发病的病因和兼见症状不同，以五脏来分类，把痿病归纳为五个类型。

（2）痹证的含义很多，本章所讨论的"风、寒、湿"三痹和"痹厥"，是两种不同性质的痹证。在病因症状上，"风、寒、湿三气杂至合而为痹"，是表现为不同程度的游走疼痛，酸楚重滞。"卧出而风吹之，血凝于肤"的痹厥是表现为麻木不仁。

（3）咳嗽是一个症状，因兼见症状不同，而以五脏六腑来分别归类，为五脏六腑咳。

（4）厥是一种疾病，有时也仅为某些疾病的症状而已。《内经》论厥的范围非常广泛，如大厥、煎厥、薄厥、阳厥等，它们在病因上、症状上都有所不同；但在发病机制上有一个共同点，皆由于阴阳之气突然发生剧烈偏衰或偏亢。

（5）五脏六腑胀也是根据兼见症状的不同，发病部位的不同来进行归类的。

（6）热病是包括一切外感发热病的。《素问·热论》六经主证，是发热病的辨证总纲，也是六经证候分类的雏形。虽与《伤寒论》的六经分证有所不同，但《伤寒论》六经是在这个基础上发展出来的。

上述各节虽都着重在证候分类，但从中也包含了病因、病理或症状的描述，不能把它们截然分开来。

6. 精神刺激直接或间接发生疾病　《素问·阴阳别论》："二阳之病发心脾，

有不得隐曲……"就是情欲不遂,精神拂郁所引起的证候。所谓"人生而有病巅疾",就是胎儿在母体时,因母亲大惊恐怖,精神受到极度刺激而影响了胎儿所引起的疾病。

7. 内脏病理生理的相互关系　五气所病,是说明五脏各有正常的生理功能,所以也有其反常病理特征,如:心为噫,肺为咳等。

五脏所恶,是说明气候变化,对五脏有不同的影响,因此五脏病变和气候也有密切的关系。

8. 关于病因、病理、症状的综合论述　《内经》中往往把一种疾病的病因、病理、症状综合论述,如疟疾的原因是:"生于风,伤于暑";在病机上指出为:"阴阳上下交争",并突出了疟疾的典型症状。对于痈疽形成的病因、病理、恶化过程和痈疽的鉴别诊断,都做了扼要的说明。

本章最后讨论了病机十九条,这是《内经》作者从复杂的病证中,根据病证寻找病因的纲领,为后世审证求因的法则。疾病的原因是多端的,而疾病的变化,更是千头万绪。病机十九条虽然并不概括所有疾病的病因和症状,但对临床工作者掌握病机、推测病因从而作出正确的诊断与治疗,提供了借鉴。

190

第六章 诊 法

第一节 概 述

一、诊法的意义

本章所要论述的，是《内经》中有关诊法内容。诊法与前面所讨论过的阴阳五行、藏象、经络、病能等是相互联系的。也就是说，要诊断一个疾病，必须懂得病理变化，要了解病理，又必须懂得人体生理的正常功能。所以诊法是中医学从理论到临床的重要环节。

"诊法"是诊查和分析疾病作出最后决定的方法和手段。我们要详细了解一个疾病的发生和变化，必须在邪正斗争中的演变过程中，运用各种不同的方法，来判断邪正斗争过程中所出现的极其错综复杂的不同反映——症状，从而探求疾病的原因，推测疾病的性质和转归，以达到全面了解疾病，为治疗疾病提供正确的依据。这些方法，总称为诊法。

关于诊法二字的来源，在《素问·脉要精微论》中曾有"黄帝问曰：诊法何如？"虽然在《素问·脉要精微论》里，主要是谈脉诊，但从该篇全部内容来看，却包括望、闻、问、切四诊的内容在内。因此我们把《内经》里一部分有关四诊的内容，编成一章，并采用了"诊法"作为章名。

二、诊法的内容

1. 望诊

望诊 { 范围——主要是视精明、察五色、视体形、体态活动
　　　 原理——古人认为"有诸内者，必形诸外"

所谓"有诸内者，必形诸外"，是说人体内部有了变化，外表也一定会有异常的表现。例如，一个喝醉了酒的人，机体内部有了变化，就会表现出面赤、气粗、目赤等

现象。惊恐的人,会表现面色青白。从这些情况来看,古人这种认识是很正确的。

2. 闻诊

闻诊范围 { 听——听呻吟、喘息、语音、咳嗽、肠鸣等
嗅——嗅病气及排泄物(如大、小便、痰液)之气

闻诊的范围,包括听和嗅两个部分。根据五脏应五声、五音、五臭的概念,如果内脏有了病变,可以从声、音、臭的变异,来了解疾病的情况。

3. 问诊

《内经》里有关问诊方面的经文,虽然比较少,但是都谈得很具体。后世医家根据《内经》的宗旨,通过临床实践,有了进一步发展,如张景岳的"十问歌"等,在临床运用上都有其参考价值。我们根据《内经》条文精神,将问诊范围大致归纳为四个方面:①既往生活环境及个人嗜好;②过去病史;③现在病史;④自觉症状。

4. 切脉

切脉,就是医者通过手或者手指去按患者的肢体和脉搏等,以了解疾病的部分情况。然后再综合望闻问切所得的情况,最后判断疾病的原因、性质,从而明确诊断。其范围包括脉诊和触诊两个方面:

切诊的范围 { 脉诊 { 三部九候——全身诊脉法
独取寸口——局部诊脉法
触诊 { 诊尺肤——触按尺肤的寒、热,润、泽等
诊胸部虚里搏动;腹部虚实、寒热痞块等
诊手足寒温、关节活动等

三、诊法的应用与价值

诊法是辨证论治的武器。它的理论也是建立在"天人相应"、"四时六气"、"脏腑经络"、"营卫气血"等基础之上,并以阴阳五行说为思想指导。

我们要想治愈一个疾病,首先就必须有正确的诊断,要有正确的诊断绝不可单凭某一种诊法,因此在临床上必须四诊并重,相互合参,结合八纲,分析病情,从而得出疾病的真相,所以前苏联医学家包特金说:"有正确的诊断,才有正确的治疗。"由此可知诊法在临床上的价值了。

第二节 原文讲解

【原文】 善诊者,察色按脉,先别阴阳;审清浊,而知部分;视喘息,听音声,

而知所苦;观权衡规矩,而知病所主,按尺寸,观浮沉滑涩,而知病所生,以治无过,以诊则不失矣。(《素问·阴阳应象大论》)

【提示】 说明诊法在临床上的总原则。

【讲解】

(一)辨别阴阳的重要性

"察色按脉,先别阴阳;审清浊,而知部分。"我们知道,一切的疾病在发展过程中所反映出来的症状,是错综复杂、千变万化的,但是在分类上,总的概括起来,不外乎阴证、阳证两大类型。要确定阴证和阳证,又必须通过望色泽,听声音,问病情,切脉等四诊方法,搜集资料,然后进行分析,所以说"察色按脉,先别阴阳"。

1. 辨脉的阴阳

$$脉的阴阳\begin{cases}部位——寸为阳,尺为阴\\动态——起为阳,伏为阴\\至数——数为阳,迟为阴\end{cases}$$

这里指切脉的部位、动态、至数三方面的阴阳。如果细细分析,各种脉象都可以分阴阳,如浮脉为阳,沉脉为阴,洪大为阳,细小为阴,滑脉为阳,涩脉为阴等。辨脉之阴阳可以作为推断正气强弱和病邪部位等的佐证。

2. 辨色的阴阳

$$色的阴阳\begin{cases}润泽光明——阳\\枯槁晦暗——阴\end{cases}$$

同时还可以进一步从色的明暗来辨别其清浊阴阳。吴昆说:"色清而明,病在阳分;色浊而暗,病在阴分。"所谓:病在阳在阴,指表里深浅的部位而言。

$$色的清浊\begin{cases}清明——病在阳分——病浅属表\\浊暗——病在阴分——病深属里\end{cases}$$

(二)望闻二诊相互合参的举例

"视喘息,听音声,而知所苦。""喘息",此处可作呼吸的气息讲。"视喘息"就是看患者呼吸的气息和其动态。

从"视喘息"这三个字的字面上看,当属望诊范围,但我们在临床上,对喘息患者的诊断,往往是视听合用的。所以喘息,不但可以用视诊,而且可以同时用听诊。例如:一个肺气虚弱的患者,端坐呼吸的时候,气喘频频随呼吸点

193

头，这是中气不足的现象。对这类患者，如果只凭耳的闻诊，那就只能了解喘息声音的高低、粗细，而不能了解其气衰时的体态动作；假若配合望诊的话，就可进一步加以辨别了。由此可知，各科诊法在运用上，不可截然分开，而是有其密切联系的。

总之，视患者呼吸的长短、浅深，声音的粗细，是可以判断中气的盛衰、病因和病灶所在的。后世徐灵胎对喘息又有虚实的辨别深有体会，他说："喘粗气热为有余；喘促气寒为不足。息高者心肺有余；息弱者肝肾不足。"这是在《内经》的基础上有了进一步发展。

（三）权衡规矩在诊断上的意义

"观权衡规矩，而知病所主。"张景岳说："权衡规矩，在《脉要精微论》，以脉言也。然此四者，所包者多，不独在脉；盖权言其重，衡言其轻，规言其圆，矩言其方。能说明方圆轻重之理，则知变通之道矣。"

我们认为在本节经文里，"权衡规矩"四个字包含了两方面的意义：一是形容四时正常的脉象（如春应中规，夏应中矩，秋应中衡，冬应中权）；二是诊法的总原则，即所谓"权，然后知轻重；度，然后知长短；不以规矩，不能成方圆"。也就是说，应掌握这些总的原则以常衡变，了解疾病在何脏何腑，以采用适宜的治疗。

（四）察脉的基本要求

"按尺寸，观浮沉滑涩，而知病所生。"我们诊脉多以寸口，寸口包括了寸关尺三部；寸为阳，尺为阴。浮、沉、滑、涩是四种不同脉象。浮脉，浮于指下，轻按乃得，多主表。沉脉，沉于下，重按乃得，多主里。滑脉，往来流利，为有余之象。涩脉，往来滞涩，为不足之象。脉乃血之府，因此每一种脉象，都是脏腑气血盛衰的真实反映。这四种脉象，是脉诊中最基本的要求，虽不能代表全部病变的脉象，但有举一反三之意。

最后谈到"以治无过，以诊则不失矣"，也就是说，诊察疾病要做到从多方面观察，诊断才不会发生差错，治疗也没有什么过失。总之，这节经文可以说是诊法的纲领。其中又重点说明了各种诊法的作用，如知部分、知所苦、知病所主、知病所生等，这些内容，对诊断作了一些原则性的指导，对临床实际应用，有很大的启发。

【原文】 黄帝曰：余闻虚实以决死生，愿闻其情。岐伯曰：五实死，五虚死。帝曰：愿闻五实五虚。岐伯曰：脉盛，皮热，腹胀，前后不通，闷瞀，此谓五实。脉细，皮寒，气少，泄利前后，饮食不入，此谓五虚。帝曰：其时有生者，何也。岐伯曰：浆粥入胃，泄注止，则虚者活；身汗得后利，则实者活。此其候也。（《素问·玉机真脏论》）

【提示】 五实五虚证的鉴别诊断和预后。

【讲解】 "闷瞀":指胸中窒闷,眼目昏花。"泄利前后":指大便泄泻,小便频数或失禁。"身汗得后利":是说周身得汗,二便得通。

(一)虚实的含义和分类

五实五虚俱见,所以断为死候的缘故,有如下两点:一为邪气壅滞猖獗,正气完全不能抵抗,虽攻泄无能为力;一为正气虚败已极,虽补养亦无济于事,这是无可挽救的死证。虚实证分类鉴别如表6-1:

表 6-1　五实、五虚的内容及分类依据

五实	五脏	五虚	理论根据
脉盛	心	脉细	心主脉
皮热	肺	皮寒	肺主皮毛
腹胀	脾	饮食不入	脾主运化
前后不通	肾	泄利前后	肾主二便
闷瞀	肝	气少	肝脉贯膈,气逆于中(张景岳) 肝为春生之气,肝虚故气少(张隐庵)

从表6-1五实五虚症状的鉴别,说明了心、肺、脾、肾、肝五脏,都有了病变,当然疾病是较为严重的,所以说五实死,五虚死。但五实五虚证,是否完全就是死证而没有好转的希望呢?实际上并不是这样,下面就要讨论这个问题。

(二)虚实证的预后

虚证、实证的好转和恶化,取决于如下两个条件:

1. 如本身功能自然恢复(胃气恢复),这是自身的适应能力。

2. 如救治得法,经过服药后内脏起到良好的反应,就会出现下列好转现象,预后良好。

实热 $\begin{cases} 表实 \rightarrow 身汗(表解) \\ 里实 \rightarrow 后利(里和) \end{cases}$ 实者活

虚泻 → 知饥能食(胃气恢复) → 泄注止 → 虚者活

反过来讲,如果自身功能不能自然恢复,以及救治不得法,那么就会趋向恶化,预后是不良的。

以上指出的虚实两大类型,并说明好转和恶化的现象,具有举例示范的意义。本节所举的虚实两证,如果各自单独出现,尚比较容易认识和处理;若是虚中夹实,实中夹虚的错综出现,那就必须辨证论治。特别是出现"至虚有盛候,大

195

实有赢状"的情况,临床上更要仔细辨证,倘或辨认不清,就要犯虚虚实实之误了。总之本节经文,论述了虚实两证的鉴别,以及对预后好坏的推断;虽谈到五实死,五虚死,但不是绝对的。其好转取决于两个方面:一方面是患者的适应能力——胃气的恢复(这一点很重要);另一方面是救治得法。因此在临床诊断上,对虚、实证候,特别是虚实夹杂的证候,必须辨认清楚,以防治疗出现虚虚实实之误。

【参考资料】

程杏轩《医述》:"实死急,虚死缓;实死之状恶,虚死之状善;实死者,形不脱,虚死者形脱;实死者多由医误,虚死者多由自伐。知其所以死之故,则知其所以生之诀也。"

张子和:"不救则死,救治不得其道亦死。"又:"粥浆入胃,而不泄泻,则胃气和;胃气和则五脏皆实,是以生也;汗以泄其表,利以泄其里,并泻则上下通;上下通则五实皆启,是以生也。"

【原文】 夫五脏者,身之强也。头者精明之府,头倾视深,精神将夺矣。背者胸中之府,背曲肩随,腑将坏矣。腰者肾之府,转摇不能,肾将惫矣。膝者筋之府,屈伸不能,行则偻附,筋将惫矣。骨者髓之府,不能久立,行则振掉,骨将惫矣。得强则生,失强则死。(《素问·脉要精微论》)

【提示】 从体态反常表现而诊断内脏的病变。

【讲解】 本节首先谈到"夫五脏者,身之强也",就是说身体的强弱,与五脏有着密切的关系。五脏的功能正常,才能使身体壮健,所以最后说"得强则生,失强则死",就是这个道理。接着谈到"头者精明之府,头倾视深,精神将夺矣"等等,这就是:从头、背、腰、膝、骨等反常的体型动态,去诊断人体病变所在。下面分别讨论:

(一) 头倾视深

"头者精明之府。"张志聪:"诸阳之神气上会于头;诸髓之精气上聚于脑。"《灵枢·大惑论》云:"五脏六腑之精气,皆上注于目,而为之精。"所以人体在正常情况下,头和目依靠内脏精气的营养和心神来维持其正常的功能活动。

"头倾视深",也就是头目体态的反常表现。头倾是头部低重不能抬起;视深,是两目凹陷无光。产生这种现象的原因,主要是内脏精气衰败、心神失守,是一种病情严重的证候表现,所以经文说"精神将夺矣"。此在临床上一般多见于重病之后,或小儿腹泻之后,疾病已趋于危笃之期。

(二) 背曲肩随

"背者胸中之府。"背在后,胸在前,"胸中"如从字义上来看,似乎是部位,实际是代表了心肺两脏,因心肺居于胸中,又心俞、肺俞均在背部。人体在正常情况下,背和胸构成胸廓对心肺二脏有一种天然保护作用,所以说"背者胸中之府"。

"背曲肩随",就是背部弯曲不能挺胸、两肩下垂无力抬起的反常体态。产生这种现象的原因,是心肺有了病变,精气衰败,不能充于背部。所以经文说:"腑将坏矣。"临床上见到这种状态,便可知道胸中的脏器将有所损坏,同时可知这多是由于久病。例如虚劳(肺痨)病者,见到这种背曲肩随的反常体态,往往是疾病已到了危险阶段。

(三)转摇不能

"腰者肾之府。"两肾附于腰部十四椎两旁各开寸半。腰是肾之外府,在正常情况下,可以维持转侧自如的活动,所以经文说"腰者肾之府。"

"转摇不能",也就是腰部不能随人的意志转侧自如,是一种运动障碍的表现。产生这种现象的原因,是由于肾脏有了病变,精气亏损,不能充于府(腰部),所以经文说"肾将惫矣"。临床上见到这种体态,多半有严重的腰酸、腰痛等症,便可知道肾脏亏损已极,形体已将衰败矣。

(四)屈伸不能,行则偻附

"膝者筋之府。"人体在正常情况下,膝关节之所以能屈伸自如,必有赖于筋的维络;同时又以膝腘部的筋为最多,所以经文说"膝者筋之府。"

"屈伸不能,行则偻附。"也就是两膝部不能屈伸自如,在步行的时候,佝偻着身体,必须倚物而行(如手杖等)。产生这种现象的原因,是筋有了变化,所以经文说"筋将惫矣"。但究其病因,多有肝肾不足。因为肾水为肝木之母,肾水不能涵养肝木,同时肝脏不足则筋失肝养,故经脉衰惫,而关节屈伸不能,表现形则偻附的反常形态。

(五)不能久立,行则振掉

"骨者髓之府。"骨中藏有骨髓,正常情况下,骨髓充足,才能维持站立和行动,所以经文说"骨者髓之府。""不能久立,行则振掉",也就是站立不稳和不能久站之象,在步行的时候,出现阵阵颤动,摇摇欲倒的反常体态。产生这种现象的原因,是骨骼有了病变,失去支架人体的作用。骨为肾所主,肾的精气衰败,骨髓不足,不能充于骨骼,骨骼失去营养,便呈现衰弱不堪的征象。所以经文说"骨将惫矣"。"惫"者,极度衰弱疲乏的意思,我们在临床上见到这种病证,虽然是属于骨骼的病变,但是追求其根本原因,还是肾精亏损所致。

现在将上面讨论的内容归纳如下:

$$\text{反常的体态}\begin{cases}\text{头倾视深——精神衰败}\\\text{背曲肩随——心肺有病}\\\text{转摇不能——肾脏有病}\\\text{屈伸不能,行则偻附——肝肾不足}\\\text{不能久立,行则振掉——骨骼病变(肾主骨)}\end{cases}$$

本节所讨论的,大部分属于五脏病变;同时讨论了头、背、腰、膝、骨等在人体正常情况下与五脏的密切关系。五脏功能正常,这些部分就能维持其正常的体态和活动;内在五脏有病,这些部分就反映出各部的反常动态。我们可以将这些反常的动态,作为诊断内在五脏病变的依据。这些理论,在临床诊断上都有它相当重要的价值。

【参考资料】

张志聪:"心肺居于胸中,而腧于肩背,故背为胸之府。"

张志聪:"两肾在于腰内,故腰为肾之外府。"

张志聪:"筋会阳陵泉,膝乃筋之会府也。"

《素问》新校正:"按别本附,一作俯。"

张志聪:"髓藏于骨,故骨为髓之府。"

【原文】 夫精明五色者,气之华也,赤欲如白裹朱,不欲如赭;白欲如鹅羽,不欲如盐;青欲如苍璧之泽,不欲如蓝;黄欲如罗裹雄黄,不欲如黄土;黑欲如重漆色,不欲如地苍。五色精微象见矣,其寿不久也。(《素问·脉要精微论》)

【提示】 指出色诊的部位是"目"和"面"及五色之欲与不欲,作为诊断预后的依据。

【讲解】

(一)精明五色为气之华的原理

"精明":历代注家解释不一:①王冰认为精明就是睛明穴(目内眦山根交界处两边的部位),这种局限于睛明穴的说法,是不够恰当的;②另一种说法认为精明是目,包括眼睑和眼球,因为古人认为眼睑属脾,内外眦属心,白珠(巩膜)属肺,睛(黑眼)属肝,瞳孔属肾,这种说法,尚有参考价值;③王一仁说:"五脏六腑之精,皆上注于目,目之精为瞳子,目视贵明,则辨五色能清晰";④吴考槃《素灵辑粹》删"精明"二字。我们认为这里是形容两目的视力,能精细明晰的辨别五色。或依吴氏所说"精明"删去亦通。

"五色":就是青、黄、赤、白、黑(包括面部与目部,但主要着重面部)。古人认为五色内应五脏,《灵枢·五色》云:"五色命脏,青为肝,赤为心,黄为脾,白为肺,黑为肾。"这是说明五脏外应的正常色泽。

"气之华"：李念莪说："言气而血在其中。""华"者荣也。是指五脏气血之外荣的意思，故王一仁说："脏腑之气上华于颜，故辨气色能知病情。"总的来说，"精明五色者，气之华也"，就是两目的精明和颜面的色泽，都是内脏精华气血反映在外的象征；它的正常和变化，与五脏六腑的精气、气血有着密切关系。因此内脏有了病变，可以从目的神光和颜面色泽变化予以测知。

（二）五色之欲与不欲的意义

五色 { 欲——润泽光明——预后良（血气充盛）
不欲——枯槁晦暗——预后不良（血气衰败）

从本节所述的欲与不欲来说，凡五色润泽光明者，预后多属良好，这是内脏气血充足的表现；五色之枯槁晦暗者，预后多不良，这是内脏气血衰败的表现。

所以赤色要像帛绢包裹朱砂一样白色里泛出红来，不要像赭石一样呈现赤赭之色；白色要像鹅毛一样，白得鲜明润泽，不要像食盐一样白而无光；青色要像苍色的璧玉一样润泽，不要像蓝靛一样的晦暗；黄色要像白罗包裹雄黄一样黄而润泽，不要像黄土之色；黑色要像黑漆的颜色一样明亮润泽，不要像苍黑的泥土。这是古人以具体实物的颜色，来比喻说明五色之欲与不欲。总之，辨析五色是诊断疾病预后好坏的关键，在临床上必须注意。

（三）五色精微象见的理解

"精微"：是精华、精粹。象：是现象。

色 { 如赤欲如白裹朱等——精华隐然内藏，有一定含蓄（真气内守）
精微象见——精华彰然外露，毫无含蓄（真气外泄）

在前面讨论了，五脏的光华，虽现于面部，但并不是没有限度的，而必须要有一定的含蓄，也就是经文所谈到的"赤欲如白裹朱等"。由于朱之色红而鲜艳（马莳：白，应作帛），用白帛裹之，则虽赤而艳色并不毕露，有一定的含蓄。假如精华毕露，浮越于外，毫无含蓄，这就是内藏真元之气外泄的标志（真脏色见），是一种败象。五色之不欲，也含有这个意义。

吴昆说："精微象见，言真元精微之气，化作色相，毕现于外，更无藏蓄，是真气脱矣。"按照吴昆的理解，我们可以进一步领会它的精神实质。俗语所说，"回光返照"即是这种现象，它是疾病趋向死亡的先兆，因此经文说："五色精微象见矣，其寿不久也。"

这种征象，在临床上每多见于慢性病及久病患者，原来面部的病容与疾病轻重是相称的，忽然间转为神采奕奕，显出娇妍之色、红光满面，这可说是精微象

199

见,临死的先兆。

总之从五色的善恶,可以看出疾病的变化。其五色欲与不欲的关键,在于色的润泽、枯夭。凡是见到五色润泽的,预后多属良好;枯槁的,预后多不良。假使五色精华毕露,浮越于外,毫无含蓄,这是内脏真气外泄,败象的标志,所以说:"其寿不久。"

【参考资料】

《灵枢·大惑论》:"五脏六腑之精气,皆上注于目,而为之精。"

李念莪:"五色之欲者,皆取其润泽;五色之不欲者,皆恶其枯槁。"

【原文】 夫精明者,所以视万物,别白黑,审短长。以长为短,以白为黑,如是则精衰矣。(《素问·脉要精微论》)

【提示】 从视觉的异常测定内脏精气的衰退情况。

(一) 视觉与内脏精气的关系

人体在正常情况下,双目的功能是视万物、审长短。而要达到这样的目的,首先必须依靠内脏精气的灌养,精气充足,才能心神灌注,精明视物。故《灵枢·大惑论》云:"五脏六腑之精气,皆上注于目。"《素问·五脏生成》亦云:"肝受血而能视。"因此我们知道,目的视力,不仅与内脏精气有关,而且与血有着密切关系。那么从视觉的变化,就可以诊断内脏精气和血的衰退情况,下面就讨论这个问题。

(二) 视觉变化在诊断上的运用范围

关于视觉变化,有以下两个方面解释:

1. 从人体衰老方面 《素问·阴阳应象大论》说:"年五十体重,耳目不聪明矣。"《灵枢·天年》说:"五十岁,肝气始衰,目始不明。"这是人体生理从生长、发育、衰老过程中的必然现象,不属于病理的范畴。

2. 从病理方面 《灵枢·大惑论》说:"精散则视歧,视歧见两物。"《灵枢·决气》说:"气脱者,目不明。"《素问·脏气法时论》说:"肝病者……虚则目㿠㿠无所见。"由此可知,以长为短,以白为黑,是视觉错乱之症。视觉错乱的产生,是内藏精气的衰退和肝血不足所致,所以说"如是则精衰矣",也就是这个含义。

总之本节讨论了视觉的精明是靠五脏精气的灌溉营养,因而从观察两眼视觉的变化情况,便可以测定内脏精气的盛衰。

【参考资料】

张景岳:"五脏六腑之精气,皆上注于目而为之精。故精聚则神全;若其颠倒错乱,是精微而神散矣,岂久安之兆哉!"

《灵枢·大惑论》:"目者,心使也,心者,神之舍也。"

【原文】 黄帝曰:以官何候?岐伯曰:以候五脏。故肺病者,喘息鼻胀;肝病者,眦青;脾病者,唇黄;心病者,舌卷短,颧赤;肾病者,颧与颜黑。(《灵枢·五阅五使》)

【提示】 察五官颜色和症状的变化,以测定五脏病变。五脏与五官的关系已在第三章藏象中讨论过,这里不再重复。

本节经文五官颜色及征象与五脏病候的关系如下:

五官和五脏在病理上的关系
- 肺病:"喘息鼻胀"——热邪壅闭,肺气上逆,多见于肺经风热严重之证(小儿更多见)
- 肝病:"眦青"——风邪壅于经络,多见于小儿肝经风痰之证
- 脾病:"唇黄"——脾失健运,湿热内蕴,多合并其他症状
- 心病:"舌卷短、颧赤"——心火亢盛,阴津耗竭,多见于疾病严重阶段
- 肾病:"颧与颜黑"——肾水上泛,多见于沉寒、虚劳之证

1. "肺病者,喘息鼻胀" 肺主气,鼻为肺的外窍,而司呼吸。喘息鼻张的症状,是由于热邪壅闭,肺气上逆,以致呼吸不利。每每与高热、咳嗽、痰鸣、口渴、烦躁、呼吸抬肩等症状合并出现,特别是小儿在感受风温,风邪犯肺,发生高热之际,喘息鼻张的症状更为多见。由于肺乃娇脏,小儿又是纯阳之体,加之高温熏灼,肺的津液大伤,病证多属严重。因此在临床上,从患者鼻部和呼吸的情况,可以测知肺脏疾病的轻重。

2. "肝病者,眦青" 肝主风,其色青,目为肝之外窍,所以别五色也。眦青的症状,是由于风邪壅滞经络;临床上每见于小儿肝经风痰之证;有时并伴有目中不了了的现象。《幼幼指南》:"肝热者目中青。"但亦可见于肝气郁结的患者。

3. "脾病者,唇黄" 脾主运化,其色黄;唇为脾的外窍,所以纳五谷也。唇黄的症状,临床上多见于脾失健运,湿热内蕴之证,常合并其他症状出现。单纯的唇黄,临床上还是少见。

4. "心病者,舌卷短,颧赤" 心主火,其色赤;舌为心之外窍(舌为心之苗)。心火亢盛、阴津耗竭,所以舌卷而短,阴虚阳亢而孤阳外越,故两颧现赤。临床上见到这种症状,证明疾病已进入了危险期,是不可忽视的。但是必须指出,阴虚火旺的患者,两颧也会出现赤色,这是虚火上炎的现象,与本节所讨论的舌卷短、颧赤,有缓急的不同,必须加以区别。

5. "肾病者,颧与颜黑" 肾主水,其色黑,颧与颜黑的症状是由于土不制水,水气上犯,临床上多见于沉寒、虚劳之证。如《金匮要略》云:"黑色为劳。"李东垣亦云:"肾病面黑,身凉脉沉而滑多黑则痹;暴病形冷恶寒,三焦伤也。"由此

201

可知,颧与颜黑,多属虚劳证候,如系暴病则属沉寒痼冷直中三阴之重证。

总之本节经文讨论五脏有了病变,可以反映到各脏的外窍,外应五色。因此我们在临床上掌握了这些理论,结合四诊,灵活运用,是可以从外窍和五色征象来诊断内脏病变的。

【原文】 黄赤为风,青黑为痛,白为寒,黄而膏润为脓,赤甚者为血,痛甚为挛,寒甚为皮不仁。五色各见其部,察其浮沉,以知浅深;察其泽夭,以观成败;察其散抟,以知远近;视色上下,以知病处。(《灵枢·五色》)

【提示】 说明五色主病与察色的关键。

【讲解】 本节分两段讨论,从"黄赤为风,……寒甚为脾不仁"为第一段,"五色各见其部……"为第二段。

(一) 五色主病的一般概况

1. "黄赤为风" 黄赤之色所主多为风邪、阳邪、热邪。由于风为阳邪,乃火之母,阳邪多热,所以这种黄而兼赤的颜色,临床上多见于风热疾患。例如,风温证的面色多黄而兼赤,说明了黄赤之色,多主风主热。但若黄赤不并见,则其主病就有所不同。

2. "黑青为痛","痛甚为挛,寒甚为皮不仁" 《素问·调经论》云:"血气者,喜温而恶寒,寒则泣不能流,温则消而去之。"《素问·经络论》:"寒多则凝泣,凝泣则青黑。"其中,凝泣两字,是说明血液流动,因受寒邪的刺激发生循环不畅;血滞则色现青黑,气血不流通,不通则产生痛感,痛甚则筋脉呈现挛急。《素问·痹论》云:"痛者寒气多也,有寒故痛也。"另一方面由于血滞,以致营卫运行不利,减少了皮肤营养的来源,因此导致皮肤麻木不仁。可见青黑为痛等症的机制是:

寒→血凝泣 { 色现青黑→痛→甚为挛
营卫运行不畅→皮肤缺少营养→皮不仁

但是必须指出,这里青黑的颜色,应理解为青黑不并见。如后世《金匮要略》中有:"鼻头色青腹中痛","鼻头色黑者有水气"及"黑色为劳"之说,即与青黑为痛不相符。

3. 白为寒 白色多见于阳虚阴盛之体,由于阳气耗散,阴盛于内,寒从内生,故白为寒。临床上一般虚寒证多有此现象。但亦不尽如此,如《四诊抉微》有:"悲愁不乐则色白。"有脱血、夺气、亡津液的,也会出现白色。这些多需结合其他症状来加以鉴别的。

4. "黄而膏润为脓,赤甚者为血" 这是指外科局部疮疡的诊断,不是面部气色的表现。如疮疡黄而膏润,是因为既已化脓而且已接近表面有欲溃破的现象,并按之软而有波动。赤甚者为血,是疮疡的热毒迫使血液积于局部,故呈现赤甚之色,多为疮疡的阳证初期尚未化脓的局部表现。

(二)察色的关键

它是说明五色表现的部位和变化。在临床上,应该掌握如下的察色方法,以助了解病情,作为预后判断的一种依据。

1.**"察其浮沉,以知深浅"** 王一仁说:"色浮而在外者,为病在浅处;色沉而向里者,为病在深处。"由此可知色浮于外者病轻浅主表,色沉于里者病深重主里。

2.**"察其泽夭,以观成败"** 观察气色的润泽枯夭,来判断疾病的预后,在前面五色之欲与不欲中已经讨论过一些。李念莪说:"润泽者有成,枯夭者必败";王一仁说:"润泽而不夭晦者,病有痊愈之望,此其成也;若枯夭晦暗,气血内败,脏腑之精华日竭。"

王一仁认为色的枯夭是气血内败,脏腑精华日竭;反过来讲,如果色润泽,则是气血内充,脏腑精华未有耗损。由此可知,色的润泽和枯夭,是内脏精气的气血盛衰的真实反映,当然也可以以此而决断疾病预后的好坏。

3.**"察其散抟,以知远近"** 李念莪说:"散而不聚者病近,抟而不散者病远。"王一仁说"气色散而不抟聚者,病气亦可解散,则愈期不远;若气色抟聚,则病气一时难以解散,愈期非旦夕可卜。"二人对远近的看法,各有不同:李念莪是作患病时间的长短而言;王一仁是作预测疾病愈期的远近而言。但是我们总括起来看,是散主病轻,愈期较近;抟主病重,愈期较远,二说并不矛盾。从一般疾病的发生发展过程来看,发病时间短,治疗及时,则愈期当近;发病时间长,未及时治疗(或治疗不当),则愈期当远。

4.**"视色上下,以知病处"** 说明在面部表现的色泽部位或上或下,可以测知其病所在的部位,这是以面部部位配合五脏来进行观察诊断何脏病变。这节经文总的精神,主要是说明五色主病的一般概况以及诊察色泽的方法。也可以说是望色诊的总纲。

【参考资料】

黄色:黄而肥盛,胃中有湿痰也。

黄而枯瘦,胃中有火也。

黄而色淡,胃本湿也。

黄而色暗,津液久耗也。——张璐

赤色:赤色为热,如阳明病白虎、承气汤证。

寒赤:如真寒假热之戴阳证。

203

久病虚劳，面赤如妆者不久居。——王叔和《脉经》

张隐庵："白者清肃之气，故为寒也。"

李念莪："色之浮者病浅，色之沉者病深。"

薛生白："散者病近，抟者病远。"

【原文】 凡相五色之奇脉，面黄目青，面黄目赤，面黄目白，面黄目黑者，皆不死也。面青目赤，面赤目白，面青目黑，面黑目白，面赤目青，皆死也。（《素问·五脏生成》）

【提示】 在疾病过程中，从观察面目五色，测知胃气的有无，作为判断预后的依据。

【讲解】

（一）面黄目青、目赤、目白、目黑皆不死的理解

古人根据五行学说的理论，以黄色为中央土的正色；五行以土为本，所以说土为万物之母。配合人体脏腑，土于五脏属脾，六腑属胃，所以脾胃为人体后天之本。所谓黄色，当是润泽光明正常的黄色，它代表人体有胃气的正色。凡在疾病过程中，或久病之后，如面部能见到润泽光明正常的黄色，说明胃气尚存，预后良好，即所谓"有胃则生"。虽然目（包括眼球和眼的周围）色不同，而面部均有黄色，即有胃气在，所以说"皆不死"。

《难经·十五难》说："胃者水谷之海，主禀四时，皆以胃气为本，是谓四时之变病，死生之要会也。"

（二）面青目赤、目黑，面赤目白、目青，面黑目白皆死的理解

上面谈了黄色为有胃气的征象，反过来讲，面无黄色，也就是无胃气，换句话讲也就是人体生机来源断绝，五脏六腑失却了濡养。凡在疾病过程中或久病之后，如面部不能见到润泽光明的黄色，说明胃气已无，预后多恶劣，所谓"无胃则死"。本节经文所提出的"皆死"，也就是指此类病证而言。

但是从上述一些症状结合起来看，面赤目白，可能是内真寒（孤阳外越）的戴阳证；面青目赤，可能是热深厥深的表现；面青目黑，可能是阴毒的症状（血停滞而凝结伴有身痛如被杖）；面黑目白，可能是脾土败而肾水之色上泛；面赤目青，可能是血瘀的表现。

总之本节精神，着重在察面部黄色的有无，从而测知胃气的存亡，作为疾病预后好坏判断的依据。因此胃气的有无，关系到患者的生死吉凶。

【参考资料】 杨上善："面青目赤，为肝病心乘；面赤目白，为心病肺乘；面青目黑，为肝病肾乘；面黑目白，为肾病肺乘；面赤目青，为心病肝乘。"

【原文】 赤色出两颧，大如母指者，病虽小愈，必卒死。黑色出于庭，大如母

指,必不病而卒死。(《灵枢·五色》)

【提示】 从赤、黑的独特颜色出现于面部不同部位来预测疾病的变端。

【讲解】

(一) 赤色出两颧

"赤色出两颧,大如母指者,病虽小愈,必卒死",据李念莪说:"赤色出两颧,颧者应在肩,亦为肺位;火色克金,病虽小愈,必卒死。"这是从五行、五色、面部分区内应五脏的理论来解释的。

以颧的部位来说,认为外以应胃,内以应肺。在临床上,常见于虚劳病(肺痨)的后期,午后骨蒸潮热,在潮热时,往往两颧发赤,娇艳如妆。临床上若见此种现象,都是预后不良的征兆。往往为其假象所迷惑,而不注意虚劳病久,身体消瘦、枯萎,仅凭两颧红艳之色,从表面现象,以为病有小愈,而其实乃是灯尽油干,回光返照的败象。

面色赤,仅是一种症状表现,为许多疾病所共有,因此在临床上必须加以鉴别,兹举例如下:

赤色的鉴别
- 阳毒证——面色赤,身斑如锦纹
- 戴阳证——面赤嫩红带白,游移不定
- 阴虚证——黄昏颊赤、潮热
- 阳实证——面赤、潮热、谵语

(二) 黑色出于庭

"黑色出于庭,大如母指,必不病而卒死"这一段,据李念莪说:"天庭位于最高,黑色干之,是肾绝矣,虽不病必卒死也。"这也是以五行、五色、面部分区应五脏的理论来解释的。天庭位最高,乃心火之位;黑为水色,乃水克火,所以必不病而卒死。临床上多为肾阴早亏,心阳暴绝的征象。

黑色也是很多疾病所共有的一种征象,可出现在多个部位。如女劳疸的额上黑,与本条黑色出于庭,在部位上有其相同之处,但结合其他症状,是有所区别的。临床上必须加以鉴别。兹举例如下:

黑色的鉴别
- 支饮——面目黧黑
- 酒瘅——目青、面黑微黄
- 女劳疸——额上黑、身黄

这些病的黑色,不一定大如拇指。而女劳疸,虽然额上黑,不过仅是许多症状中的一种症状而已。且这些病都是慢性病,与本节"必不病而卒死"是不同的。

205

（三）大如拇指

从条文的"大如母指"来看，这个赤色和黑色，必不是弥漫普遍的颜色，而是赤色、黑色与周围皮色有一定的界限。张景岳说："如拇指者，成块成条，聚而不散。"这一点也是与其他疾病赤色、黑色的鉴别要点。从整个条文"必卒死"、"必不病而卒死"来看，古人对这种看法，是很肯定的，故有一定的临床参考价值。

总之，这节经文是古人用五行生克的理论，结合临床实践的经验而记载下来的。所指的部位及赤色、黑色、大如拇指，是一种独特的颜色和形象，非一般散漫普遍的赤色、黑色的形象可比，因此在临床上必须结合其他症状来加以鉴别。

【参考资料】

朱永年："五行之气，有相生，有承制；制则生化，胜制太过则灭绝矣。故病之小愈者，制则生化也；小愈而卒死者，胜制太过也。"

张隐庵："黑色出于庭者，肾乘心而心先病，肾为应而随之外泄也。"

附注：女劳疸虽黑色出于庭，乃慢性病，必兼瘀血蓄积于血海之内而成血臌，有纵欲而得，故为不治之症，但不是无病而卒死。支饮面黑不仅现于额部，而是面目黧黑。酒瘅的面黑，乃为酒毒湿热遏阻其血，而致日趋衰败而变黑色兼有微黄。

【原文】 五脏者，中之守也，中盛脏满，气胜伤恐者，声如从室中言，是中气之湿也。言而微，终日乃复言者，此夺气也。衣被不敛，言语善恶，不避亲疏者，此神明之乱也。仓廪不藏者，是门户不要也。水泉不止者，是膀胱不藏也。得守者生，失守者死。（《素问·脉要精微论》）

【提示】 从语言的声音和伦次来判断疾病的性质。

【讲解】 "五脏者，中之守也"，五脏各有所藏，属阴，居内而守于中，在正常情况下有藏精内守的作用。五脏的精气充足，语言的声音也就能维持正常；如果精气不足或受到病变的影响，语言的声音，亦会有所变动。所以从患者语言的声音高低强弱，是可以判断疾病的性质的。下面分别讨论：

1. "声如从室中言" 由于水气盛于内，而发生胀满；肾为水脏，关门不利故聚水而从其类也；气盛伤恐（恐为肾志），以致肾中阳气不能宣化水气，影响到脾阳的运化，不能散精于肺；肺亦受影响而气化失利，不能通调水道，下输膀胱，水湿上泛渍肺，发生哮喘；从而影响正常的发音，故呈现声音重浊于内，而不能扬达于外，如从密室中讲话一般（即如瓮中言）。这是湿主重浊的本性，所以说："是中气之湿也。"这种症状，临床上多见于湿阻中焦，水饮渍肺，或与水肿并发。

2. "言而微，终日乃复言" 是语音低微、断续乏力的现象。就是形容一句话不能一口气讲完，要换气后，才能继续讲下去。张隐庵说："此言五脏之精气虚而发声之如是也,微者声之衰微也,终日复言者,气不相接续也。"由此说明,当中气虚弱的时候,会出现声音低微而言语断续无力的现象,所以说"此夺气也"。后世《伤寒论》有"虚则郑声",亦属此类。临床所见,这种症状确实多为中气不足,或重病内脏精气衰竭与久病元气大亏之证。

3. "言语善恶,不避亲疏" 《素问·阳明脉解》:"阳盛则使人妄言骂詈,不避亲疏。"说明这种语无伦次的现象,是由阳盛实热而扰乱神明所致。《素问·灵兰秘典论》云:"心者君主之官,神明出焉。"说明人体主宰全身精神活动的是心。如果病邪侵犯了心,就会发生精神上的错乱现象,所以说:"此神明之乱也。"后世《伤寒论》有"实则谵语",亦属此类。这种症状,临床上多见于阳明实证,或痰火互结之证。兹将此三段归纳如下:

声音变化的机制 { 声如从室中言——中气之湿(由于湿阻中焦,水饮渍肺)
言而微,终日乃复言——夺气(由于中气虚弱)
言语善恶,不避亲疏——神明之乱(由于阳盛热实,扰乱神明)

总之,本节经文写出三种不同的症状,重点在描写患者言语上所起的不同变化,是通过闻诊的方法,来探测疾病的某些征象,从而分析、判断疾病的性质属虚属实。但是这些声音的变化,又与五脏精气的盛衰情况有着密切的关系。今天在临床上仍然起着指导实践的重要作用。

【参考资料】

《素问·水热穴论》:"肾者胃之关也,关门不利,故聚水而从其类也。"

马莳:"气盛则喘,善于伤恐。"

唐容川:"肾中之阳气能化湿气,则水达膀胱;若久坐湿地,则湿气太甚,而肾阳反受其伤。"

《素问·六节藏象论》:"五气入鼻,藏于心肺,上使五色修明,音声能彰。"

【原文】 岐伯曰:入国问俗,入家问讳,上堂问礼,临病人问所便。黄帝曰:便病人奈何?岐伯曰:夫中热消瘅则便寒,寒中之属则便热。胃中热,则消谷,令人悬心善饥,脐以上皮热;肠中热,则出黄如糜,脐以下皮寒。胃中寒,则腹胀;肠中寒,则肠鸣飧泄。胃中寒,肠中热,则胀而且泄;胃中热,肠中寒,则疾饥,小腹痛胀。黄帝曰:胃欲寒饮,肠欲热饮,两者相逆,便之奈何?且夫王公大人血食之君,骄恣纵欲,轻人,而无能禁之,禁之则逆其志,顺之则加其病,便之奈何?治之何先?岐伯曰:人之情,莫不恶死而乐生,告之以其败,语之以其善,导之以其便,开之以其所苦,虽有无道之人,恶有不听者乎?(《灵枢·师传》)

【提示】 说明问诊的重要性,结合患者的思想特点,进行说服教育。

207

【讲解】

（一）"临病人问诊所便"的意义

从"岐伯曰：入国问俗……便病人奈何？"为第一小段。"俗"：风俗习惯。"讳"：避忌。"礼"：礼节。"便"：喜恶。

这一节开始"入国问俗，入家问讳，上堂问礼"的三句话，是古人以"借宾定主"的笔法来说明问诊在临床上的重要性。临病人问所便，是指问诊的关键——问所便。所谓"便"有喜爱的意思。为了说明问题，兹举一病例说明：

高热伴有口渴者 { 渴欲引饮，喜凉饮——热证
渴不欲饮，喜热饮——寒证 }

一个高热患者，在发热的同时，伴有渴饮的症状，这时就得问一问，渴饮究竟是喜热饮？还是喜凉饮呢？然后才能判断这个病发热的性质是属寒属热。若只是单问渴饮，而不问喜凉或喜热，这是很难判断发热的属性是寒是热的。因此本文所谓"临病人问所便"就是这个含义。不过这里的问所便，仅是局限在渴饮的一个方面，以举例明其意义。其他如五味、气候、环境等方面的喜恶，同样要通过问诊才能获得。

（二）中热、寒中的理解

"中热消瘅则便寒，寒中之属则便热"为第二小段。中热、寒中是指两种不同属性的疾病，因而治法亦各有不同。所谓"便寒"、"便热"，两个便字的解释，与"问所便"的便字，是不尽相同的，"便寒""便热"之便，含有病情和治疗的意义。根据经文，可以知道"中热"为消瘅的病因。张景岳说："中热者，中有热也，消瘅者，内热为瘅，善饥渴而日消瘅也。"可知消瘅，也就是消谷善饥的中消病。

"寒中"即是"寒气在中也"（《医学大辞典》）。《素问·金匮真言论》："长夏善病洞泄寒中。"故寒中之属，是指属于寒性一类的疾病。在治疗上，中热患者宜寒，寒中患者宜热，同时在患者的喜恶方面，前者喜寒饮，后者喜热饮（表6-2）。

表6-2　中热、寒中的辨别

类别	中热	寒中
病情	中热则喜寒	寒中则喜热
治疗	中热治之以寒	寒中治之以热

这是根据患者的喜恶而了解病情然后决定治疗方针。

（三）对复杂病情的处理

1. 病情复杂的表现　"胃欲寒饮，肠欲热饮……治之何先。"

$$
\text{病情寒热}\begin{cases}\text{胃欲寒饮}\begin{cases}\text{原因——胃中热者欲寒饮(张景岳)}\\\text{症状——胃中热则消谷,令人悬心善饥(《灵枢·师传》)}\end{cases}\\\text{肠欲热饮}\begin{cases}\text{原因——肠中寒者欲热饮(张景岳)}\\\text{症状——肠中寒,则肠鸣飧泄(《灵枢·师传》)}\end{cases}\end{cases}
$$

附注:悬心:胃火上炎,心血被火灼而悬宕不安(张景岳)。

张景岳:"胃中热者喜寒饮,肠中寒者欲热饮;缓急之治,当有先后,而喜恶之欲,难于两从;此顺之所以难,治之当有法也。"由上所述,胃欲寒饮,肠欲热饮,可知病情是寒热错综复杂的。不仅如此,而且更重要的他是一个王公大人,一贯骄恣纵欲、轻人,不易听人劝告;如果硬要他改变生活习惯,会使患者精神上更受刺激;如果无原则地顺从患者,则加剧病情。这是黄帝提出这么一个病情复杂的病例,要求岐伯答复处理的方法,岐伯的答复是:应该针对患者的心理进行说服教育。

2. 掌握患者的心理活动进行心理疏导　"人之情,莫不恶死而乐生……恶有不听者乎。"这是岐伯对黄帝的答词。岐伯指出任何人都是恶死而乐生的,患者更是如此。掌握患者的心理规律——恶死而乐生,医者就可以根据这一规律,进行说服教育。其具体方法是:

$$
\begin{matrix}\text{恶死而乐生}\\\text{(心理活动)}\end{matrix}\begin{cases}\text{告知以其败——指出疾病的危害性加以分析}\\\text{语之以其善——指出有好转的希望}\\\text{导之以其所便——注意调摄方法}\\\text{开之以其所苦——解除对疾病苦闷的思想顾虑}\end{cases}\begin{matrix}\text{听从说服,服从治疗}\\\text{(目的)}\end{matrix}
$$

通过上述方法的说服教育,使患者弄清道理,达到听从说服、服从治疗的目的,所以说"虽有无道之人,恶有不听者乎"。

总之,这节经文首先说明了问诊的重要性,临病人问所便(喜恶之情)和问诊与治疗的关系。如中热消瘅则便寒,寒中之属则便热,以及如何掌握患者的心理,根据不同的对象,采取不同的说服教育,从而达到治病救人的目的。通过本节学习,可以了解古代医家在当时的社会背景和历史条件下,能够这样巧妙地掌握患者的心理活动,是难能可贵的。

【参考资料】　喻嘉言:"不问病人所便,不得其情。"

【原文】　凡未诊病者,必问尝贵后贱,虽不中邪,病从内生,名曰脱营。尝富后贫,名曰失精,五气留连,病有所并。医工诊之,不在脏腑,不变躯形,诊之而疑,不知病名。身体日减,气虚无精,病深无气,洒洒然时惊,病深者,以其外耗于卫,内夺于荣。良工所失,不知病情,此亦治之一过也。(《素问·疏五

过论》》

【提示】 说明问诊必须结合患者在生活环境和精神活动方面的变化。

【讲解】

(一)脱营、失精的病因和病理机制

二者病名虽异,而致病因素却是基本相同,都是由于生活环境的变化影响意志活动,情志忧郁而发生病变。其病理机制如下:

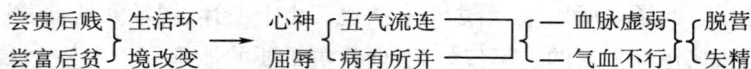

```
尝贵后贱 ┐生活环      心神 ┌五气流连 ─────┐┌血脉虚弱┐脱营
尝富后贫 ┘境改变  →  屈辱 └病有所并 ────┘└气血不行┘失精
```

1. **脱营** 由于过去贵,居人之上,现在失去高贵地位而失势,精神上受到屈辱,因此,情志忧郁,心怀不安,则神气郁而不伸,影响了营血的正常生理功能,导致血脉虚弱。故虽不受外邪,而病由内在情志内郁而起。对这种病候,称为"脱营"。

2. **失精** 由于过去富有,要什么有什么,能随心所欲;现在贫穷,失去财富,内心忧郁煎熬。并且思慕往情,导致营卫气血郁滞不行;同时营养上也受到一定的影响,因此气血精神,日渐衰败下去。对这种病候,称之为"失精"。

两者在病变上,虽有血脉虚弱为"脱营",气血不行为"失精"的不同(根据王冰解释),但这不是绝对的。因原文中有"五气流连,病由所并",说明二者都是在"流连"、"所并"的机制下形成的。也就是说,都是由于生活环境改变,精神上受到刺激后,使五脏之气抑郁不舒,气衰不运;不运则流连不去,故留聚为患。由此可知王冰所说的血脉虚弱和气血不行,都不是脱营失精的绝对界限,也就是说脱营既可导致血脉虚弱,亦可导致气血不行。同样地失精既可导致气血不行,也可导致血脉虚弱。

(二)脱营、失精的临床表现

一般来说,可分为初、中、末三个阶段。

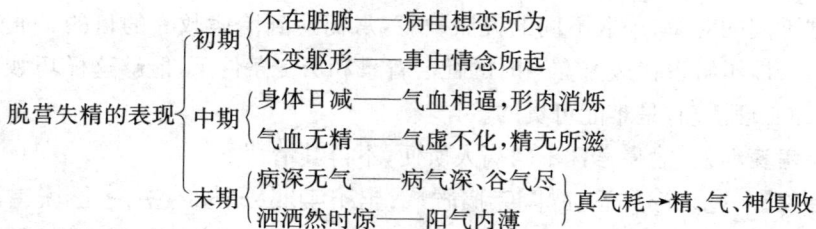

```
                  ┌初期┌不在脏腑──病由想恋所为
                  │    └不变躯形──事由情念所起
脱营失精的表现────┤中期┌身体日减──气血相逼,形肉消烁
                  │    └气血无精──气虚不化,精无所滋
                  └末期┌病深无气──病气深,谷气尽┐真气耗→精、气、神俱败
                       └洒洒然时惊──阳气内薄    ┘
```

(三)问诊对诊断脱营、失精的意义

从"医工诊之,不在脏腑,不变躯形"来看,本病在开始的时候,症状并不明

显，要早期诊断，较为困难，因为既没有内脏的如咳嗽、呕吐等症状，又没有外表的疮疡、痈肿等症状，所以说"诊之而疑，不知病名"。在这样的情况下，只有通过询问患者生活起居、周围环境的情况，才可以了解病情的真相，否则，像脱营、失精的患者就无法诊断，由此可知在问诊时结合患者的生活环境，对诊断疾病具有重要意义。

【参考资料】

王冰："尝贵后贱：神屈故也，贵之为荣，贱之屈辱，心怀眷慕，志结忧惶，故虽不中邪，而病从内生，血脉虚减，故曰脱营。尝富后贫：富而从欲，贫夺丰财，内结忧煎，外悲过物，然则心从想慕，神随往计，营卫之道，闭以迟留，气血不行，积并为病。言病之初也：病由想恋所为，故未居脏腑，事因情念所起，故不躯形。言病之次也：气血相逼，形肉消烁，故身体日减，《阴阳应象大论》曰：气归精，精食气。今气虚不化，精无所滋故也。言病之深也：病气深，谷气尽，阳气内薄，故恶寒而惊。洒洒，寒貌。血为忧煎，气随悲减，故外耗于卫，内夺于营，病深者何？以此耗夺故尔也。"

谢利恒："此症因先贵后贱，尝富后贫，情志抑郁，忧思不已，血为忧煎，气随悲减，故外耗于卫，内夺于营，脏腑既伤，经火复动，脱营多发为外症，失精多成为内症，而脱营尤为险恶。"

陈实功："初如痰核，不赤不痛，坚硬如石，或发膺乳腋胁，或发肘腕胫膝者，此脱营也。寒以初起时，急用益气养营等剂，专心久服，庶可挽回，若忽而勿治，或误服攻坚解读毒，清火消痰之药，则日渐肿大，盘根错节，破后无脓，惟流血水，绝不可救。"

【原文】 诊病不问其始，忧患饮食之失节，起居之过度，或伤于毒，不先言此，卒持寸口，何病能中，妄言作名，为粗所穷，此治之四失也。（《素问·徵四失论》）

必审问其所始病，与今之所方病，而后各切循其脉，视其经络浮沉，以上下逆从循之。（《素问·三部九候论》）

【提示】 ①指出问诊的一般范围。②说明问诊既要注意今病，而且亦须结合既往情况。

【讲解】

(一) 问始病的范围及其重要性

《素问·徵四失论》中的问其始，是问现在病情和发病的情况，从而可以了解疾病的转变过程。例如：

问始病 {
  忧患 —— 精神刺激因素，妇女经闭 { 肝郁 / 血虚 } —— (内因)
  饮食失节 —— 腹痛 { 伤食 / 瘀血 }
  起居不慎 —— 外感六淫（外因）
  伤于毒 —— 呕吐（不内外因）
}

　　我们可以通过问诊，从以上几方面得出起病的线索，从而探求病因。墨子曾说："知其疾之所自起焉，能攻之，勿知疾之所自起，则勿能攻。"本节经文，在这里也有同样的含义，若不先注意这几方面情况，仅仅凭借独取寸口脉诊，是难以推断疾病症结所在。所以说"卒持寸口，何病能中"。

　　（二）问既往疾病对临床诊断的意义

　　《素问·三部九候论》这一节经文提出"必审问其始病，与今之所方病"。对这两句话的理解，是以始病对今病而言，始病当是指既往所患过的疾病，与上节所谓"诊病不问其始"的始字，是有区别的，那个始字是指今病的开始，这个始字是指既往的疾病。例如胁下有癥块的患者，是否患过疟疾；发现头晕腰痛耳鸣的患者，在男性就要问以往是否有遗精宿疾，在女性就当询问经、带、胎、产等方面的情况，这些资料在诊断与治疗上都是极具参考价值的。

积聚 / 疟母 } 两者胁下均结有癥块

　　如果患者过去患过疟疾，应考虑是否为疟母，如没有患过疟疾，则考虑是否为积聚。往往有许多新病发生与旧病有关，同时由于新病而导致旧病复发的，临床上也是屡见不鲜。

　　（三）问诊必须与望诊、切诊相结合

　　"切循其脉，视其经络浮沉"的解释，张隐庵说："凡久病者，其脉沉而迟，方病者，其脉大而浮"这是从脉象上来解释其浮沉的，根据《灵枢·五色》"察其浮沉，以知浅深"，李念莪说"色之浮者病浅，色之沉者病深"。这说明浮沉也可以从望色方面来理解，我们认为这两种解释，都可属于浮沉的范围。除此之外，凡浮者可作在络来解释，络在外可见，凡沉者可作经来解释，经在内不可见。望诊与切诊相结合，才能全面了解病情，从而测知内脏气血的盛衰和病变所在，然后给予适当治疗。

　　（四）上下逆从循之——治疗的基本原则

　　病在上取之下：如风热喉疼，风火眼疼之大便秘结、小便赤、脉沉实等，用釜底抽薪的治法。

病在下取之上：如小便不利，由于肺气不宣，用开提肺气，提壶揭盖的治法。

逆从循之：逆治：治寒以热，治热以寒之类（正治法）；从治：通因通用，塞因塞用之类（反治法）。

这段属于论治范围，仅简单提一下，具体内容，待后面第七章再作详细讨论，故不在此赘述。

【参考资料】《素问·疏五过论》："医不能明，不问所发，惟言死日，亦为粗工"。

【原文】 诊法常以平旦，阴气未动，阳气未散，饮食未进，经脉未盛，络脉调匀，气血未乱，故乃可诊有过之脉。（《素问·脉要精微论》）

【提示】 指出平旦是诊脉最适宜的时间，从而可以体会到脉搏和周围环境的关系。

【讲解】

本节经文，主要说明人体在平旦的时候，尚无特殊的活动，所以可诊有过之脉。

（一）脉搏变化的原因

人与周围环境是相互联系的，在不同的环境中，可以产生不同的反应，这种反应表现出机体对环境的适应能力。脉搏是整个机体的一个组成部分，因此机体受到内外因素的刺激后，脉搏也要随之发生变化。

内
　　}刺激因素→机体反应→影响气血周流→脉搏发生变化
外

（二）平旦诊脉的意义

1. 阴气未动，阳气未散 《灵枢·口问》："阳气尽、阴气盛则目瞑，阴气尽、阳气盛则寤矣。"平旦的时候，正当夜尽方昼，寐而初寤之时，阴气正平而未动，阳气将成而未散，人体气血正处于相对平定的状态，此时的脉搏，正可以反映人体气血盛衰和疾病的真实情况。

2. 饮食未进，经脉未盛……气血未乱 饮食对人体的影响是非常密切的，饮食入胃以后，内部功能就有了消化和输布的活动，因此平旦以后的人体气血活动是不同于平旦之际的。例如人当饥饿之时，四肢软弱无力，面白脉弱，进饮食后精神就会振奋，面色亦会红润，脉搏亦旺盛，这是我们在日常生活中最易接触到的实际情况。在《素问·痹论》也提到"营者，水谷之精气也，和调于五脏，洒陈于六腑，乃能入于脉也。"这也说明在进饮食后，可以影响到脉的盛衰，也就是饮食后会影响到脉搏的变动。总的来讲，人在平静的时候，脏腑病态的真实情况才能从脉搏反映出来，因此最后说："乃可诊有过之脉。"

除此以外，情志的变化，气候的影响，都可使脉搏发生变化，因此，我们便可体会到平旦诊脉的意义。本节主要精神，就是指出平旦环境安静，没有受到任何内外因素的刺激，脉搏比较平静，故此时可以从脉搏诊得疾病的真相，这是古人教导我们诊脉要有一个安静的环境。

最后还必须指出，我们在临床上不能机械地一定要在平旦时诊脉，我们必须领会其基本精神，就是医生除自己注意调息外，同时更须注意环境的安静，尽量减少内外刺激因素，从而诊得脉搏的真相。

【参考资料】

滑伯仁："平旦未劳于事，是以阴气未扰动，阳气未耗散。"

张隐庵："夫饮食入胃，淫精于脉，脉气流经，经脉盛则络脉虚，是以饮食未进，则经络调匀，血气未乱。"

【原文】 人有三部，部有三候，以决死生，以处百病，以调虚实，而除邪疾。帝曰：何谓三部？岐伯曰：有下部，有中部，有上部，部各有三候，三候者，有天有地有人也，必指而导之，乃以为真。上部天，两额之动脉；上部地，两颊之动脉；上部人，耳前之动脉。中部天，手太阴也；中部地，手阳明也；中部人，手少阴也。下部天，足厥阴也；下部地，足少阴也；下部人，足太阴也。故下部之天以候肝，地以候肾，人以候脾胃之气。帝曰：中部之候奈何？岐伯曰：亦有天，亦有地，亦有人。天以候肺，地以候胸中之气，人以候心。帝曰：上部以何候之。岐伯曰：亦有天，亦有地，亦有人。天以候头角之气，地以候口齿之气，人以候耳目之气。三部者，各有天，各有地，各有人。三而成天，三而成地，三而成人，三而三之，合则为九。（《素问·三部九候论》）

【提示】 全身三部九候诊脉法。

【讲解】

（一）三部九候的诊法

本节所讲是全身的诊脉法，以整个人体分头部、手部、足部为三部，在每一部中又以天、地、人三处诊察脉搏情况，这样合则为九候，故名之为三部九候。

这种诊脉法，古代常运用，如张仲景在《伤寒论》序文里曾批评那些诊脉不用三部九候的错误。他说："按寸不及尺，握手不及足，人迎跌阳，三部不参，动数发息不满五十，短期未知决诊……"从这些语气中，可见仲景的诊脉方法，也是运用三部九候法的，但就目前来说，一般临床工作者已很少应用。现在普遍应用的是寸口三部九候诊脉法，开始详记于《难经·十八难》："三部者，寸关尺也。九候者,浮中沉也。"这一诊法,为后世医者广泛采用。

(二)三部九候诊脉法的意义

由于诊察脉搏的部位不同,所以在诊断上的意义也就各异。三部中之上部候头面五官疾患;中部候心肺疾患;下部候肝脾肾疾患。这是将整个人体划分为三部来诊察的,而在三部中各分三候,其所候的疾患又分得更为细致了,兹列表如下:

```
                ┌ 天──两额动脉──两旁太阳穴──候头角
          上部 ┤ 地──两颊动脉──地仓、大迎部分──候口齿
                └ 人──耳前动脉──丝竹空、和髎──候耳目
                ┌ 天──手太阳──两手气口部──候肺
三部九候 ┤ 中部 ┤ 地──手阳明──合谷穴部位──候胸中
                └ 人──手少阴──神门穴部位──候心
                ┌ 天──足厥阴──五里穴部位;女子取太冲──候肝
          下部 ┤ 地──足少阴──太溪穴部位──候肾
                └ 人──足太阴──箕门穴部分,候胃气当取冲阳──候脾胃
```

总的来说,全身三部九候诊脉法是古代诊脉法中的一种,这种方法现在临床上虽不甚应用,但在一定的情况下,仍可采用,并且也是有一定参考价值的,如有些严重疾患,在单诊气口脉不应时,可根据疾病情况,诊察其他部分脉象,能帮助判断预后。

【原文】 尺内两傍,则季胁也,尺外以候肾,尺里以候腹。中附上,左外以候肝,内以候膈;右外以候胃,内以候脾。上附上,右外以候肺,内以候胸中;左外以候心,内以候膻中。前以候前,后以候后。上竟上者,胸喉中事也;下竟下者,少腹腰股膝胫足中事也。(《素问·脉要精微论》)

【提示】 气口切脉的诊断价值。

【讲解】 对本文的理解,有三种不同意见,兹分别叙述如下:

(一)气口寸关尺三部诊脉法

手腕桡动脉处诊脉分寸关尺三部,马蒔、张景岳等认为本节即是论述的气口诊脉法。

马蒔说:"此言脏腑之脉,见之于各部者如此。尺内者,左右尺部也,尺内与季胁相近,季胁者,肋骨尽处也,其穴名章门。尺之外侧,所以候肾,尺之内侧,所以候腹中,腹中者,小腹中也。附而上之,乃关脉也,左关之外,所以候肝,左关之内,所以候膈,右关之外,所以候胃,右关之内,所以候脾。又附而上之,即寸部

也,右寸之外,所以候肺,右寸之内,所以候胸中,左寸之外,所以候心,左寸之内,所以候膻中。大抵人身之脉,左手为春为夏、为东为南、为前为外;右手之为秋为冬、为西为北、为后为内。左寸之口,即人迎也,名曰前,前之所候,皆胸之前膺,及膻中之事;右之寸口即气口也,名曰后,后之所候,皆胸之后背,及气管之事,凡脉推而升之,谓自尺而寸,乃上竟上也,所以候胸与喉中之事,凡脉推而下之,谓自寸而尺,乃下竟下也,所以候少腹腰股胫足中之事,其左右上下之脉,各有所属者如此,后世王叔和之脉,其分布与此大同也欤。"

张景岳说:"按本篇首言尺寸,次言中附上而为关,又次言上附上而为寸,皆自内以及外者。盖以太阴之脉,从胸走手,以尺为根本,寸为枝叶也。故凡人之脉,宁可有根而无叶,不可有叶而无根。"

关于气口三部诊脉法,《内经》中虽无寸、关、尺之明确划分的名称,但就本文内容来说,是具有寸关尺三部意义,况其所候之脏腑疾患,与后世所言之三部配合脏腑疾患的规律基本上一致,也就是说后世关于三部配合脏腑的理论是根据本文发展起来的,兹根据原文内容列表6-3如下:

表6-3　气口寸关尺三部诊脉法

脏腑＼部位	寸部		关部		尺部	
手	外	内	外	内	外	内
左手	心	膻中	肝	膈	肾	腹
右手	肺	胸中	胃	脾	肾	腹

(二) 尺肤诊察法

对本文的第二种意见,是从诊尺肤来论说的,因《内经》无寸关尺之名,所说之"尺",多指尺肤而言,《灵枢·论疾诊尺》即专篇讨论尺肤。故王冰、丹波元简等作诊尺肤解。

丹波元简说:"按王注:尺内,谓尺泽之内也,此即诊尺肤之部位也。《平人气象论》云:尺涩脉滑,尺寒脉细。王注亦云:谓尺肤也。《邪气脏腑病形》篇云:善调尺者,不待于寸。又云:夫色脉与尺之相应,如桴鼓影响之相应也。《论疾诊尺》篇云:尺肤泽。又云:尺肉弱。十三难云:脉数尺之皮肤亦数,脉急尺之皮肤亦急。《史记》仓公传亦云:切其脉,循其尺。仲景云:按寸不及尺,皆其义也。……明时尺即谓臂内一尺之部分,而绝非寸关尺之尺也。寸口分寸关尺三部,昉于《难经》。马、张诸家,以寸关尺之尺释之,与经旨差矣,近据王义考经文,图左方。"

诊尺肤是古代触诊中方法之一,属切诊范围,目前临床上亦很少应用,但从其寒热、滑涩、肥瘦等情况,是可以帮助诊断的,如欲按本文所述,诊察各脏器疾病,临床很难体会,留待作进一步研究。

(三)全身诊察法

对本文的另一种理解,是从人体的部位以及脏器所居之处来诊断的,属于全身诊察法。如时逸人说:"内经原意,系全身诊察法,所谓尺内两旁则季胁也,臂肘弯为尺泽穴部位,身躯两旁当臂肘弯处,即为季胁也,其余则以尺肘部为基准,说明诸脏器邻近之部位,词意非常明显,无庸怀疑,后人误会,硬将全身诊察方法,分配于手腕寸关尺三部,且各家学说各异,现今通行如右肺、大肠、脾、胃、命,左心、小肠、肝、胆、肾,托名王叔和所定,即从此段经文误会曲解而出。"根据以上说法,如从临床诊断的意义来看,全身诊察法是非常必要的,同时,观察患者躯体各部以及所藏内脏的变化,确实可以帮助诊断,但就本文内容来细细分析,作全身诊察法有些部位是可以解释,但还有些关于内脏和躯体的部位关系,是不能解释的。如左候肝,右候脾、胃,其实际脏器部位却正好相反,若医者与患者所检查之方向相反,则似可说通,但下文之右候肺,左候心、膻中,在部位上又矛盾了,因此,这种说法仅可作为参考,不论其实用价值如何,因其不能自圆其说,故不可从。

从以上三种看法的分析,我们认为仍是第一种解释较为妥当,当然还不知原著者的意义所指,但就历代注家意见、后世的发展、临床诊断价值等方面来看,是可作为气口三部诊脉法的根据的。至于气口三部诊脉法配合脏腑的临床意义问题,这在诊断学课中再作介绍。

【原文】 黄帝问曰:平人何如?岐伯对曰:人一呼脉再动,一吸脉亦再动,呼吸定息脉五动,闰以太息,命曰平人。平人者,不病也。常以不病调病人,医不病,故为病人平息以调之为法。(《素问·平人气象论》)

【提示】 说明正常人脉搏至数标准及呼吸与脉搏的关系。

【讲解】

(一)计算脉搏至数的方法

计算脉搏至数,必须要有一定的时间作为标准,古人由于当时历史条件的限制(没有钟表),故采取以正常人的呼吸次数作为标准来计算脉搏的至数,是有其重要意义的。正如经文所说"当以不病调病人,医不病,故为病人平息以调之为法",也就是说,以医生正常人的呼吸次数来衡量患者脉搏的至数,这是运用以常衡变的方法,便可辨别脉搏变化的情况,从其变化推测脏腑气血的盛衰和疾病的轻重。例如不及此数的,则为迟、属寒;超过此数的,则为数、属热等。

(二)正常脉搏至数和正常呼吸数的比例

"闰以太息",张隐庵:"闰,余也。太息者,呼吸定息之时,有余不尽而脉又一动,如岁余之有闰也,盖人之呼吸,乃阴阳之气出入循环,有若寒暑往来而成岁,故宜闰以太息之有余。"

《难经·十四难》说:"脉来一呼再至,一吸再至,不大不小曰平。"

正常人一呼一吸脉四至,所以呼吸息数与脉搏至数的比例是1:4。但是往往几次呼吸后,在定息时脉又一动,则成为一息五至,称曰闰以太息,这亦是正常的脉象,所以正常人一般均是以1:4为标准。这是指一般成人而言,在小儿的脉搏,多较成年人为快。此外,当激烈运动或饮食后,脉搏均较平时亦有所差异。

【参考资料】

张景岳:"闰余也,犹闰月之谓,言平人常息之外,间有一息甚长者,是谓闰以太息。"

《难经》定息:一呼一吸谓之一息(一呼脉再动,一息脉亦再动,故一息四动)。

太息:三息之后,闰以太息(三息之后,有一长呼吸,故脉五动,亦为平脉)。

【原文】 是故持脉有道,虚静为保。春日浮,如鱼之游在波;夏日在肤,泛泛乎万物有余;秋日下肤,蛰虫将去;冬日在骨,蛰虫周密,君子居室。(《素问·脉要精微论》)

【提示】 ①指出医生诊脉时应有的态度。②说明四时正常脉象。

【讲解】

(一)"持脉有道,虚静为保"的意义

"道":方法,即诊脉的方法。"虚静":平心静气,思想集中。"保":《针灸甲乙经》亦作宝。

人体脉象的变化,是极其微妙的,医生必须思想集中,胸无杂念,心平气静,才能符合诊脉的要求,然后深思熟虑,反复对比,才能分析出基本的症结所在。在脉诊时要以医生的呼吸测定患者的脉搏至数,如医者呼吸不平,不仅无法测定脉的至数,其脉动的形态亦难以了然于胸中,所以古人教导我们"持脉有道,虚静为保",只有这样,才能诊得脉的真相,了解疾病的症结,这才是对患者应有的认真负责的态度。

(二)四时脉象变化的原因

为什么四时脉象有不同呢?这是由于自然环境中,四时气候均有不同的变化,人体功能为了适应外界气候的变化,因而脉象也随着四时气候而变化,所谓春日浮如鱼之游在波等,这都是古人以取类比象的方法,对四时正常脉象转变的真实描写。

四时正常脉象 {
春日浮,如鱼之游在波——浮
夏日在肤,泛泛乎万物有余——洪
秋日下肤,蛰虫将去——毛
冬日在骨,蛰虫周密,君子居室——石
} 说明机体与自然环境的同一性的转变

"春日浮,如鱼之游在波",春日在冬令严寒之后,阴气将尽,阳气初升,万物生机萌动之时;人与万物同样生长于自然界里,所以在这个时候,机体为了适应外界气候的变化,阳气亦开始萌动,腠理变为疏松,在脉搏的形态上亦随之变为浮象,如鱼之游在波,从水底上浮到水面一样。但这种浮,不等于有表邪之浮脉,是相对于冬日之在骨而言的。

"夏日在肤,泛泛乎万物有余",夏季气候,由温而转热,是阳气极盛,万物生长繁茂之时;人体要适应炎热气候,腠理变得更为疏松,汗窍通畅,脉亦更趋于皮肤的表层,所以说夏日在肤,较之在波为显露,由于脉管宽大,血流更为畅盛,因此在脉搏形态上成洪象,以应万物之有余。

"秋日下肤,蛰虫将去",秋季是在亢热之余,渐趋凉爽,阳极转阴,万物由盛转衰之时,草木黄落,气象萧条,人体亦为了适应自然界这种气候变化,腠理由疏松而渐趋致密,在脉搏形态上亦随之而形成毛象,所以说秋日下肤如蛰虫之将去(将要潜藏而还未完全潜藏之意)。

"冬日在骨,蛰虫周密,君子居室",冬季寒风凛冽,水冰地坼是阳气潜藏之时;人体为适应外界的严寒,腠理更趋致密,在脉搏形态上形成坚细如石,同时亦深伏至皮肤的下层,所谓冬日在骨,就是这个意思,而"蛰虫周密,君子居室",是冬日在骨的比喻(完全潜藏之意)。

这节经文前面讨论了医生在诊脉时应抱的态度,"春日浮,如鱼之游在波……"等四段,都是比喻形容,说明人体在春温、夏热、秋凉、冬寒的自然环境变化中,应和春生、夏长、秋收、冬藏的自然发展规律,脉象相应的出现春浮、夏洪、秋毛、冬石四季平脉,总的一句话,就是说明人体功能与自然环境的同一性。

【原文】 夫平心脉来,累累如连珠,如循琅玕,曰心平,夏以胃气为本。病心脉来,喘喘连属,其中微曲,曰心病,死心脉来,前曲后居,如操带钩,曰心死。

平肺脉来,厌厌聂聂,如落榆荚,曰肺平,秋以胃气为本。病肺脉来,不上不下,如循鸡羽,曰肺病。死肺脉来,如物之浮,如风吹毛,曰肺死。

平肝脉来,软弱招招,如揭长竿末梢,曰肝平,春以胃气为本。病肝脉来,盈实而滑,如循长竿,曰肝病。死肝脉来,急益劲,如新张弓弦,曰肝死。

平脾脉来,和柔相离,如鸡践地,曰脾平,长夏以胃气为本。病脾脉来,实而盈数,如鸡举足,曰脾病。死脾脉来,锐坚如乌之喙,如鸟之距,如屋之漏,如水之流,曰脾死。

平肾脉来,喘喘累累如钩,按之而坚,曰肾平,冬以胃气为本。病肾脉来,如引葛,按之益坚,曰肾病。死肾脉来,发如夺索,辟辟如弹石,曰肾死。(《素问·平人气象论》)

【提示】 说明四时五脏平、病、死脉在形态上的区别及胃气的重要性。

【讲解】

(一)脉有胃气的重要性

胃气是人体功能活动的来源,不可没有,如果没有胃气,就断绝了功能活动的来源。《素问·平人气象论》云:"平人之常气禀于胃,胃者,平人之常气也。人无胃气曰逆,逆者死。"可见胃气对人体的生命具有特别重要的意义。脉是人体一个重要组成部分,当然也要依靠胃气的营养,所以脉中必须有充足的胃气。

(二)脉有胃气的征象

有胃气的脉象,虽然很难用语言表达出来,但是根据经文和历代医家的解释,我们还是可以理解的。《素问·玉机真脏论》:"脉弱以滑,是有胃气。"《灵枢·终始》云:"邪气来也紧而疾,谷气来也徐而和。"张景岳说:"大都脉来时,宜无太过、无不及,自有一种雍容和缓之状,便是有胃气之脉。"因此我们可以这样说:凡脉缓均匀,不浮不沉,不大不小,不疾不徐,不长不短,应手中和,意态悠扬,难以名状的,就是脉有胃气。据上所说,可以了解脉有胃气的现象的概况了。

什么是无胃气的脉呢?盛启东说:"举按坚强,搏击有力,或微妙在骨,按之不可得,胃气绝也。"这就是无胃气的脉象,提出以资鉴别。

(三)区别四时五脉,平、病、死脉的形态和依据

本节文字虽长,但是它的基本精神,是为说明五脏的平、病、死三种脉的形态,都是以比喻来形容的,其中重点阐明胃气在脉象上的重要性,所以四时(包括长夏)皆以胃气为本,为了便于讨论,现归纳如下,以资鉴别。

1. 平脉的形态 所谓平脉就是没有太过与不及,并带有和缓悠扬之象,如心脉之"累累如连珠,如循琅玕"等,都是借各种物体形态来形容脉象,说明胃气充沛,就谓之平脉,换句话说,也就是无病之脉。

平脉形态 { 心脉——累累如连珠,如循琅玕——夏
肺脉——厌厌聂聂,如落榆荚——秋
肝脉——软弱招招,如揭长竿末梢——春 } 有胃气
脾脉——和柔相离,如鸡践地——长夏
肾脉——喘喘累累如钩,按之而坚——冬

2. 病脉的形态　所谓病脉,就是不符合四时平脉,和缓不够显著,如心脉之"喘喘连属,其中微曲"等,均是形容胃气不足的现象,即谓之病脉。

<pre>
        ┌心脉——喘喘连属,其中微曲——钩多┐
        │肺脉——不上不下,如循鸡羽——毛多│
病脉形 ┤肝脉——盈实而滑,如循长竿——弦多├少胃气
        │脾脉——实而盈数,如鸡举足——弱多│
        └肾脉——如引葛,按之益坚——石多┘
</pre>

3. 死脉的形态　所谓死脉,即真脏脉,也就是无胃气的脉,如心脉之"前曲后居,如操带钩"等,亦是比喻说明胃气内绝,而真脏的真相毕露于外,故谓之死脉。

<pre>
          ┌心脉——前曲后居,如操带钩——但钩┐
          │肺脉——如物之浮,如风吹毛——但毛│
死脉形态 ┤肝脉——急益劲,如新张弓弦——但弦├无胃气
          │脾脉——锐坚如乌之喙,如鸟之距,如屋之漏,如水之流——但代│
          └肾脉——发如夺索,辟辟如弹石——但石┘
</pre>

总之,本节经文主要是说明四时五脏的脉象,平脉、病脉、死脉三种脉在形态上的区别。分辨平、病、死脉的关键,在于胃气的多少有无。如果脉有胃气,则为平人;脉少胃气则是病象;脉无胃气,则为难治与死亡之征。同时与四时气候亦各有联系,胃气必须与四时五脏一致。

另外附带说明两点:一是按照经文次序,五脏包含了有五行生克规律,所以制表亦是按照经文次序排列。二是张景岳认为本节经文和《难经》原文所载不同,事实上的确有所不同,我们认为《难经》虽义出《内经》,然而亦不一定完全泥古不化,如从历史发展的眼光来看,更不应该认为《难经》与《内经》不同就没有价值了,学者可与之互参,不必以景岳一言而轻视《难经》的理论。

【参考资料】　张景岳:"十五难所载平、病、死脉,与本经互有异同,如以厌厌,如循榆叶为春平,聂聂如鸡举足为夏病,蔼蔼如车盖,按之益大曰秋平,按之萧索,如风吹毛曰秋死,上大下兑,濡滑如雀之啄曰冬平,啄啄连属,其中微曲曰冬病,如解索,去如弹石曰冬死,此皆与本经之不同者也。至于如引葛,如夺索,鸟如之喙,软弱招招,如揭长竿末梢,喘喘累累如钩,按之而坚之类,又皆不载,不知何故,异同颠倒若此,意者其必有误,或别有所谓耶? 且《难经》之文,原出本论,学者当以本经为主。"

【原文】 帝曰：气口何以独为五脏主？岐伯曰：胃者，水谷之海，六腑之大源也。五味入口，藏于胃，以养五脏气，气口亦太阴也。是以五脏六腑之气味，皆出于胃，变见于气口。故五气入鼻，藏于心肺，心肺有病，而鼻为之不利也。凡治病必察其下，适其脉，观其志意与其病也。（《素问·五脏别论》）

【提示】 主要说明脉取气口的重要意义。

【讲解】 本篇与《灵枢·五色》、《灵枢·四时气》及《素问·经脉别论》等，都称"气口"。《灵枢·终始》称之为"脉口"。《素问·六节藏象论》、《灵枢·禁服》称为"寸口"。各篇名称虽然略有不同，实质上都是指腕关节切脉的部位而言。据本论的记载："寸口即手太阴太渊穴，去鱼际仅一寸，故名寸口。"又说："右手曰寸口，左手曰人迎。"这里是指两手寸关尺六部脉位而言，与颈部的人迎脉，足背部的跌阳脉合称三部。本节经文分三段来讨论。

（一）脉取气口的意义

"帝曰……变见于气口"，为什么切脉要取气口呢？《灵枢·营卫生会》说："人受气于谷，谷入于胃，以传于肺，五脏六腑，皆以受气。"本节经文也谈到"五脏六腑之气味，皆出于胃，见于气口"。说明了肺胃之间的密切关系，由于饮食物入胃以后，经过脾气散精，必须归于肺，再经过肺的气化作用，才能濡养五脏六腑，这是一方面；另一方面，《难经》说："寸口者，脉之大会，手太阴之动脉也……五脏六腑之所终始，故取法于寸口也。"与经文"气口亦太阴也，"都说明气口为手太阴肺的经脉，百脉皆聚会于此，故有百脉之宗（肺朝百脉）之称，又肺主诸气，气之盛衰见于此，因此取脉气口，可以察知人体内脏器官的活动情况和病理变化，也可以测知疾病的转归和预后，在临床诊断上有很高的价值。

（二）五气入鼻和心肺的关系

"五气入鼻……鼻为之不利也。"前面讨论了五味（指饮食物）入口，藏于胃（指六腑而言），这里所要讨论的是五气入鼻，藏于心肺，前者（五味）是有形的物质，后者（五气）是无形的气体，换句话说，五味是五气的物质基础，两者要结合起来，才能发挥其濡养五脏的作用，但是必须还要有调节，而这里负责调节濡养的主要是心肺。

> 五味——有形的物质（藏于胃）
> 五气——无形的气体（藏于心肺）
> 一体一用，相互结合，才能发挥作用

为什么说心肺有病而鼻为之不利呢？由于鼻是它的外窍，心肺一旦发生病变，可以反映到外窍，因而也可以从外窍观察心肺的病变，所以说"鼻为之不利也"。例如,伤风感冒时,肺气失宣,则鼻塞不通而流清涕,这就是由于肺气不能通于鼻。

(三)脉取气口必须结合全身情况

"凡治病必察其下……与其病也。"本节的治病,是包括多方面的,在这里指诊断而言,也就是说,凡诊断一个疾病,除注意它的脉象变化,还必须结合问清患者的二便的情况和观察其精神动态,以及整个病势的发展情况,这样才能达到全面诊断的要求。

【参考资料】

考正:"而鼻为之不利也",杨上善《黄帝内经太素》作:"故曰:凡治病者,必察其上下,适其脉气,观其志意,与其病能。"又:"诊病之要,必须上察人迎,下诊寸口,适为脉候。"可作参考。

吴昆说:"下,谓二便也。"

马莳:"察其下者,察其下窍通否也。"

按:对"下"字的理解,我们认为吴、马二氏之说为是。

【原文】 夫脉者,血之府也,长则气治,短则气病,数则烦心,大则病进,上盛则气高,下盛则气胀,代则气衰,细则气少,涩则心痛。(《素问·脉要精微论》)

【提示】 说明脉和血的关系及机体失常在脉搏上的一般反应。

【讲解】

(一)脉和血的关系

脉是血液通行的道路,正如《灵枢·决气》所说:"壅遏营气,令无所避,是谓脉。"所以说"脉者,血之府也。"脉和血的关系怎样?《素问·刺志论》说:"脉实血实,脉虚血虚。"这就说明了脉和血两者的关系是相互依赖,有如鱼水般的密切。从而不难理解,气血(当然也包括脉在内)发生了病变,是可以从脉象上反映出来的。

(二)从脉象变化,测知人体病情

1. 长则气治

```
        ┌ 形态——超过本位
        │
长脉 ┤      ┌ 正常——长而和缓(气血充盛的健康表现)
        │ 长脉 ┤
        └      └ 异常——长而 { 洪 大 实 } 邪气方张,正气充盈(邪正相持)
```

2. 短则气病

短脉 {
形态——不及本位,即中间有,两头无
短脉主病,虽然是气不足, 虚证——如脱血(气虚血少)
但也有虚实之分　实证——如痰厥、癫狂(痰食壅滞、气道受阻)
}

3. 数则烦心

数:指脉的至数而言。往来急速一息六至以上谓之数,多见于热性病(但亦有阴虚生内热而脉有细数者),而烦心乃热性病的一个症状。但是数脉并不一定有烦心的症状,因此数则多烦心,只能说是烦心者可见数脉,而现数脉多有烦心的症状,两者并不是绝对的。

如久病之脉,多见虚数(虚劳病),如《金匮要略》中还有数实、数虚之分,脉数者,此为肺痈;脉数虚,此为肺痿。

4. 大则病进

往来满大,与洪脉相似,但较洪脉安静。"进"含有进展、发展的意思,亦即病势发展。大脉也有正常和异常两个方面:

大脉 {
正常——大而缓和(气血充盛)
异常 {
大而虚 {
虚劳病
久病、新产、大出血
} (虚证)
大而实——胃家实(实证)
}
}

按:《金匮要略》:"男子平人脉大为劳,极虚亦为劳。"

《伤寒论》:"伤寒三日,阳明脉大。"

总之大脉虽主病重,但必须虚兼躁疾,大而缓和,还是气血充盛,身体健康的表现。

5. 上盛则气高,下盛则气胀

上下:指脉的部位,上指寸,下指尺。

上盛:以脏器言,心、肺有疾;以部位言,属胸中,脉盛(大而有力)主邪实,故见气逆。

下盛:以脏器言,肾、小肠有疾;以部位言,属腹部,小腹部气胀。

6. 代则气衰

形态:动而中止,不能自还,良久复动。从它的形态,也就说明了由于内脏精气衰弱,不能令脉正常的搏动,所以说代则气衰。

但是代脉也有正常和异常两个方面:

代脉 {
正常——"脾脉代"(见《素问·宣明五气》,即微软弱之象)
异常——均为内脏气血衰败的表现
}

总的来讲,代脉除脾脉的正常脉外,可以说都是内脏气血衰败的表现。

7. 细则气少　形态:细如发丝,软而无力。气少:即气虚的意思。

一般来说,细脉是血少,但血少是由于气虚不能生血之故。临床上的确如此,血虚的患者,用益气生血的方法,收效甚捷,所以说,"细则气少"是符合临床实际的。细脉主病,多为久病体弱,正气衰竭,气虚血不足的证候。

8. 涩则心痛　形态:搏指应手,往来滞涩不流利,如轻刀刮竹之状,与滑脉相反。心痛:指胃脘痛而言(由于血少气滞而产生,所谓不通则痛)。涩脉,虽为血少气滞,但亦有实的一面。

$$涩脉\begin{cases} 虚证(涩而无力)——大病之后(津液大伤,血少气滞) \\ 实证(涩而有力)——心痛、噎膈(痰食、郁结、气血凝滞) \end{cases}$$

本节讨论了脉和血的关系,彼此是相互依赖的,脉象的变异,也就是内脏生理病理的真实反映,因而可以凭它来诊断疾病。但亦必须与其他诊断方法相结合,才够全面。最后需要说明,本节所讨论的脉仅是《内经》中的一部分。

【参考资料】

张景岳:"夫脉者,气血之先也,气血盛则脉盛,气血衰则脉衰,气血热则脉数,气血寒则脉迟,气血微则脉微弱,气血平则脉和……"

张景岳:"代,更代之义,谓于平脉之中,忽见软弱,或乍数乍疏,或断而复起。"

《灵枢·根结》:"所谓五十营者,五脏皆受气,持其脉口,数其至也,五十动不一代者,五脏皆受气,四十动而一代者,一脏无气,三十动而一代者,二脏无气,二十动而一代者,三脏无气,十动而一代者,四脏无气,不满十动而一代者,五脏皆无气。"

【原文】　黄帝曰:见真脏曰死,何也。岐伯曰:五脏者皆禀气于胃,胃者五脏之本也,脏气者,不能自致于手太阴,必因于胃气,乃至于手太阴也,故五脏各以其时,自为而至于手太阴也。故邪气胜者,精气衰也,故病甚者,胃气不能与之俱至于手太阴,故真脏之气独见,独见者病胜脏也,故曰死。(《素问·玉机真脏论》)

【提示】　说明真脏脉现为死候,系乎胃气的存亡。

【讲解】

（一）脏气不能自致于太阴,必因于胃气

$$五脏禀气于胃—胃气充—精气足\begin{cases} 肝——胃微弦 \\ 心——胃微钩 \\ 脾——胃微软弱 \\ 肺——胃微毛 \\ 肾——胃微石 \end{cases}平脉—正常$$

在《素问·五脏别论》一节讨论脉取气口的意义中，已经提到肺胃之间的关系是非常密切的。水谷精微所化的精气，必须通过胃气的输布，才能由肺通过经脉而输布全身，五脏方可得到水谷精气的濡养。所以胃气充足，则五脏的精气同样充足，五脏脏气充沛则手太阴（气口）就可反映出肝胃微弦，心胃微钩，脾胃微软弱，肺胃微毛，肾胃微石等正常的脉象。所以说"脏气者，不能自致于手太阴，必因于胃气，乃至于手太阴也。"

（二）胃气败而后出现真脏脉的主要意义

胃气败—精气衰败（邪气胜、病甚）
- 肝——但弦无胃
- 心——但钩无胃
- 脾——但代无胃
- 肺——但毛无胃
- 肾——但石无胃

真脏脉—死

上面谈到，五脏精气，必借胃气充足，始能至于手太阴（气口）。我们知道，胃气的来源，主要是来自水谷精微之气，反过来讲，如果邪气胜，病甚的时候，患者饮食物的摄取就会显著减少或不能食。由于胃气的来源减少，相应的精气亦必不足，精气不足到了严重阶段，则胃气衰败，不能将水谷之精微输布，五脏六腑的功能失却了濡养，更不能与脏气俱至于手太阴（气口），因此在脉象上就测不到胃气（失却和缓悠扬的现象），只能测到各脏的真脏脉（举按坚强，搏击有力，或微渺在骨，按之不可得），内脏真相毕露（邪正斗争，邪胜正溃的最后挣扎表现），反映出五脏但弦无胃，但钩者胃等真脏之气独见的脉象。从而不难理解真脏脉现为死候的原因，是由于邪气胜，精气衰，病甚而导致胃气衰败，生机来源断绝，岂有不死之理，所以说"独见者，病胜脏也，故曰死。"

【原文】 黄帝曰：凡治病，察其形气色泽，脉之盛衰，病之新故，乃治之无后其时。形气相得，谓之可治；色泽以浮，谓之易已；脉从四时，谓之可治；脉弱以滑，是有胃气，命曰易治，取之以时。形气相失，谓之难治；色夭不泽，谓之难已；脉实以坚，谓之益甚；脉逆四时，为不可治。必察四难，而明告之。（《素问·玉机真脏论》）

帝曰：决死生奈何？岐伯曰：形盛脉细，少气不足以息者危。形瘦脉大，胸中多气者死。形气相得者生。参伍不调者病。三部九候皆相失者死。上下左右之脉相应如参舂者病甚。上下左右相失不可数者死。中部之候虽独调，与众脏相失者死。中部之候相减者死。目内陷者死。形肉已脱，九候虽调者犹死。（《素问·三部九候论》）

【提示】

1. 指出早期治疗及形、气、色、脉在诊断时必须相互结合。

2. 说明脉诊中以有胃气及脉从四时最为重要。

【讲解】 四诊在临床上不能孤立的运用,必须相互结合,这两节经文,都着重阐明形、气、色、脉综合分析疾病转机的重要意义,这是中医诊断方法中具有整体观念的特点,只有这样诊断疾病才能更加正确。

(一)早期治疗的意义

"凡治病,察其形气色泽,脉之盛衰,病之新故,乃治之,无后其时","取之以时"。这是说,诊断疾病,必先察患者形体的盛衰,正气的强弱,色泽的润枯,脉搏的虚实,疾病的新久,所有这些,都是值得我们注意的,综合观察以后,进行分析,抓住时机,争取早期治疗,这样就可使疾病早期治愈,患者早日恢复健康,这也是临床工作者的最终目的。否则贻误病机,轻病转为重病,重病造成死亡。所以经文告诉我们"乃治之,无后其时",由此可见古人对早期治疗是很重视的,同时在临床上也是有其重大的意义。

(二)形气相得,谓之可治,形气相失,谓之难治

"形":指形体。"气":指正气。"相得":相称。"相失":即不相称。

"形气相得,谓之可治":形气相得,即形体与正气相称。其具体表现,就是形盛气盛,形瘦气弱,因形属阴,气属阴,阴阳贵乎平衡,所以形与气必须相得,才是正常的现象,因此谓可治。从脉诊来说,即阳证得阳脉、阴证得阴脉的意思。

"形气相失,谓之难治":形气相失,与上述相反,也就是形体与正气不相称。即阴阳失却平衡,产生了显著的偏颇,这样便是难治或不可治之证。

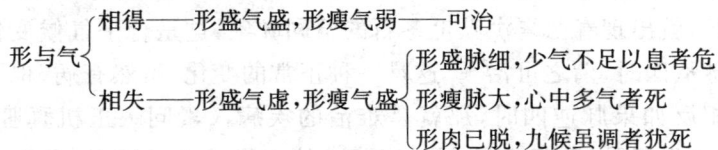

$$
形与气 \begin{cases} 相得——形盛气盛,形瘦气弱——可治 \\ 相失——形盛气虚,形瘦气盛 \begin{cases} 形盛脉细,少气不足以息者危 \\ 形瘦脉大,心中多气者死 \\ 形肉已脱,九候虽调者犹死 \end{cases} \end{cases}
$$

"形盛脉细,少气不足以息者,危。"形盛为形体有余,脉细及少气不足以息,为正气不足,这便是形气相失的一个具体例子。在临床上,这种例子,也是常见的。例如有些身体壮实的人,患了热性病,到了危险时期,呈现脉细欲绝,少气不足以息,但从表面看来形体还很壮实,如果此时就认为没有危险,那就会造成诊断上的错误。原因是什么呢?虽然表面看似壮实,因为脉细欲绝及少气不足以息,其实已标志着正气衰竭之象,其预后是危险的。所以在临床上,不能仅看表面形体的现象,而忽视察脉象及望色、闻声。

"形瘦脉大,胸中多气者,死。"形瘦为形体不足,形不足则脉宜细,方为相得。今形瘦脉大,是形与脉不相称的表现,兼之胸中多气,所以不是吉兆。例如临床上虚劳患者的形体,非常消瘦,若脉象反显洪大(当是虚大),并且胸中多气(所谓"多气",可作胸中气满、喘息、不便等方面的理解),像这种病例,其结果多归死亡。这亦是形气相失的例子。

"形肉已脱,九候虽调者犹死。"形体的丰硕,是由于内脏精气的充足,如形肉已脱,就说明内脏精气已败,脾土已绝(脾主肌肉)而不能营养形体了。在此情况下,虽然九候犹调,也不过是一种暂时的表现,终难免于死,临床上慢性病在死亡之前,就有这种情况。

(三)色泽以浮,谓之易已;色夭不泽,谓之难已

1. 色之浮沉可诊病之深浅 在前面已讨论过,这里只提一下,《灵枢·五色》:"察其浮沉,以知浅深",大凡色浮光明者,其邪浅,病在表多属新病、轻病,故本段经文说:"色泽以浮,谓之易已。"反之气色沉晦暗,其邪已深,病在里,多属久病、重病,当然也就不易治疗,所以说"色夭不泽,谓之难已"。

2. 色之夭泽可判断疾病预后善恶 《灵枢·五色》:"察其泽夭,以观成败。"泽是润泽,夭是枯槁,色之润泽,是内在精气充足的表现,所以预后为善;反之色之枯槁,是内在精气衰败的表现,所以预后为恶。故经文说:"色夭不泽,谓之难已。"

$$色\begin{cases}浮泽光明——新、表、浅、轻——易已(精气充足)\\沉夭晦暗——久、里、深、重——难已(精气衰败)\end{cases}$$

(四)脉从四时,谓之可治;脉逆四时,为不可治

四时气候,有寒热温凉不同的变化,人体为了适应这种变化,在脉象上,随四时气候的更替,就出现春弦夏洪秋毛冬石的不同脉象,这是合乎气候变化规律的,也就是"脉从四时,谓之可治"。这是一种正常的变化,虽然有病,也不会有多大危险。相反如果脉逆四时,那就是难治的疾病,《素问·玉机真脏论》云:"春得肺脉,夏得肾脉,秋得心脉,冬得脾脉,其志皆悬绝沉涩者,名曰逆四时也。"可知逆四时之脉,是与四时气候变化不相适应的,是一种反常的变化,所以逆四时之脉,便是预后不良的脉象,因此经文说:"脉逆四时,为不可治。"

$$脉\begin{cases}从四时————春弦、夏洪、秋毛、冬石————可治\\逆四时\begin{cases}春得肺脉\\夏得肾脉\\秋得心脉\\冬得脾脉\end{cases}其至皆悬绝沉涩者————不可治\end{cases}$$

春(木)←肺(金)　　秋(金)←心(火)

夏(火)←肾(水)　　冬(水)←脾(土)

（五）脉弱以滑，是有胃气，命曰易治；脉实以坚，谓之益甚

脉有胃气的现象，在本章前面已讨论过了，有胃气的脉象和缓不急。人体功能，主要依靠胃中水谷精微之气的濡养，脉也不例外。如果脉不得胃气的充养，则无生气矣，所以胃气在脉中对疾病预后好坏是一个非常重要的问题，故经文曰："脉弱以滑，是有胃气，命曰易治。""脉实以坚"，与"脉弱以滑"，恰恰相反，已无和缓之象，这就是缺少胃气的脉，故曰："谓之甚益。"

脉 {
弱以滑————（有胃气）
实以坚————（少胃气）

（六）三部九候皆相失者死

三部九候，是古代诊察全身动脉的一种诊脉方法。这种方法，把人体分为上、中、下三部，每部分天、地、人三候，三三得九，其成九候之数，左右合起来，合为十八诊，是一种详细的诊脉方法，所谓相失者，在《素问·三部九候论》中，有下面的一些记载，兹列于下，以便讨论。

三部九候相失 {
上下左右相失不可数者
中部之脉虽独调，与众脏相失者
中部之候相减者　　　　　　　　} 死
目内陷者
上下左右之脉相应如参春者………病甚

上下左右相失不可数者，死：即上下左右之脉，不相协调，而且至数杂乱，不可以数，是死亡之征兆。

中部之脉虽独调，与众脏相失者，死：即中部之脉，虽然独自调匀，但与其他各脉，不相和调，是死亡的象征。

中部之候相减者，死：即中部之脉衰弱，与其他各部不相和调，为正气衰竭，也是死亡的征兆。

目内陷者死：这是内脏精气衰竭（五脏六腑之精气皆上注于目）的证候，也是死亡之征。

上下左右之脉相应如参春者，病甚：即上下左右之脉如春杵，此上彼下，参差不齐和失却和调，都是死亡的征兆。

总之三部九候之脉，是要相适应的，如果相互不和调就是病象，严重的参差

229

不齐和失却和调,都是死亡的征兆。

【原文】 黄帝问于岐伯曰:余欲无视色持脉,独调其尺,以言其病,从外知内,为之奈何?岐伯曰:审其尺之缓急、小大、滑涩,肉之坚脆,而病形定矣。视人之目窠上微痈,如新卧起状,其颈脉动,时咳,按其手足上,窅而不起者,风水肤胀也。尺肤滑,其淖泽者,风也。尺肉弱者,解㑊,安卧脱肉者,寒热,不治;尺肤滑而泽脂者,风也。尺肤涩者,风痹也。尺肤粗如枯鱼之鳞者,水泆饮也。尺肤热甚,脉盛躁者,病温也,其脉盛而滑者,病且出也。尺肤寒,其脉小者,泄、少气。尺肤炬然,先热后寒者,寒热也。尺肤先寒,久大之而热者,亦寒热也。肘所独热者,腰以上热;手所独热者,腰以下热。肘前独热者,膺前热;肘后独热者,肩背热。臂中独热者,腰腹热;肘后粗以下三四寸热者,肠中有虫;掌中热者,腹中热;掌中寒者,腹中寒。鱼上白肉有青血脉者,胃中有寒;尺炬然热,人迎大者,当夺血。尺坚大,脉小甚,少气,悗有加,立死。(《灵枢·论疾诊尺》)

【提示】

1. 说明诊尺在临床上的应用。

2. 诊尺肤必须与望诊、脉诊相结合。

【讲解】

(一)从尺肤的变化,测候内脏的盛衰和病变情况。

为便于讨论,根据本节内容归纳表 6-4 如下:

表 6-4 诊尺肤所表现的症状及其机转表

部别	表 现	症状及其机转
尺肤	滑,其淖泽(泽脂)者	风(风为阳邪,在肌肤)
尺	肉脱	寒热不治(真阴败)
尺	肉弱	解㑊,安卧(肉瘦阴虚困倦)
尺肤	涩	风痹(血少不营)
尺肤	粗如枯鱼之鳞	水、泆饮也(土衰肉削,水邪侮土)
尺肤	先寒,久大之而热者	寒热
尺肤	炬然,先热后寒者	寒热
肘	前独热	膺前热
肘	后独热	肩背热
肘	后粗以下三四寸热者	肠中有虫
肘	独热	腰以上热
手	独热	腰以下热
掌中	热	腹中热(三阴所聚)
掌中	寒	腹中寒(三阴所聚)

以上是从尺肤的润泽、粗糙、肉脱、肉弱、寒热，以及肘、手、掌中寒热等之不同，从而测知内脏的疾病情况，这是古代的一种触诊方法，也是中医诊法中的特色之处。这种诊法在当时非常受重视，与色、脉诊同等重要，本节不仅提供了它的理论依据，同时阐述了其在临床上的具体应用，可惜现在却很少有人运用，希望通过本节学习，提醒我们注意，今后在临床中进一步体验，证诸实践，不断地丰富这个理论。

（二）诊尺肤必与望诊脉诊参合运用（表 6-5）

表 6-5　诊尺肤与望诊、脉诊参合运用

部别	与望诊脉诊参合运用	症状及其机转
手足（尺肤）	目如新卧起状，其颈脉动，时咳，按其手足上，窅而不起者	风水、肤胀也（肾汗出逢风，处不得泄与皮肤为风水；寒气客于皮肤之间，阳气不行为肤胀）
尺肤	热盛，脉盛燥	病温（阳邪有余）
尺肤	热盛，脉盛滑	病且去（不躁，正气将复）
尺肤	寒，脉小	泄，少气（阳气衰微）
尺肤	炬然热，人迎大	当夺血（火伤阴、阳胜）
尺肤	尺坚大，脉小甚	少气悗有加，立死（形余、气衰）
鱼上白肉	青血脉	胃中寒（里寒）

《灵枢·邪气脏腑病形》云："故善调尺者，不待于寸，善调脉者，不待于色，能参合而行之者，可为上工。"汪石山说："既诊三部而再试探其尺肤，可以得其身之冷暖、形之肥瘠、肤之疏密，可以知其浅深、内外、久近之病情。"由此可知，古人在这方面已有深刻的体验，说明诊尺肤与色诊、脉诊有同样的价值，同时指出诊尺肤亦必须与色诊、脉诊相互合参，在临床上对诊断疾病就更具体更全面了。

【原文】　胃之大络，名曰虚里，贯鬲络肺，出于左乳下，其动应衣，脉宗气也。盛喘数绝者，则病在中；结而横，有积矣；绝不至曰死。乳之下其动应衣，宗气泄也。（《素问·平人气象论》）

【提示】　虚里在临床诊断上的价值。

（一）虚里候宗气的意义

足阳明胃之络脉，除十五络中的丰隆穴外，还有一个大络，名叫虚里，是不包括在十五络之内的。其脉从胃贯膈络于肺，而出于左乳下，俗名"气眼"。

宗气乃胃腑水谷之所资生，胃气之所以能布达五脏，必须凭借虚里的输布。虚里的搏动，乃胃腑宗气之所出，由于宗气与虚里两者关系密切，因此诊断虚里的搏动情况，可以测知宗气的盛衰和病变，这也是《内经》中的一种特殊诊

231

方法。下面就讨论宗气病变的情况。

（二）盛喘数绝者，则病在中

虚里穴的搏动，如喘息急时的搏动，或见快而急兼有断绝之象，这是中气不守的表现，故曰"病在中"（胸中）。

（三）结而横，有积矣；绝不至曰死

关于结而横的"横"字，各家解释很不一致。有谓是横格指下，指脉搏而言（如吴崑）；有谓是搏动横及右边（如丹波元简）；有谓指横络而言（如张隐庵）。我们认为应该与"绝不至曰死"一句联系起来讨论，这是古人对宗气为病，指出有虚实的不同，"横"字应作虚里的横络理解，因为虚里是一个较大的络脉，定有支络通往十二经脉，才能使胃腑的宗气灌注于五脏，由于横络有了积滞，就阻碍了气血的畅流，因而呈现脉来迟时一止的结脉。这是宗气为病属实的证候。

"绝不至曰死"，这是宗气为病属虚的危候，由于胃腑生气内绝，因而虚里的搏动有停止不至的现象，故曰死。至于"横"字的理解，是否恰当，可结合临床实际。

（四）乳之下其动应衣，宗气泄也

这说明虚里穴搏动过甚，内动应衣，使衣服亦引起搏动现象，这是宗气外泄，也就是胃气将尽的具体反映。

根据经文，从虚里穴搏动情况，归纳如下：

盛喘数绝————宗气病变，其病中

结而横————虚里横络有积滞，搏动呈现来迟，时一止的现象

绝不至————胃腑生气内绝，搏动且伴有停止不至之象

总之虚里的搏动，在临床诊断上，仍有它一定的价值，通过本节讨论，亦可以提醒我们今后在临床上注意运用虚里诊法。

张景岳说："虚里跳动，最为虚损病本。故患阴虚劳怯，则心下多有跳动及为惊悸慌张者，即是此证，人只知其心跳，而不知虚里之动也。但动之微者病尚微，动之甚者病则甚，亦可因此以察病之轻重。"我们在临床上，可以看到虚损患者，到了严重阶段时，胸部肋骨暴露，虚里搏动特别明显。同时在小儿科应用较多，小儿虚里搏动，一般较成人为快，但临床上如见到过快的，多为先天不足，不可妄用攻伐，且病多变端。

【参考资料】

张隐庵："五脏之脉，资生于胃，而胃气之通于五脏者，乃宗气也。宗气者，胃腑水谷之所资生，积于胸中，为脏腑经脉之宗，故曰宗气。虚里乃胃之大络，贯膈络肺，出于左乳下，而动应衣者，乃胃腑宗气之所出，此脉以候宗气者也。"

张隐庵："如脉结而有止者,虚里之横络有积滞也。是胃气少而为五脏之病者,宗气之有虚有实也。如虚之脉绝不至者,胃腑之生气绝于内也。"

【原文】 帝曰:愿闻十二经脉之终奈何?岐伯曰:太阳之脉,其终也戴眼反折瘛疭,其色白,绝汗乃出,出则死矣。少阳终者,耳聋百节皆纵,目𢠁绝系,绝系一日半死,其死也色先青白,乃死矣。阳明终者,口目动作,善惊忘言,色黄,其上下经盛,不仁,则终矣。少阴终者,面黑齿长而垢,腹胀闭,上下不通而终矣。太阴终者,腹胀闭不得息,善噫善呕,呕则逆,逆则面赤,不逆则上下不通,不通则面黑皮毛焦而终矣。厥阴终者,中热嗌干,善溺心烦,甚则舌卷卵上缩而终矣。此十二经之所败也。(《素问·诊要经终论》)

【提示】 指出十二经气终所表现的证候,作为诊断死候的依据。

【讲解】 关于十二经脉在人体的作用及起止点和循行路线等,已在前面经脉章内讨论过了,这里不再重复。兹将本节太阳经络提出来讨论,其余各经,都是一个精神,只要根据经络系统来观察一系列的症状,就可以了解本文的意义,举一可以反三。

首先谈谈十二经气终绝的原因,主要由于脏腑精气先行衰竭,不能营养经脉,故当其某一脏腑有了最严重病变时则和此脏腑相关联的经气就终绝,而表现出与此经脉循行路线有关的各种症状,故临床上均称此等症状为绝症。现在我们就以太阳经气终绝的表现来进行讨论。

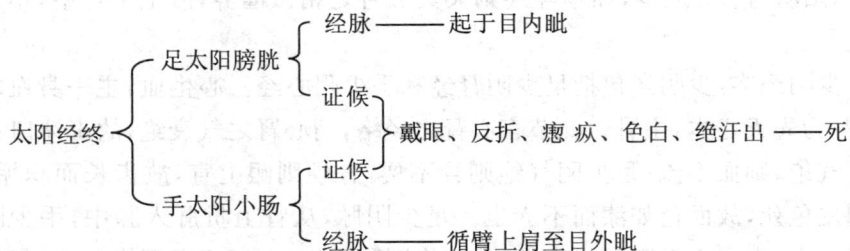

233

太阳经终 ┤
　　足太阳膀胱 ┤ 经脉 —— 起于目内眦
　　　　　　　　证候 ┐
　　　　　　　　　　　├ 戴眼、反折、瘛疭、色白、绝汗出 —— 死
　　　　　　　　证候 ┘
　　手太阳小肠 ┤ 经脉 —— 循臂上肩至目外眦

"太阳经终":太阳经气断绝之意(经气尽)。"戴眼":目不能转睛而上视的征象。"瘛疭":抽掣的征象,多由于经脉失养而引起的。"色白":津脱之象。"绝汗":汗出如珠(亡心液,阳气外散)。

太阳经包括足太阳膀胱经和手太阳小肠经。足太阳经脉起于目内眦,挟脊抵腰;手太阳经脉,循臂上肩,至目外眦。由于太阳经气终绝,则与其循行路线相关联的症状亦出现,如戴眼、反折、瘛疭等,同时太阳为诸阳主气,膀胱为津液之所藏,故出现阳气外亡,津液内竭,绝汗出而死。临床上当急性病或慢性病到临死,出现阴阳离决,正气将脱等危候时,每每出现这些症状,既见之后,且多不治。

其他各经络情况大致相同，都是由于脏腑精气衰竭，导致经脉经气终绝而出现临死症状，可作为我们临床上诊断死亡的依据，故不一一介绍了。

【参考资料】

张隐庵："足太阳之脉起于目内眦，挟脊抵腰；手太阳经脉，循臂上肩至目外眦。太阳主筋为诸阳主气，阳气者，柔则养筋，太阳之经气已绝，是以经脉急而戴眼反折手足也；手太阳主液，膀胱者，津液之所藏，绝汗者，外亡也，色白着，亡血也，膀胱津液外脱则血内亡也。"

少阳经终：少阳经包括足少阳胆经和手少阳三焦经。此经终症状，耳聋，百节皆纵，目睘绝系，绝系一日半死，其色先青后白而死矣。足少阳经脉起于目锐眦，上抵额角，下耳后，其支别者，从耳后入耳中，出走耳前；手少阳经脉，其支别，亦从耳后入耳中，出走耳前，因其经脉都围绕于耳，故耳聋。百节皆纵，马莳注："少阳主筋，故终则百节皆纵，其睘目之系则绝。"色先青白，乃先见木受金刑之色，故死矣。

阳明经终：阳明经包括足阳明胃经和手阳明大肠经。张隐庵说："手足阳明之脉，挟承目口，故口目动作牵引歪邪也。"新校正云："口目动作，谓口目睒睒而鼓颔也；胃病则恶人与火，闻木音则惕然而惊；又骂詈不避亲疏，故善惊妄言也。"张隐庵又说："色黄，阳明之土气外脱也；上下经盛，胃气绝而无柔和之象也；营卫者，中焦水谷之所生，肌肤不仁者，营卫之气绝也。"马莳谓："不仁，不知痛痒也。"总之，阳明为后天之本，如本经终则失其五谷之精微灌养，故上下经盛，不仁则终矣。

少阴经终：少阴经包括足少阴肾经和手少阴心经。心生血，主一身血之流行，肾为先天之本，主骨。此节言心肾之经络，谓心肾之气衰绝，故王冰曰："手少阴气绝，则血不流；足少阴气绝则骨不荣，骨硬则龈上宣，故齿长而积垢，血坏则皮色死，故面色如漆而不赤也。足少阴脉，从肾上贯肝入肺中，手少阴脉起于心中，出属心系下膈络小肠，故其终则腹胀闭，上下不通而终矣。"（新校正云：详王注云骨不荣骨硬，按《难经》及《甲乙经》云：骨不濡则肉弗能著。当作骨不濡。）

太阴经终：张志聪说："足太阴脉入属脾，故为腹胀；手太阴脉上膈属肺，而主呼吸，故为不得息。胀满则升降难，不得息则气道滞，故为噫为呕。呕则气逆于上故为面赤。不逆则痞塞于中，故为上下不通。脾气败则无以制水，故黑色见于面。肺气败则治节不行，故皮毛焦。"

总之太阴脾属土居中焦，主湿，如脾实而邪气盛，则中满，脾虚则痞满。因脾主运化，五谷之精，上输于肺，脾土失其功能，则不能生肺金，中焦胀满，升降难，阳气不畅,所以上逆于肺,肺主呼吸,故不得息,善噫善呕。逆则面赤,不逆则痞塞于中,上下阳气不得交通,久之脾气败,无以制水,故肾脏黑色现于面,肺主皮毛,气败则治节不行,故皮毛焦。

厥阴经终:王冰说:"足厥阴肝经,循胫上睾结于茎,其正经入毛中,下过阴器抵小腹,侠胃上循喉咙之后,入颃颡;手厥阴起于胸中出属心包,故终则中热,嗌干,善溺,心烦矣。《灵枢经》曰:肝者筋之合也,筋者聚于阴器,而脉络于舌本,故甚则舌卷卵上缩也。又以厥阴之脉过阴器乃尔。"

以上手三阴、三阳,足三阴、三阳,十二经终皆至于败,故其死也。

【原文】 帝曰:肠澼便血何如?岐伯曰:身热则死,寒则生。帝曰:肠澼下白沫何如?岐伯曰:脉沉则生,脉浮则死。帝曰:肠澼下脓血何如?岐伯曰:脉悬绝则死,滑大则生。帝曰:肠澼之属,身不热,脉不悬绝何如?岐伯曰:滑大者曰生,悬涩者曰死,以脏期之。(《素问·通评虚实论》)

【提示】 说明肠澼的诊法及辨证。

肠澼:就是后世所称的滞下,今称痢疾。根据本节经文归纳有如下三种类型:

肠澼类型 {
肠澼便血——赤痢(《诸病源候论》称血利)
肠澼下白沫——白痢(《诸病源候论》称寒利)
肠澼下脓血——赤白痢(《诸病源候论》称脓血利)
}

(一)肠澼便血,身热则死,寒则生

《素问·太阴阳明论》云:"食饮不节,起居不时者,则阴受之……阴受之,则入五脏……入五脏则䐜满闭塞,下为飧泄,久为肠澼。"《灵枢·百病始生》亦云:"阳络伤则血外溢,血外溢则衄血;阴络伤则血内溢,血内溢则后血;肠胃之络伤,则血溢于肠外也。"说明了肠澼是由于饮食、起居不慎所引起,便血乃阴络及肠胃之络受伤而血溢。肠澼便血则阴血损耗已甚,身发热更耗伤其阴液,而导致阴虚阳亢,预后是不良的。结合临床如见有身热的痢疾,病证的确是严重的,故曰"身热则死"(死字应活看,不是绝对的,不过比较难治,如治疗不当,确是可致死亡)。

寒则生:"寒"字对热字言,即不发热之意,并非振栗恶寒可比。下血伤阴,而不发热,则阴伤未甚;无热则所存之阴,不至因热而更耗灼,故曰"寒则生"。

(二)肠澼下白沫,脉沉则生,脉浮则死

肠澼下白沫,是为寒利。如见脉浮则死的寒利,每多病延长久,伴有大肉消瘦的症状。在这种情况下出现浮脉,才可称是死证。如高士宗说:"肠澼下白沫,乃寒汁下泄,脉沉则血气内守,故生;脉浮则血气外驰,故死。"由此可知,脉沉则

235

生,是由于血气内守;脉浮则死,是由于血气外驰。

但是必须指出,本节经文里所讨论的"身热则死",是由于发热,以致阴液大受损伤;"脉浮则死"是由于气血外驰,故皆曰死。我们在临床上必须加以区别的是:下痢兼有表邪的患者,同样会发热,脉会见浮,但这种下痢兼有表邪的发热浮脉患者,如治疗得当,表解热退,利止脉平病愈,极少发生死亡。故《素问绍识》云:"但痢之初起见表邪之发热,固非所忌;如夫经久引日者,液脱肉烁而烦热者,则攻补两难,必属不治。"我们亦可这样说,痢疾初起见表邪之脉浮,亦非所忌;如果经久引日,大肉消瘦而见浮脉,则为气血外驰,也就是阳气外越之候,才为死候。

(三) 肠澼下脓血,脉悬绝则死,滑大则生

"悬绝"的含义,各家没有满意的解释。按"悬"字含有欲断未断之意,"悬绝"即微细欲绝之义,相对滑大而言。张景岳:"悬绝者,谓太过则坚而搏,不足则微而脱,皆胃气去,而真脏见也。邪实正虚,势相悬绝,故死。"肠澼下脓血,乃气阴两伤之证,见悬绝之脉,正说明气血衰微正不胜邪之象,故预后不良。若见滑大之脉,滑为血盛,大为气充,由此可知机体气血尚盛,故预后较好。

(四) 滑大者曰生,悬涩者曰死,以脏期之

此乃在前几段的基础上作进一步的讨论。由于前有身热则死,脉悬绝则死,故此段言痢疾这一类病,若身不发热,脉不悬绝,将如何诊断呢?岐伯用这三句话为之总结,即一切肠澼之证,脉滑大者曰生,悬涩则曰死,其死期的判断主要是根据其脏腑气血虚弱的情况而决定。所以痢疾的预后,主要根据机体气血的盛衰来决定。滑大者,气血充盛,预后良;悬涩者,气血衰败,预后不良。

【参考资料】

马莳:"肠澼之属,有便血者,有下白沫者,有下脓血者,随症随脉,而可以决其死生也。肠澼者,大小肠有所澼积,而生诸证,故肠澼为总名。"

张隐庵:"夫便血阴泄于内也,发热阳脱于外也,本经曰:阴阳虚肠澼死,此阴阳气血之相离也。"

马莳:"是血为阴,而下血为阴证;若身热则火盛,故主死;身寒则火衰,故主生。"

张隐庵:"下白沫者,阴液下注,故沉脉者为顺;如脉浮,是经气下泄,脉气上浮,此经脉相离,故为死证。"

马莳:"其下白沫者,非脓非血,而白沫下行,是肺气受伤也。然亦阴证之类,故脉沉则生,以阴证宜见阴脉也。若脉浮则死,以阴证见阳脉也。"

高士宗:"肠澼下脓血,乃血与白沫相兼而下,其脉悬绝,则津血内脱,生阳不生,故死。脉滑大则阴阳和合,血气充盛,故生。"

张隐庵:"夫脉起于足少阴肾,生于足阳明胃,主于手少阴心,输于足太阴脾。悬绝者,足少阴之阴液绝也;滑大者,足少阴之生气盛也。"

马莳:"其下脓血者,赤白相兼,气血俱伤。"有云:"然脉以悬绝为死,正气不足也,滑大则生,正气有余也。"

马莳:"身不热则证不死,脉不悬绝则脉不死,伯言终当以元气为主,故脉必滑大则生,悬涩则死。"

张隐庵:"此复申明血气之主原,又重资阳明胃气也。身不热者,阳不外脱也;脉不悬绝者,阳明之生气已脱,故死。"

【原文】 黄帝问曰:人有重身,九月而喑,此为何也?岐伯对曰:胞之络脉绝也。帝曰:何以言之?岐伯曰:胞络者系于肾,少阴之脉,贯肾系舌本,故不能言。帝曰:治之奈何?岐伯曰:无治也,当十月复。(《素问·奇病论》)

【提示】 说明子喑证的成因及预后。

【讲解】

(一)喑证成因

经文"人有重身,九月而喑",是说孕妇怀孕到九个月时发生喑证,我们首先就要考虑到子喑证。如不在九个月左右,应作一般喑证处理。由此说明诊断子喑证,妊娠九个月乃是一个关键问题。但是这种现象,并不是机械的,这与胎儿的大小,孕妇子宫大小等都有关系。因此,在怀孕7～9个月时发生喑证,就应该考虑到是否是子喑。那么为什么妊娠九个月会发生子喑的现象呢?我们先了解《诸病源候论》上分经养胎的说法(表6-6):

表6-6 分经养胎

月份	1	2	3	4	5	6	7	8	9	10
养经胎脉	肝经	胆经	心经	小肠经	脾经	胃经	肺经	大肠经	肾经	膀胱经

从表6-6中可以知道,九月正值足少阴肾经养胎,同时可以回忆一下足少阴肾经之脉的循行路线:足少阴之脉,起于小指之下,……上股内廉,贯脊属肾,络膀胱;其直者,从肾上贯肝膈入肺中,循喉咙,挟舌本。而胞宫之络脉系于肾经。

九个月儿体,发育已大,因而压迫胞络之脉阻隔不通,使足少阴之脉阻遏不能上行,不能上充于肺,所以发生音哑声不出的现象,也就是经文所谓"胞之络脉绝也"。"绝":应当领会是阻绝的意思,而不是断绝的绝(与前面病能讨论的"大怒则形气绝而血菀于上"的"绝"字意义相同)。

关于分经养胎的说法是古人的实践记载,有一定道理。怀胎九个月时由于儿体肥大,压迫肾经,以致经气循行受影响,而致失音。这里还要说明,并不是每个孕妇都是如此。为什么呢?虽然怀孕至九个月,儿体发育很肥大,但是每个小儿体积大小不同。因此,压迫肾经的程度也就有所不同;如果儿体不太大,压迫肾经不严重,就可能不会出现这种情况。所以说不是每个孕妇都是如此。

(二)暗证预后

经过上面讨论,我们知道子暗证是一种生理上暂时的反常现象,而不是病邪所引起的病理变化;待十月足分娩后,经脉通,经气上充则自然而愈。故经文说"无治也,当十月复。"

这一节主要说明怀孕九月,是子暗证最易发生的时期;同时又说明此是生理暂时的反常现象。如果没有其他症状,可以不用治疗,待婴儿产下后则自愈,预后良好。

【参考资料】

张景岳:"胞中之络,冲任之络也;胞络者,系于肾,而上会于咽喉。"

张隐庵:"声音之道,在心主言,在肺主声;然由肾间之动气,上出于舌。而后能发其音声,故曰:舌者,音声之机也。胞之络脉系于肾,足少阴之脉贯肾系舌本,胞之络脉阻绝,则少阴之脉亦不通,故舌不能发机而为暗矣。"

张景岳:"十月子生,胞络复通,则能言矣,故不必治。"

【原文】 妇人手少阴脉动甚者,妊子也。(《素问·平人气象论》)

阴搏阳别,谓之有子。(《素问·阴阳别论》)

【提示】 指出妇人妊子在脉象上的特点。

【讲解】

(一)妇人手少阴脉动甚者,妊子也

关于手少阴脉动甚者一句,历代注家的意见,很不一致。

王冰认为是指手少阴心经的神门穴,他说:"掌后陷者中,当小指动而应手者也。"

张志聪认为是指足少阴之脉。他说:"以妇人之两手尺部候之。"

一般临床体会,多以尺部脉动甚(流利滑动)测候妊娠。但是与孕妇体质强弱也有一定的关系,体质强的脉象明显,体质弱的有时就不是那样明显易辨。按神门穴,在临床上较少用,但有些老前辈对这方面有一定心得,并认为很准确,这值得我们今后在临床上注意研究。

(二)阴搏阳别,谓之有子

阴搏阳别,就是尺脉(阴)搏动有力,而与寸口(阳)脉有显著的区别,这是属于有子之脉,也就是妊娠之兆。张景岳:"阴搏者,博击于手;阳别者,言阳脉搏手,似乎阳邪,然其鼓动滑利,本非邪脉。盖阴中见阳,而别有和调之象,是谓阴搏阳别也。"

总之,在临床上,我们遇到这样的脉象,而月经已断,又无其他疾病的表现(如妊娠期恶阻等除外),可以考虑其为妊娠。

【原文】 帝曰:乳子而病热,脉悬小者何如? 岐伯曰:手足温则生,寒则死。帝曰:乳子中风热,喘鸣肩息者,脉何如? 岐伯曰:喘鸣肩息者,脉实大也,缓则生,急则死。(《素问·通评虚实论》)

【提示】 说明婴儿病热和风热喘鸣的切诊及预后。

【讲解】 本节经文以婴儿病热及中风为例,说明婴儿疾病必须注意脉象与症状相结合;同时应注意脉有无胃气,来作为临床诊断上的重要依据。对婴儿诊脉虽有一定的困难,不易辨别其脉象,但若能细心体会脉象,对临床诊断是有一定帮助的。如能配合观察虎口指纹的表现,其意义就更重大。

(一)婴儿病热脉小的诊断

《素问·热论》云:"人之伤于寒也,则为病热。"据此可知所谓病热,是指外感热性病而言。凡病热者,不论年龄大小,其脉象多见浮数、洪大等阳脉,由于病热为阳证,而能见到阳脉,说明机体正气起而抗邪,且势均力敌,足以抗邪,是疾病正常发展的表现,即脉证相等,一般来说,预后是良好的。

今婴儿病热为阳证,而反见脉悬小,说明正气不足以抗病邪,正不胜邪,是疾病异常发展的表现,同时婴儿乃纯阳之体,而患热病阳证,更不应见悬小的阴脉,这是阳证见阴脉,即脉证不符,是预后不良的现象。

脉证 { 阳证得阳脉——脉证相符,预后良好(正能胜邪)
阳证得阴脉——脉证不符,预后不良(正不胜邪)

在这种情况下,我们可根据其他体征来进一步辨证。"手足温则生,寒则死。"张景岳说:"小儿以稚阳之体,而加之病热,脉不当小,若虽小而手足温者,以四肢为诸阳之本,阳犹在也,故生。若四肢寒冷,则邪胜其正,元阳去矣,故死。"

脉悬小 { 手足温——生(正气尚存,阳气犹在)
手足寒——死(邪盛正虚,阳气去而不复)

(二)婴儿中风热,脉实大的诊断

上面讨论了病热脉悬小两种证候的鉴别诊断,假使病风热脉实大,是否亦存在两种相反的证候呢?《内经》在这里举出了婴儿中风热,喘鸣肩息,脉实大来加以说明。

　　婴儿病的风热病,也是急性热病的一种,喘鸣肩息,乃风热之邪内干于肺,这亦是属于阳证,实大之脉是阳脉,本系阳证得阳脉,是脉和证相符的好现象,但是还需要从两个方面来进一步的辨证。

　　"缓则生,急则死。"也就是说,不能简单地说阳证见阳脉属于好现象,应当从脉象之中,进一步辨别有无胃气,才能判断预后好坏。"缓则生",即实大而不太过,大中还有悠扬和缓之象,说明尚有胃气,这是脉证相符,邪不太甚,没有什么危险,故曰:"缓则生。""急则死",即实大而现太过,大中兼有躁疾之象(无和缓),说明脉无胃气,虽似乎脉证相符,但邪之有余,则正不胜敌,病情严重,而且危险,故曰:"急则死。"

　　《素问·评热病论》说:"汗出而脉尚躁盛者死。"亦即此意,所以临床上脉象有无胃气,是判断预后好坏的一个重要标准。

$$
脉实大\begin{cases} 缓——和缓悠扬——生(有胃气) \\ 急——劲而躁疾——死(无胃气) \end{cases}
$$

　　本节经文举出婴儿热病脉悬小,及中风热脉实大的两种情况,用辨证的观念进行分析,以判断其吉凶,说明中医学上的辨证方法,可以运用到各个方面的。这种诊断方法,不仅是适用于小儿,对成人同样可以适用。

【参考资料】

　　张隐庵:"乳子生阳借后天之气也,四肢皆禀气于胃,故阳受气于四肢,是以手足温者,胃气尚盛,故生;寒则胃气已绝,故死。"

　　马莳:"乳子而病热,阳证也,而脉则悬小,是阳证见阴脉也,然手足温和,正气犹存,脉虽悬小特未大耳,故可以得生,否则手足寒而死矣。"

　　张隐庵:"后天所生之宗气,亦不可伤也,宗气者,五脏六腑十二经脉之宗始故曰宗气;肩息者,呼吸摇肩也,风热之邪始伤皮毛,喘鸣肩息者,是风热盛而干肺气、宗气,故脉实大也。"

　　张隐庵:"夫脉之所以和缓者,得阳明之胃气也,急则胃气已绝,故死。"

　　马莳:"乳子中风发热,喘鸣肩息者,阳证也,脉当实大,惟实大中而缓,则邪气渐退,可以得生;若实大中而急,则邪气愈增,其病当死矣。"

第三节　结　语

　　本章先提到"善诊者,察色按脉,先别阴阳,审清浊而知部分……"这是指出

240

我们诊断疾病时,必须很好地运用望、闻、问、切四种诊断方法,来辨别疾病的阴阳表里寒热虚实,然后才能获得正确的诊断,而诊断的关键又是要懂得以常衡变的方法,就是从正常的生理状态,来认识反常的病理状态。五脏虽不可见,但它的功能失常时,却可以反映在外在的体态上(如头、背、腰、膝、筋、骨等)。诊法的主要精神,贯穿了如下三个方面:①四诊合参运用的基本原则。②机体本身的统一和机体与外在自然环境的统一性(即整体观念)。③以常衡变的方法。我们根据《内经》中的诊断方法,把它分成望、闻、问、切四个部分进行归纳。

1. 望诊方面　讨论了望诊的范围:视精明、察五色、视体型、体态活动,其理是:"有诸内者,必形诸外。"

根据色泽浮沉、荣枯,可知疾病的浅深、轻重。如"精明五色、气之华也。"五色之欲与不欲,以及"五色各见其部,察其浮沉,以知浅深,察其泽夭,以观成败……。

面部或局部颜色的特殊表现,又是疾病所在或病因的依据。如"赤色出两颧大如母指……黑色出于庭大如母指……"

2. 闻诊方面　讨论了闻诊的范围是:听喘息(呼吸)、语言、咳声、肠鸣……以及嗅病气及排泄物之气。

根据语言声音的高低清浊或特殊音响,可判断疾病的性质或病灶所在。如"言而微,终日乃复言"与"言语善恶不避亲疏……"等,就是从患者语言声音变化的不同,以了解疾病的性质。本章对闻诊的材料介绍虽不多,但是如能举一反三的领会,在临床应用时即可应对自如。

3. 问诊方面　讨论了问诊的意义:了解疾病的演变情况,生活起居、思想、环境、现在病和既往病等,所有这些,都可能对疾病有很大的影响。

根据患者的喜恶,进行治疗。如"中热消瘅则便寒,寒中之属则便热。"也就是患者之所喜者,喜其所不足也;所恶者,恶其所有余也。

对于由七情、饮食、劳逸所导致的疾病,应掌握患者心理活动的规律——"恶死乐生",当"告之以其败,语之以其善,导之以其所便,开之以其所苦",进行说服教育。通过这些方法达到使之服从治疗的目的。如能细心领会,对我们启发很大。

4. 切诊方面　切诊可以测知患者的气血盛衰、内脏虚实以及邪气强弱情况,从而判断疾病和预后,并决定治疗方针。

1) 脉诊方法:①三部九候;②独取寸口。

2) 脉象的分类:脉象大体可分为三类:①四时和五脏正常的脉象是平脉。②太过或不及和有特殊变化的称为病脉。③没有胃气的脉称为真脏脉(死脉)。

脉的有胃无胃是预后好坏的关键所在。《内经》同时指出,脉与证要相符,形气相得。并强调了诊脉要有安静的环境和认真负责的工作态度。如"诊法常以平旦"与"持脉有道,虚静为保"等。

总之诊法是四诊并重的,但其中望色和切脉较为重要,所谓"能合色脉,可以万全"。但并不等于说闻诊、问诊就不重要了。在临证时,必须从整体出发,不能孤立运用,这一点是应该明确的,否则就不能达到既全面又正确的诊断目的和要求。

242

第七章 论治

第一节 概述

一、论治的意义

本章是摘录《内经》中关于治疗方面的经文编写而成的。"论治"这两个字，不是《内经》的原有篇名，而是根据《内经辑要》的内容所提出的。它的意义，简单地说，便是讨论治疗原则和治疗方法。《内经》作者在治疗方面，提出很多原则性的内容，并在治疗原则的基础上制订了具体措施。这些治疗原则和治疗方法，是根据临床证候，辨证求因，在确定成因的基础上，再进行审因论治而提出的。关于辨证求因方面，在"病能"和"诊法"两章里已经讨论过。本章内容着重讨论"论治"，也就是说，本章是以讨论治疗原则为其中心内容；至于治疗的具体方法则较少。

二、论治的目的和范围

1. 论治的目的　在正常生理情况下，人体阴阳是平衡协调的，即《素问·生气通天论》所说的"阴平阳秘"。假如由于外界因素，而使功能失去平衡，那便是异常，就要发生病变。所谓异常的病变，虽有多种多样，但归纳起来，无非是阴阳的偏盛或偏衰。偏盛偏衰是失去平衡的表现，因而治疗时就必须调节平衡。例如"虚者补之，实者泄之"的治疗原则，就是根据"阴平阳秘"的正常生理，推测到阴阳偏盛偏衰的异常病变。在治疗上，偏盛则宜泻，偏衰则宜补，这个补泻的治疗原则，虽有不同，可是它的最终目的，都是起到一个调节作用，使人体内阴阳达到平衡，所以《素问·至真要大论》说："谨察阴阳所在而调之，以平为期。"

但是，治疗对于人体所起的调节作用，主要还是决定于正气的盛衰，在邪正交争的发病过程中，正能胜邪则病退，正不能胜邪则病进，所以《内经》作者在调节平衡的治疗中，处处照顾正气，维护正气，而不是片面地孤立地治病，因而在治疗原则上,有扶正祛邪治法。

2. 论治的范围

(1) 治疗大法:治疗的目的,是调节平衡。但是调节的方法,根据不同情况,而有不同的方法。总的归纳起来不外正治和反治两大法。

1) 正治法:适用于疾病反映真相的时候,是一般疾病治疗的方法,因为它是逆病象而治的,所以又叫做"逆治法"。

2) 反治法:适用于疾病出现假象的时候,是治疗上的一种变法,因为它是顺从病象(假象)而治的,所以又叫"从治法"。

(2) 治疗步骤:病情有标本轻重的不同,在治疗步骤上,就得有先后缓急的区别。《内经》中关于治疗先后的步骤,是从疾病标本的关系来决定的,其总的精神不外"缓则治其本,急则治其标"。

1) 缓则治其本:是针对一般疾病而言的,有治其本而标自愈的;有先治其本、后治其标的,这种治疗都是从根本着手的疗法,也就是《素问·阴阳应象大论》上所说的"治疗必求于本"的精神。

2) 急则治其标:是在标病特别严重,能影响疾病的整个趋势,甚至有生命的危险时,就必须先治其标。例如《素问·标本病传》中说的"小大不利治其标"等,任何疾病,出现大、小便不利的现象,那就比较危急,无论本病如何,总得先通利其大、小便。

(3) 治疗方法:中医学的治疗方法是丰富多彩的,有药物、针灸、导引、按跷、温熨、汤浴、醪醴、气功等,这些治疗方法在具体应用上虽各有特点,但在治疗原则上却可互相通用。例如《素问·阴阳应象大论》和《素问·五常政大论》所说的针灸治疗大法:"阳病治阴,阴病治阳"和"病在上,取之下,病在下,取之上"等,既适用于针灸疗法,也适用于药物疗法。所以《内经》中虽然针灸疗法所占比重较大,但它的治疗原则,对于临床药物的应用同样也能起到指导作用。

三、论治的理论基础与发展

《内经》作者,一方面总结古人的治疗经验,另一方面根据阴阳五行学说,再结合脏腑经络营卫气血等理论,制订出了很多治疗原则和方法。因此,这些原则和方法是理论与实践相结合的产物,对于后世医学的发展,有着很大启示作用。例如后汉张仲景《伤寒论》中的113方即是根据君臣佐使的配伍原则而制订的。汉以后方剂的范围更加扩大,到北齐徐之才的"七方"、"十剂",以及金元张洁古、李东垣等把药物性能分别归经,都是在《内经》的论治原则基础上充实和发展起来的。因此,中医的治疗和中医理论体系是密切相关的,只有掌握了中医学的基本理论,才能指导临床实践去辨证论治。

第二节 原文讲解

【原文】 谨守病机,各司其属,有者求之,无者求之,盛者责之,虚者责之,必先五胜,疏其血气,令其调达,而致和平。(《素问·至真要大论》)

【提示】 治病必须掌握病机。

【讲解】

(一)探求病因

1.“谨守病机,各司其属” 这两句是治疗前的总要求。本节经文是紧接《素问·至真要大论》中病机十九条之后,因此,这里的所谓“谨守病机”,也就是说在治疗之前,必须小心谨慎的掌握疾病的关键,看它是属于哪一类型。

前面讨论病机十九条时,我们已经认识到,在某些疾病的证候中,有症状相同而病因不同的,如“诸暴强直,皆属于风”,“诸痉项强,皆属于湿”;又有病因相同,而症状不同的,如属火的有五条,属热的有四条。所以对这些不同的和相同的症状,应该严格地加以分析,探求它的病因,才能明确属于哪一类型,进行适当的治疗,这些是治疗中关键所在,有谨守的必要。

症状──→病因──→类型──→治疗

2.“有者求之,无者求之”

(1)有者求之:这是说对于任何疾病所出现的症状,应当根据病机十九条的原则,找出它的病因,看这个疾病符合病机十九条中的哪一条病因,这便叫做“有者求之”。

(2)无者求之:因为病机十九条是一个示范的作用,有它一定的局限性,如果疾病所出现的症状,例如七情则找不出符合病机十九条范围的,那就要从其他方面去探求,这就叫做“无者求之”。

(二)辨别虚实

每一个疾病所出现的症状,是错综复杂的,症状上所表现的虚实,往往不等于实际的虚实,因此,在探求病因的同时,必须辨别疾病的虚实,这是本文“谨守病机”的另一重要环节,也是治疗中必须掌握的关键所在。由于造成虚实的因素很多,在治疗上就各有不同。

(1)实证:盛者责之。

$$实证\begin{cases}由表传里——腑实宜下\\初起即为实证——表实宜汗,里实宜下\\由虚转实——宜下(如中阴溜腑证宜用调胃承气汤)\end{cases}$$

同一实证,成因和症状都有不同,治疗也就不同,并非一律用汗或一律用下,即在同一汗下治法中,亦有轻重缓急的不同。如中阴溜腑证,只宜用调胃承气汤,却不能用大承气汤,这便是"盛者责之"的意义。

(2)虚证:虚者责之。

$$虚证\begin{cases}本质素虚——补正\\因病而虚——去病兼补正\\误治而虚——救误(误汗宜扶阳,误下宜温中)\end{cases}$$

同一虚证,成因亦有不同,就应仔细考虑,如见虚即补,那就不够全面,也失去"虚者责之"的意义。

(三)掌握气候和脏气的常变

1. 五气方面　五气:风(春)、暑(夏)、湿(长夏)、燥(秋)、寒(冬)。

《素问·至真要大论》全篇大都是说气候的常变情况,即所谓主气客气。主气是指气候正常的变化;客气指气候异常的变化,而变化中最主要的是太过和不及。例如夏天酷热为太过,夏天当热反凉为不及。总之,太过或不及都是气候不能按照四时季节的正常规律出现,而能成为致病因素和影响病情发展的因素。因此,在治疗时必须掌握这一点,特别是时令病更须注意。

例如对于因外感发热的患者,在气候干燥和阴雨太过的情况下,治疗的方法就各有不同,前者宜辛凉解表,后者宜芳香化湿,所以掌握气候的常变,在治疗上是非常重要的。

2. 脏气方面　脏气:肝(木)、心(火)、脾(土)、肺(金)、肾(水)。

脏病与脏气之间是相互依存、相互约制的,在治疗中,就得了解哪一脏气太过,相对的哪一脏气受克,治疗才有方向。例如:肝气胜就能克脾(木乘土),症状可表现呕吐、腹泻。病所虽在脾胃,但治疗必求其本,当从肝治,宜以疏肝理脾取法。

从以上情况,可以体会到人体的脏气与四时气候是息息相关的。不病时人体脏气受气候的影响,而成为生理现象;病时人体脏气受气候的影响就成为病理变化,所以必须把两者结合起来,而不能片面地看问题。

本节经文总的精神,是教导我们如何掌握病机。要求:①找出病因;②辨别虚实;③再结合气候和脏气的变化,按照具体情况,选用适当的治疗方法,来疏通脏腑经络的气血,才能达到"令其调达,而致和平"恢复健康的目的。

【原文】 必先岁气,无伐天和,无盛盛,无虚虚,而遗人夭殃,无致邪,无失正,绝人长命。(《素问·五常政大论》

【提示】 治疗必须注意自然气候的变化和证候的虚实。

【讲解】

(一)注意自然气候的变化

"必先岁气,无伐天和。"张景岳说:"五运有纪,六气有序,四时有令,阴阳有节,皆岁气也,人气应之,以生长收藏,即天和也。"吴昆云:"岁气有偏胜,人病因之,用药者必明乎岁气,不得更益其邪,而伐其天和,天和者,天真冲和之气也。"

根据以上两说,可知"岁气"即每年气候的变化,"天和"即自然气候的正常变化。岁气每年都有变迁,每年四季气候的变化,亦各有不同,而人体随时要受到自然气候的影响,所以在治疗用药方面,首先不能与四季气候相反,如春夏一般少用麻黄、桂枝;秋冬少用石膏、知母、芩、连等,这是治疗用药顺应四时气候的变化,以保持人体适应自然气候的功能,即"无伐天和"的意义。不过这只是用药原则,自然气候的变化是错综复杂的,在治疗中,必须根据当时的气候变化的具体情况灵活运用。

(二)辨别证候的虚实

"无盛盛,无虚虚,而遗人夭殃,无致邪,无失正,绝人长命。"疾病的过程,就是邪正交争的过程,病势的进退,就要看邪正的消长情况来决定。前面病能中已经讲过:"邪气盛则实,精气夺则虚。"实即指实证,虚即指虚证。所谓"实证":是邪气虽盛,而正气亦盛,人体的抗病力强,在治疗上当以驱邪为主,不能滥用补药。所谓"虚证":即邪气盛而正气衰,人体的抗病力弱,在治疗上,就应以补正为主,不能滥用泻药治疗。如果用补药治疗实证,便会助长邪气,而使邪气更甚;用泻药来治虚证,进一步耗散正气,而使正气消亡。如此误治,都能使患者有夭折的危险而断绝他的天年,所以古人说:"大实有羸状,误补益疾;至虚有盛候,反泻含冤。"就是指示我们治病,必须诊断明确,辨清虚实,而后根据"无盛盛,无虚虚"、"无致邪、无失正"的原则去治疗。不过在具体临证中,单纯的实证或单纯的虚证是比较容易处理的,但遇到实中有虚、虚中有实,或者虚多实少、虚少实多等,便要更细致地辨证,根据具体情况来灵活运用了。

【原文】 黄帝问曰:医之治病也,一病而治各不同,皆愈何也? 岐伯对曰:地势使然也。故东方之域,天地之所始生也,鱼盐之地,海滨傍水,其民食鱼而嗜咸,皆安其处,美其食,鱼者使人热中,盐者胜血,故其民皆黑色疏理,其病皆为痈疡,其治宜砭石,故砭石者,亦从东方来。

西方者,金玉之域,沙石之处,天地之所收引也,其民陵居而多风,水土刚强,其民不衣而褐荐,其民华食而脂肥,故邪不能伤其形体,其病生于内,其治宜毒药,故毒药者,亦从西方来。

北方者,天地所闭藏之域也,其地高陵居,风寒冰冽,其民乐野处而乳食,脏寒生满病,其治宜灸焫,故灸焫者,亦从北方来。

南方者,天地所长养,阳之所盛处也,其地下,水土弱,雾露之所聚也,其民嗜酸而食胕,故其民皆致理而赤色,其病挛痹,其治宜微针,故九针者,亦从南方来。

中央者,其地平以湿,天地所以生万物也众,其民食杂而不劳,故其病多痿厥寒热,其治宜导引按跷,故导引按跷者,亦从中央出也。

故圣人杂合以治,各得其所宜,故治所以异而病皆愈者,得病之情,知治之大体也。(《素问·异法方宜论》)

【提示】 论治疗疾病,应注意地区和患者职业及生活习惯的不同。

【讲解】

（一）五方气候的不同

疾病的产生,其原因是多方面的。气候的影响是主要因素之一。如四季气候的不同变化,对自然界万物都有影响,人当然也会受其影响,而发生各种不同的病变。本节所谈的五方地区,在不同地区的领域里,相互对比,也有着不同的气候。"东方之域,天地之所始生也","始生"二字系生发之气,象征春日温和的气候。西方,"天地之所收引也",这是说象征秋令肃杀气候多凉的意思。北方,"天地所闭藏之域也","闭藏"代表冬令,也就是说北方气候多寒,所以接下去又有"风寒冰冽"。南方,"天地所长养,阳之所盛处也","长养"是代表夏令,"阳"字在这里有"火"与"热"的意思,因南方生热,热生火,火为阳,南方的气候,象征着夏令,是一个热盛的地方。中央,"其地平以湿",意思是气候比较潮湿。以上是说明了五方不同的气候。

（二）五方的饮食居住和生活习惯

五方的人们发生不同疾病的第二原因,便是由于生活习惯和饮食居住的不同,东方是出产鱼盐的地方,居住的场所大都邻近海边,由于客观的条件,平日多吃鱼类食物,并喜爱味咸。西方多山,大都居住在山区高地,由于山地少谷食而多畜牧,故在衣食方面,多食肉衣毛。北方亦多山,民喜食乳。南方地区比较低洼,故水土柔弱,常多雾露之气,平素多食酸性食物,因天气炎热,不免有欠新鲜的东西。中央地势平坦,物产丰富,生活亦比较舒适,故平时的生活,少劳动而能吃较多种的食物。这是五方居民生活习惯和饮食居处的不同点。

(三)五方与发病的关系及治疗方法

由于五方地区的不同,因此,不论在气候上、生活起居和风俗习惯上都有差别,这个气候和周围环境是客观形成的条件,因而在疾病的发生上,也就不同:东方之民,多病痈疡;西方之民,病生于内,这个"内"意味着饮食劳倦、情志抑郁之类的内伤病;北方之民,多病脏寒胀满;南方之民,多病挛痹;中央之民,多病痿厥寒热。以上这些病况,并不是绝对的。总之,五方的居民就疾病的发病率来讲,是有所不同的,其和气候、饮食、风俗习惯有关系。例如其中最明显的,北方的脏寒虽没有指出是哪一脏,但根据内外因素来说肺脾首当其冲,因形寒饮冷,皆能伤肺而寒饮入胃,能生内湿,湿困脾胃,且胃与脾相表里,肺脾病都有产生胀满的可能,在病能章《灵枢·胀论》中已经说明这一问题。又如南方病挛痹,病挛则与嗜酸有关,病痹则与居地有关,因其地下,复有雾露,无疑其地多湿,湿气内侵是很容易发生痹证的。至于治疗的方法:东方宜砭石;西方宜毒药;北方宜灸焫;南方宜九针;中央宜导引、按跷。这是根据不同病情而制定的,所谓"圣人杂合以治,各得其所宜"。

【原文】 故邪风之至,疾如风雨,故善治者治皮毛,其次治肌肤,其次治筋脉,其次治六腑,其次治五脏。治五脏者,半死半生也。(《素问·阴阳应象大论》)

【提示】 外感病必须早期治疗。

【讲解】 本节经文所提示的治疗外感病的原则,是根据外感病的发展过程提出的,现在根据原文内容,分以下几点来讨论。

(一)外感病的发病过程

"邪风之至,疾如风雨。"邪风是指六淫中的致病因子之一,而"风为百病之长"有"善行而数变"的特点。所以本文说:"邪风之至,疾如风雨",这是说它侵袭到人体后传变最快,它的发展过程是:邪风→皮毛→肌肤→筋脉→六腑→五脏。

(二)早期治疗的意义

古人在认识到外感病发展过程的基础上,掌握了早期治疗这一原则。它的意义,就是迎头施治,截断疾病向纵深发展的途径,也就是说打破病理发展的连锁性,防止疾病的传变,以免造成危险的后果。所谓"半死半生",张景岳说得好:"上工救其萌芽,下工救已成,救其已成者,用力多,而成功少,吉凶各半矣。"

(三)后世医学的发展

1. 仲景《伤寒论》认为伤寒的传变规律 表→里,三阳→三阴(六经传变)。

2. 温病学说

(1)叶天士认为温热病的传变规律是:卫→气→营→血。

(2)吴鞠通认为温热病的传变规律是:上焦→中焦→下焦。

以上这些学说的产生,都是在《内经》关于外感病"由表及里"和"由浅入深"的理论基础之上发展起来的。

【参考资料】

《素问·缪刺论》:"夫邪之客于形也,必先舍于皮毛,留而不去,入舍于孙脉,留而不去,入舍于络脉,留而不去,入舍于经脉,内连五脏,散于肠胃,阴阳俱感,五脏乃伤,此邪之从皮毛而入,极于五脏之次也。"

叶天士:"卫之后方言气,营之后方言血,在卫,汗之可也,到气才可清气也。"

吴鞠通:"凡病温者,始于手太阴。"

【原文】 帝曰:夫病之始生也,极微极精,必先入结于皮肤。今良工皆称曰:病成名曰逆,则针石不能治,良药不能及也。今良工皆得其法,守其数,亲戚兄弟远近音声日闻于耳,五色日见于目,而病不愈者,亦何暇不早乎?岐伯曰:病为本,工为标,标本不得,邪气不服,此之谓也。(《素问·汤液醪醴论》)

【提示】 医生必须取得患者的密切合作,才能做到早期治疗。

【讲解】

(一)不能早期治疗的原因

疾病应该早期治疗。疾病初起,病邪轻微而单纯,这个时候,病邪浅,正气盛,医治是比较容易的,假如等到病至严重阶段才治疗,那病邪已深,正气已亏,就将要发生危险了。

可是良医每每说,疾病已经生成了,属于逆证,用针灸治疗效果不好,运用适当的药物治疗,也不能到达病所,认为这些病无法救治。既然是一个良医,就应当注重早期治疗,掌握治疗法则,并遵循着一定的常规去处理,加之这些患者又是他们的亲戚兄弟,关系密切,天天能够听到患者的声音,看到患者的颜色,这更增加了早期诊断和早期治疗的方便,是应该可以及时治疗的,可是对这些患者却不能早期治疗。不难想象这里面一定有某些原因形成了早期治疗的障碍,才会有这样的结果,那便是下文所讲的患者不与医生合作造成的。

(二) 医生必须取得患者的合作

在治疗过程中,医生与患者一定要密切合作,一方面医生要能体贴患者的痛苦,认真负责地进行治疗;另一方面患者还要能够准确地向医生反映病情,遵守医嘱,才能使疾病得到及时治疗。医生与患者虽然是对等的,但是毕竟患者是本,医生是标,如果患者不能与医生合作,纵有良医进行早期治疗,在治疗中由于不能密切配合,就可能导致疾病不能痊愈。故《素问·五脏别论》说:"拘于鬼神者不可与言至德,恶于针石者,不可与言至巧,病不许治者,病必不治,治之无功矣。"也就是说患者能够与医生合作是早期治疗的重要条件。

【原文】 故曰:病之始起也,可刺而已;其盛,可待衰而已。故因其轻而扬之,因其重而减之,因其衰而彰之。形不足者,温之以气;精不足者,补之以味。其高者,因而越之;其下者,引而竭之;中满者,泻之于内;其有邪者,渍形以为汗;其在皮者,汗而发之;其慓悍者,按而收之;其实者,散而写之。审其阴阳,以别柔刚,阳病治阴,阴病治阳,定其血气,各守其乡,血实宜决之,气虚宜掣引之。(《素问·阴阳应象大论》)

【提示】 观察疾病的发展趋向,以决定治法。

【讲解】 本节具体介绍了许多治病原则和方法,首先提出疾病初起,可用刺法治愈,在病势正盛的时候,以待其稍衰而刺之,至于怎样运用这些治病法则,现在作以下两方面来讨论。

(一) 虚实的分类

根据经文意义分析,归纳如下:

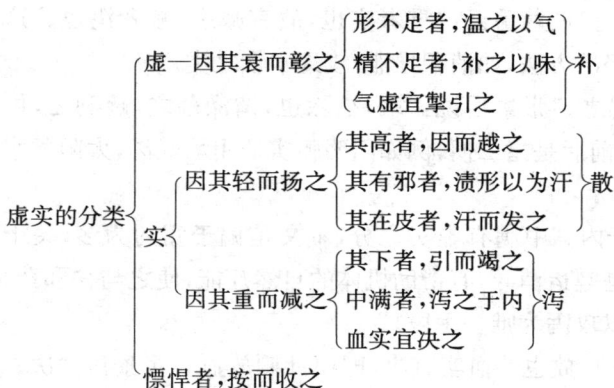

1. 虚的方面 "因其衰而彰之。"张景岳说:"衰者,气血衰虚,故宜彰之。彰者,补之益之,使气血复彰也。"

（1）"形不足者，温之以气。"张景岳说："形不足者，阳之衰也，非气不足以达表而温之。"《素问·阴阳应象大论》："气厚者为阳……厚则发热。"形不足的，即为阳气衰弱，当以气厚之药温补阳气为治，如参芪膏，可用于补益中气，桂附可用于温养元阳。

（2）"精不足者，补之以味。"张景岳："精不足，阴之衰也，非味不足以实中而补之。"阴气衰弱，当以滋补阴分，从饮食或药物中，选用血肉有情之品；在饮食中，选择味厚的，如海参、淡菜之属。在药物中选择味厚、胶质之类，如龟甲胶、鳖甲胶、阿胶、龟鹿二仙胶等。

（3）"气虚宜掣引之。"李念莪说："……提其上升，如手掣物也。"气虚治法，当以升举中气，如升阳汤，补中益气汤之类，大脱血后应该益气，如独参汤之类。

2. 实的方面　"其实者，散而泄之。"张隐庵："阳实者宜散之，阴实者宜泄之。"此言病之有表里阴阳，而治亦各有其法。所谓"散"，是对在上在表的证候而言；"泻"是对在下在里的证候而言。

（1）"因其轻而扬之。"张景岳云："轻者浮于表，故宜扬之，扬者，散也。"这是说病在初期，病势轻浅，邪尚在表，应以疏散的方法去治疗。

1）"其高者，因而越之。"张景岳云："越者，发扬也，谓升散之，涌吐之，可以治其上之表里也。"例如实热风痰，壅遏上焦，用瓜蒂散以涌吐之。

2）"其有邪者，渍形以为汗。"用温清法或熏法以取汗，如麻疹不透用芫荽煎汤擦肤，取汗透疹。

3）"其在皮者，汗而发之。"外感初期，病邪轻浅，仅在皮毛，只需轻宣疏解，如发汗解肌，微辛清解之类。

（2）"因其重而减之。"张景岳云："重者实也，故宜减之，减者泻也。"这是说病势重实的，用逐步减轻的方法，如消积导滞，攻逐水饮之类。

1）"其下者，引而竭之。"张景岳说："竭，祛除也，谓涤荡之，疏利之，可以治其下之前后也。"这里的前后是指二便，例如阳明腑实证用承气汤，太阳蓄水证用五苓散之类。

2）"中满者，泻之于内。"中满有虚实之分，本文是偏于实的为多，关于"泻"字的意义，秦伯未说："是健运消导，有帮助机体的自然疗能，使之与祛邪药物，协同起来消除病邪，并不以攻泻为唯一手段。"

3）"血实宜决之。"决，放也。血实宜决，即用针刺放血。张景岳："决。谓泄去其血，如决血之义。"血实治法，包括两方面：一是用针刺以泻其血，如《内经》所说："蓄则肿痛，砭射之也。"二是用逐瘀的方法，如活血、通经、散瘀、消瘀等治疗血瘀。但本文的重点，仍是指的针刺。

（3）"其慓悍者,按而收之。""慓悍"：喻其猛急。薛生白："此兼表里而言,按得其状,则可收而制之矣。"

如来势甚急之惊风,可以按摩而制之。盛怒伤肝用白芍收敛,使肝归于平静。大汗、泄泻等来势亦急,用药固表敛汗涩肠等治法,均有"按而收之"之意。

（二）治疗原则和要求

1．"审其阴阳,以别柔刚。"疾病的变化,是非常复杂的,但终不出阴阳这一范围,所以临床上应分清疾病的性质是属阴,还是属阳,然后分别药物的气味,或用柔药,或用刚药治疗。

2．"阳病治阴,阴病治阳。"张景岳："阳胜者,阴必病,阴胜者,阳必病。"故《素问·至真要大论》云："诸寒之而热者取之阴,热之而寒者取之阳。"王冰注："壮水之主,以制阳光,益火之源,以消阴翳。"以上这些都是阳病治阴,阴病治阳的道理。

（三）"定其气血,各守其乡"

审察病在气分或在血分,分别给予治疗,不可紊乱,防其血病再伤其气,气病复伤其血,只要掌握这些治疗原则,就不难随机应变。

【原文】 寒者热之,热者寒之,微者逆之,甚者从之,坚者削之,客者除之,劳者温之,结者散之,留者攻之,燥者濡之,急者缓之,散者收之,损者温之,逸者行之,惊者平之,上之下之,摩之浴之,薄之劫之,开之发之,适事为故。（《素问·至真要大论》）

【提示】 论正治原则和治法。

【讲解】

（一）寒热两大病证的论治

寒热是一切病证中最主要的两大类型,本文为了说明如何掌握以辨证到论治的原则,首先提出寒热两大病型来进行分析,然后再讨论一般病证的正治法。

1．"寒者热之,热者寒之" "寒者"、"热者"系指证候之属性而言。"热之"、"寒之"系指治疗原则而言。药物本为补偏救弊,但同一热证,或同一寒证,在辨证上,应分辨表里虚实之不同,分别进行治疗,例如：

$$
\text{正治}\begin{cases}
\text{寒者}\begin{cases}
\text{表寒——辛温解表——麻黄汤}\\
\text{里寒——辛热温里——四逆汤}
\end{cases}\text{热之}\\
\text{热者}\begin{cases}
\text{表热——辛凉解表——银翘散}\\
\text{里热——苦寒攻里——承气汤}
\end{cases}\text{寒之}
\end{cases}
$$

2."微者逆之,甚者从之" 这是根据疾病的本质和现象的异同情况来决定治法的,也就是说病势有轻重的不同,在治法上亦有逆从的区别。

微者——病情正常发展 ｛病势较轻 症状单纯 反映真象｝逆之 ——药性与病象相反, 逆病象而治——治其真相(正治)

甚者——病情异常发展 (本质与现象不一致) ｛病势较重 症状复杂 出现假象｝从之 ——药性与病之假象相同, 顺病象而治——不治假象, 但治本质(反治)

寒热病型 ｛真寒真热——微者逆之——寒者热之,热者寒之(正治) 真寒假热 真热假寒｝甚者从之——以寒治寒,以热治热(反治)

由此可见,在寒热两大疾病类型中,有真寒真热(微者)和真寒假热、真热假寒(甚者)的不同,在治法上就有逆之和从之的区别,把它推广到其他证型,也都应该依照这个原则去分别论治。

(二) 一般的证型及治法(表7-1)

表7-1 各种证型的具体治疗方法

病型	病　例	治法	方　剂	备　考
坚	指腹内坚硬有形一类病证,如癥瘕、痃癖等等	削之	用克伐推荡,如鳖甲煎丸之类	包括敷贴法
客	指时邪侵袭一类病证,如风寒、风热、风湿等	除之	用发汗轻宣祛湿药,如麻黄汤、银翘散、麻杏苡甘汤之类	包括其他发汗剂
劳	指疲劳过度的现象,如头晕、四肢倦怠等	温之	用温养增强体力药,多与补剂相结合,如四君子汤、归脾汤、人参养荣汤等	
结	指邪气、痰浊郁结,包括部分外症,如结胸、流注等	散之	用消散药,如陷胸汤、指迷茯苓丸之类	包括敷贴法
留	指脏腑积滞不能排出,如停饮、停食、蓄水、妇科经闭等	攻之	用攻逐泻下药,如十枣汤、大承气汤、桃核承气汤、抵当汤之类	
燥	指体内津液缺乏,如口渴,皮肤皲裂,大便困难等	濡之	用滋润药,如琼玉膏、增液承气之类	
急	指一般拘急强直症状,如口噤项强、手足拘挛等	缓之	用舒展缓和药,如芍药甘草汤、木瓜汤之类	

病型	病 例	治法	方 剂	备 考
散	指耗散不能约束的病证,如盗汗、滑精等	收之	用收敛固涩药,如牡蛎散、金锁固精丸之类	
损	指一般亏损虚弱证,如阴虚、阳虚、中气不足等	益之	用滋补强壮药,如八味丸、六味丸、补中益气汤之类	
逸	指运动障碍现象,如瘫痪、痿痹等	行之	用行经活络药,如小活络丹、疏风活血汤之类	包括推拿按摩等外治法
惊	指一般不安定现象,如心悸、失眠、小儿惊风、抽搐等	平之	用镇静药,如朱砂安神丸、抱龙丸之类	

另"坚者削之,客者除之……惊者平之",这是指出各种病型,并列举治疗法则,亦是属于正治法一类的。

(三)治法必须适合病情

"上之下之,摩之浴之,薄之劫之,开之发之,适事如故。"这是综合说明治疗方法是多方面的,如病在上的用吐法,病在下的用泻法。其他的用按摩法或用汤浴法,或内迫之而去其病,或劫截其发作,或用开导,或用发泄等法,都要根据病情来决定。总的要求是要适合病情,所以说:"适事如故。"

以上所举寒热两大病证和其他一些病证的治法,都是适合于病势,正常情况下的正治法。如果病到严重阶段,出现假象时,那就不能使用。所以本文先提到"微者逆之,甚者从之"的区别,最后又指出"适事为故",也就是说适合正治标准的,才能用这些治法;不适合的,便不能使用。

【原文】 帝曰:何谓逆从?岐伯曰:逆者正治,从者反治,从少从多,观其事也。帝曰:反治何谓?岐伯曰:热因寒用,寒因热用,塞因塞用,通因通用,必伏其所主,而先其所因,其始则同,其终则异,可使破积,可使溃坚,可使气和,可使必已。(《素问·至真要大论》)

【提示】 论反治和正治的运用。

(一)"逆者正治,从者反治"

本节经文,是承接上一条经文进一步说明正治法和反治法的原理和运用,以及举例说明几种反治法。

1. 正治法 正治法又叫逆治法,它是根据"微者逆之"的原则制定的,所以说:"逆者正治",它是治疗中的一种常法,如"寒者热之,热者寒之"、"虚者补之,实者泄之",都属于这一范围。

2. 反治法 反治法又叫从治法,它是根据"甚者从之"的原则制定的,所以

255

说:"从者反治",它是在不适于正治法时采取的一种变法。例如本文中所说的"热因寒用,寒因热用,塞因塞用,通因通用"等都属于这一范围。

这两大治疗原则的应用标准,是证候有无假象的出现。无假象的证候,宜正治法;有假象的证候,就要采取反治法。这两大原则的具体措施虽有不同,而调节功能平衡的目的是一致的,同是针对疾病之本质而治疗的两大法。

(二)"从少从多,观其事也"

在临床实践中,所出现的证候,每每寒热错杂,虚实相兼,纯热纯寒,纯虚纯实的病例较少。因而在治疗时,常常寒热并因,攻补兼施。关于正治反治两大法,是医者在临床上必须掌握的环节。但在具体运用时,还要根据病证实际情况而增减药味和它的剂量。同时,反佐药的多少,也必须视具体情况而定,这便是"从少从多,观其事也"的实际意义。

反治治则

(1)"热因寒用":是热药因寒证而用,反治法则应作"热因热用"。也就是"以热治热"的意思,适用于真寒假热证。例如《伤寒论》317条:"少阴病,下利清谷,里寒外热,手足厥逆,脉微欲绝,身反不恶寒,其人面色赤……通脉四逆汤主之。"下利清谷、手足厥逆、脉微欲绝等,均为里真寒之象,身反不恶寒,其人面色赤为外假热之候。"外热"为阴盛格阳,这种真寒假热用通脉四逆汤去治疗,便是以热治热的反治法。

(2)"寒因热用":是寒药因热证而用,反治法则应作"寒因寒用",也就是"以寒治寒"的意思,适用于真热假寒证。例如:《伤寒论》350条:"伤寒滑而厥者,里有热,白虎汤主之"。滑者,动数流利,属阳,此为伤寒郁热之邪在里,阳气不得畅达于四肢而厥。即所谓"热深厥亦深"的证候,这种真热假寒,用白虎汤去治疗,便是以寒治寒的反治法。

(3)"塞因塞用":是用治塞的方法治疗塞证,前一个"塞"字指有胀满现象,后一个"塞"字指治法,即补的方法。"塞"为壅滞阻塞的现象,但有虚实之分。张景岳说:"凡有邪、有滞、有胀、有痛、为实;无物、无滞、无胀、无痛、为虚。"这里所说的邪、滞、胀、痛都要联系起来看,不能单凭哪一项便决定虚实。在治法上实者宜泻,虚者宜补。例如:

塞(腹胀) { 实——阳明腑证,肠有燥屎——实物壅滞——承气汤(正治)
           虚——脾阳不运,腹胀便溏——功能衰弱——理中汤(反治)

本文所谓"塞",是属于虚的范畴,治法应以"塞"的方法(温补)去治疗。

(4)"通因通用":是用通利的方法治疗通证,前面的"通"字指病证,即是有下利的现象，后面的"通"字指治法，即通利的方法。张景岳："大热内蓄或大寒内凝，积聚留滞；泻利不止，寒滞以热下之，热滞者以寒下之，此通因通用之法也。"例如：《伤寒论》321条："少阴病，自利清水，色纯青，心下必痛，口干燥者可下之，宜大承气汤。"此为少阴病热与阳明合病，热结旁流，用急下存阴的方法。

又如347条："下利谵语者，有燥屎也，宜小承气汤。"这里的下利也是热结旁流，两条都是属于通因通用的反治法。

如果把"通法"的范围扩大，不一定用承气才算是通法，其他如伤食泄泻用山楂、神曲、平胃散、保和丸之属，因积滞而下利后重的用芍药汤、木香槟榔丸之类，都可归于"通因通用"的范畴。

（5）反佐法：反佐法主要起诱导作用，是以制止疾病的假象对药物发生格拒的治疗方法，在运用上可分为以下两种：

1）方剂组成中的药物反佐法：例如白通加猪胆汁汤，方中有温热之姜附，佐以少许的苦寒胆汁。

2）服药法中的反佐法：例如《素问·五常政大论》所说的："以热治寒，温而行之，以寒治热，凉而行之。"又如李东垣所说的："姜附寒饮，承气热服。"这都是服药法中起诱导作用的反佐法。

（6）"必伏其所主，而先其所因，其始则同，其终则异。"这是总结上文说明反治法的主要关键，是要制伏它的主要症状，首先要找出它的致病因素，才能辨别征象的真假，不被假象所迷惑，用反治的方法去治疗疾病的本质。在治疗过程中，开始时药性与疾病的症状似乎相同，但到最后，假象消失，真相显露的时候，证情和药性就不同了。通过这些反治法的治疗，最后所收到的效果是：通法可以破除积滞，消散坚结，塞法可以增强内脏功能活动，寒因热用、热因寒用的方法，可使紊乱的气机调和，保持平衡，从而达到治疗疾病，恢复健康的目的。

【原文】 帝曰：论言治寒以热，治热以寒，而方士不能废绳墨而更其道也。有病热者，寒之而热，有病寒者，热之而寒，二者皆在，新病复起，奈何治？岐伯曰：诸寒之而热者取之阴，热之而寒者取之阳，所谓求其属也。（《素问·至真要大论》）

【提示】 承上文引申另一种反治法。

【讲解】

（一）治疗不能知常达变的后果

1."治寒以热，治热以寒，而方士不能废绳墨而更其道也。"这是说一般医生,只知墨守成规,仅能治一般按正常情况发展的疾病,遇到异常的病,却不能从常达变,进行治疗。

2. "有病热者,寒之而热……奈何治?"这是反问语气,说明有些寒热证,在某种情况下用正治法,不但不效,反而发生其他的病变,怎么办?

(二) 知常达变的治法

1. "诸寒之而热者取之阴" 例如:阴虚→阳亢证——症状见目赤头痛耳鸣——肝火上炎。

治以常法:苦寒泻火——龙胆泻肝汤(正治)。

治疗结果:寒之而热。

变法:壮水治火(补阴配阳)——六味地黄丸(反治)。

理由:非火之有余,乃真阴之不足,阴不涵阳而致虚火上亢。真阴不足是起病之源,故宜滋阴,曰"取之阴"。

2. "热之而寒者取之阳" 例如:阳虚→阴盛证——症状见畏寒肢冷水肿——肾阳不足而生内寒。

治以常法:辛热破阴——四逆汤(正治)。

治疗结果:热之而寒。

变法:益火之源,以消阴翳(补水中之火)——桂附八味丸(反治)。

理由:非寒之有余,乃其阳之不足。

所谓诸寒之而热,热之而寒者,是不知知常达变而误治的后果,我们必须从此吸取教训,初诊时就应当正确诊断,从常达变地进行辨证论治,不能以药试病,待误诊以后,才改变治法。

(三) 所谓求其属也

这是总结上文两个反治法的语气,"属"字含有从治疗疾病属性(本质)出发的意义在内,应回顾病机十九条后面的"各司其属"来理解,所以李念莪说:"求其属者,求其本也。"本文的"取之阴,取之阳",在治疗方法上与前面反治法的意义基本相同,但在药理作用上,还是有区别的。本节的意义是:阴虚导致阳亢,便当滋阴潜阳;如系阳虚导致阴盛,便当益火消阴。所以说本节的治法,也是属反治法范畴。

【原文】 气反者,病在上,取之下;病在下,取之上;病在中,傍取之。治热以寒,温而行之;治寒以热,凉而行之;治温以清,冷而行之;治清以温,热而行之。故消之削之,吐之下之,补之泻之,久新同法。(《素问·五常政大论》)

【提示】 气反病变的治疗原则和服药方法。

【讲解】

（一）"气反"的意义

"气"指病气，即病理变化，"反"是相反的意思，"气反"犹言内在的病理变化与表现的症状不一致。所以张景岳说："气反者，本在此，而标在彼也。"这是说病有标本。"本"是疾病的原发部位，"标"是病理变化所能影响到的部位，病的本在这里，病的标在那里，就是说疾病的原发部位和病理变化影响到的部位是相反的，这就叫做"气反"。那么为什么会有"气反"呢？因为人体部位虽有上下左右内外的不同，但在生理功能上有着各方面的相互联系，即经络与经络的关系，脏气与脏气的关系，经络与脏气之间的关系，所以当发生疾病时，它的病理变化，就有可能由疾病的原发部位，影响到与它相反的一面，即病之本在上，而标在下；本在内，而标在外；本在左，而标在右等。古人根据人体在病理变化上的这一特点，认为对于这种"气反"病变，不是一般常法，即病在哪里就治哪里的办法所能治愈的，必须采取从疾病相反的部位去施治，所以张景岳又说："其病既反，其治亦宜反"，就是这个意思。

（二）"气反"的治疗原则

1. **"病在上，取之下"** 这是说病在上部的，治疗其下部。例如肝肾阴亏，虚阳上扰的头痛，病虽在上部，却不是一般常法专治头部所能治疗的，必须治疗下部，用滋阴潜阳法，才能奏效。又如阴虚阳亢的吐血病，在暴吐不止时用醋或小便浸脚，往往可以立止。

2. **"病在下，取之上"** 这是说病在下部的，治疗其上部。例如由于肺气不宣而引起的小便不利，病虽属于下焦，如单从通利膀胱去治疗是不行的，必须开提肺气，小便自然通畅。又如脱肛灸百会穴等都是古人对于"病在下，取之上"理论的实践。

本节的"病在上，取之下；病在下，取之上"和《素问·阴阳应象大论》所说的"其高者，因而越之；其下者，引而竭之"不同。那是按疾病所在部位，因势利导的方法，这是从疾病原发部位相反的方面影响其的变法。

3. **"病在中，傍取之"** 王冰注："傍取谓气并于左，则药熨其右，气并于右则熨其左以和之。"这就是说不在发病的部位取穴，例如，胃脘痛针足阳明经之"梁门"、"足三里"。马玄台："盖在于中，而经络行于左右，则或灸、或刺、或熨、或按，皆当取之于傍也。"人体的内外左右都是相连的，在治疗上，即"病在中，傍取之"特别是针灸疗法，每每要"从阴引阳，从阳引阴，以左治右，以右治左"（《素问·阴阳应象大论》）。从本节关于"气反"病变的治疗原则看来，正足以说明中医学整体观念的特点。

259

（三）服药方法

《内经》作者，对治疗法则除了在用药上指出了正治和反治的方法外，对药物的服法，亦有反佐和正治的不同，从而来提高治疗的效果。如原文说："治热以寒，温而行之，治寒以热，凉而行之。"这是说明服药的反佐法；"治温以清，冷而行之，治清以温，热而行之。"这是说明服药的正治法。

第一种所讲的，治热病用寒药，要用温服的方法；治寒病用热药，要用凉服的方法。这是病至严重时的一种特殊服药方法（和前面反佐法适用的范围相同），因为寒和热是两种相反的性能，当病情严重出现真热假寒或真寒假热时，以寒治热，以热治寒，病气就会和药性格拒，发生呕吐，而使药不能受。为了避免这种格拒现象的发生，就采取了热药凉服和寒药热服的方法，来诱导它的假寒假热，以缓和病气对药性的格拒。例如李东垣说："姜附寒饮"和"承气热服"的方法，就是指这种特殊的服药方法，亦即《素问·至真要大论》中所说"热因寒用，寒因热用"的从治法，是属于反治法中的服药法，并非说一切热病用寒药就要温服，或一切寒病用热药都要凉服。

第二种是一般常用的服药方法，即治温病用清凉药，要用凉服法，以增强凉性药的性能；治寒凉病，用温药要用热服法，以增强温性药的性能。这样可加速治疗的效果，这是逆治的方法，属于正治法范围，也是常用的服药方法。

（四）一般疾病的治法

这里的消、削、吐、下、补、泻等治法是治疗一般疾病的常法，新病固可适用，久病亦可适用，只是在具体运用中，都应掌握"辨证论治"的原则，根据证候不同的情况，按缓急先后来选择应用。例如久病一般多虚，如有实证的存在，亦可使用下法或泻法；新病一般多实，如有虚象的存在，亦应"扶正祛邪"。只有本着辨证论治的原则，分别先后缓急来灵活运用，才能恰合病机，绝不能先具成见，以病之久新而印定眼目。

【原文】 故善用针者，从阴引阳，从阳引阴，以右治左，以左治右，以我知彼，以表知里，以观过与不及之理，见微得过，用之不殆。（《素问·阴阳应象大论》）

【提示】 针法的治疗原则和早期诊断与早期治疗的重要性。

【讲解】

（一）针法的治疗原则

什么叫做"从阴引阳，从阳引阴"呢？人体阴阳一般是平衡的，有了一方面的偏盛偏衰，就要影响另一方面的协调而产生病变。所以《素问·阴阳应象大论》说："阴盛则阳病，阳盛则阴病。"就是说明阴阳是相互影响的，因此在针法治疗时，首先必须辨别疾病属阴属阳。病在阳的，就从阴来诱导它；病在阴的，

260

就要从阳来诱导它。在具体应用上,往往有的病在左侧,取右侧的穴位来治疗;病在右侧,取左侧的穴位来治疗。例如口眼歪斜和半身不遂,每每要先针健侧,后针病侧,或者单纯只针健侧,这比单针病侧的效果更速;在左右与阴阳的配合上,则左为阳,右为阴。"以右治左,以左治右",是因为经脉有左右交叉的关系,也说明了人体内阴阳是相互影响的整体,推而广之,"病在上,取之下;病在下,取之上;病在中,傍取之"(《素问·五常政大论》),也是讲的这个道理。

(二)在早期诊断的基础上早期治疗

1. "过与不及" "过"是太过,"不及"是不足,也就是指邪正虚实。疾病的早期治疗是必要的,但早期治疗,又必须在早期诊断的基础上进行,所以医者首先应掌握"以我知彼"这一点。"我"就是医生自己,"彼"是患者,这就是以正常的人来衡量不正常的人,亦即《内经》"揆度奇恒"和"以不病人调病人"的道理;通过这一番的衡量对比,再从病人的外表观察他的异常,因为疾病是"有诸内,必形诸外"的,所以观察外表的异常,即能推测患者内部的病变,同时再分析它邪正虚实的病情,这便能够得出一个正确的诊断。

2. "见微得过" "微"是不明显的现象,"过"是指一切疾病。"见微得过",是说在疾病初起,症状不明显,便能知道病变的所在。正如张志聪所说:"见病之微萌,而得其过之所在。"治疗疾病,如能这样早期正确诊断,再根据调节阴阳的法则,选择适当的穴位,来及时针刺,使患者的阴阳达到平衡,病就可以早愈,而不致发展到危险的地步,这便是早期治疗的重要意义。

本节虽然是说针刺疗法,可是它的原理和法则,对其他各种疗法,都有所启发,而能得到广泛的应用,于是可见《内经》理论的价值了。

【原文】 病之中外何如?岐伯曰:从内之外者调其内;从外之内者治其外;从内之外而盛于外者,先调其内而后治其外;从外之内而盛于内者,先治其外,而后调其内;中外不相及,则治主病。(《素问·至真要大论》)

【提示】 说明治病必求于本,并掌握先后缓急的原则。

【讲解】

(一)治病求因

人体内部的病,可以影响外部,外部的疾病,也可以影响内部。在疾病的过程中,病情的变化是相当复杂的。但是在治疗上却不能因它复杂而采取见病治病,也就是头痛医头、脚痛医脚的方法,必须探求病因,从根本着手,即所谓"治病必求于本。"

1. 本文所说"从内之外者调其内",就是由于内部的病因,影响到外部发生

261

病变,内因是疾病的根源,内部是本,外部是标,只要治疗内部的原因,外部因受内因影响所发生的病变也就好了。例如:《伤寒论》阳明病篇261条:"伤寒身黄发热,栀子柏皮汤主之。"本证的病因,是内部湿热熏蒸,外部出现身黄发热,这是内部病因,影响外部的结果,内部湿热是本,外部身黄发热是标。所以应该用栀子柏皮汤清利内部的湿热。

2. 至于"从外之内治其外",就是外部的原因,影响到内部发生病变。外因是病之本,内部影响是病之标,只须治疗外部,内部的病变也就好了。例如:《伤寒论》阳明病篇235条:"阳明病,脉浮无汗而喘者,发汗则愈,宜麻黄汤。"本证是太阳表邪未解,转属阳明里证,即是"从外之内"的证候,首句"阳明病"三字,已包括着"胃家实"的里证,但仍脉浮无汗而喘,是表证未解,所以表邪为病之本。"阳明病"是病之标,用麻黄汤发汗解表,正是治本的办法。

(二)治分先后缓急

张隐庵说:"从内之外而盛于外者,此内因之病发于外,而与外邪相合,故盛于外也,是当先调其内,而后治其外邪;从外之内而盛于内者,此外因之邪及于内,而与内病相合,故盛于内也,又当先治其外邪,而后调其内病。"这是关于内部疾病和外部疾病的相互关系而分别先后缓急的治法。

1. "从内之外而盛于外者" 是病由内因而起发展到了外部,恰遇外邪侵入,成了内外合邪的局面,在症状上似乎外部的病较重,其实内因是病之本,外因是病之标,虽然是标病重于本病,但治疗还要先从内因的本病来治疗,然后治外因的标病。例如:《伤寒论》372条:"下利腹胀满,身体疼痛者,先温其里,乃攻其表。温里宜四逆汤,攻表宜桂枝汤。"脾脏虚寒是内因,所以有"下利腹胀满";又因兼感表邪,所以"身体疼痛";里证是病之本,本证是病之标,所以先用四逆汤温里,后用桂枝汤解表。

2. "从外之内而盛于内者,先治其外,而后治其内" 这是病由外因而起,影响到了内部,同时患者内部,本亦有病,外邪与内病相结合,这时内部见症,反比外部为重,其实外症是病之本,内因是病之标,虽然是标病重于本证,但是治疗还是要先治其本,后治其标。例如:《伤寒论》164条:"伤寒大下后,复发汗,心下痞,恶寒者,表未解也,不可攻痞,解表宜桂枝汤,攻痞宜大黄黄连泻心汤。"本证是由太阳病误治里虚,邪热乘虚内陷所造成的痞证,但表邪未解,表邪是病之本,里证的"心下痞"是病之标,所以先用桂枝汤治表,后用大黄黄连泻心汤治里。

3. "中外不相及"的治法 所谓中外不相及,是说单纯只有里证或表证,而且发病后,表证的病既未影响到内部,里证的病也未影响到外部。凡是这样"中外不相及"的病,只须根据其现在的主证进行治疗。

总之,本节提出治疗上必须遵循的原则,无论病因的属内属外,病情的变化如何复杂,唯一要探求的是发病的根源,掌握先后缓急的治疗步骤。不过张景岳认为本节经文是说明病因分类的问题。张仲景《金匮要略》中的"千般疢难,不越三条"和后世陈无择的"三因"学说,都是从本节经文理论基础上发展的,我们初步体会这里面的确包括病因分类的内容,但是本节的基本精神,还是标本的先后缓急,我们要从治疗原则这一主要方面来领会它的精神实质。

【原文】 黄帝问曰:病有标本,刺有逆从,奈何?岐伯对曰:凡刺之方,必别阴阳,前后相应,逆从得施,标本相移。故曰:有其在标而求之于标,有其在本而求之于本,有其在本而求之于标,有其在标而求之于本。故治有取标而得者,有取本而得者,有逆取而得者,有从取而得者。故知逆与从,正行无问,知标本者,万举万当,不知标本,是谓妄行。

夫阴阳逆从,标本之为道也,小而大,言一而知百病之害;少而多,浅而博,可以言一而知百也。以浅而知深,察近而知远,言标与本,易而勿及。治反为逆,治得为从。

先病而后逆者治其本,先逆而后病者治其本,先寒而后生病者治其本,先病而后生寒者治其本,先热而后生病者治其本,先热而后生中满者治其标,先病而后泄者治其本,先泄而后生他病者治其本,必且调之,乃治其他病,先病而后生中满者治其标,先中满而后烦心者治其本。人有客气有同气。小大不利治其标,小大利治其本。病发而有余,本而标之,先治其本,后治其标;病发而不足,标而本之,先治其标,后治其本。谨察间甚,以意调之,间者并行,甚者独行。先小大不利而后生病者,治其本。(《素问·标本病传论》)

【提示】 标本的意义和运用。

【讲解】

(一)标本逆从的意义

1."标本" 标本这两个字,从字义上讲;标者末也,树的枝末叫标;本者原也,树的根底叫本。应用到医学上,它的意义,包括很广。例如:

$$《素问·至真要大论》\begin{cases}本——指六气 \\ 标——指三阴三阳\end{cases}指气候互变情况而言$$

$$《灵枢·卫气》\begin{cases}本——经脉起处 \\ 标——经脉过处\end{cases}指经脉而言$$

《素问·汤液醪醴论》$\begin{cases}本——患者 \\ 标——医生\end{cases}$指患者与医生而言

本文的标本,是专从病理先后缓急来说的,不能混同,现就本文范围内所包括的标本意义,可分为以下四方面:

标本 $\begin{cases}患者——正气为本,邪气为标 \\ 疾病——病因为本,病状为标 \\ 病所——内在为本,外表为标 \\ 发病时间——先病为本,后病为标\end{cases}$ 治疗(步骤)$\begin{cases}缓则治其本 \\ 急则治其标\end{cases}$

2."逆从" 本文所说的逆从,与《素问·至真要大论》上的"微者逆之,甚者从之","逆者正治,从者反治",恰恰相反,前者是以病之微甚来分辨的,本文是以标本为辨别的。

逆从 $\begin{cases}从\begin{cases}在本求本 \\ 在标求标\end{cases}正治(常法) \\ 逆\begin{cases}在本求标 \\ 在标求本\end{cases}反治(变法)\end{cases}$

(二)治本治标的一般原则

1."在标而求之于标"——"小大不利治其标"。无论任何疾病,有大小便不利的情况,不管是原发或是继发,都应当先通利大小便,因为大小便不利为急,故治其标。

2."在本而求之于本"——"先中满而后烦心者治其本"。中满为本,烦心是由中满而引起的为标。先治中满,则烦心之标病,自可解除。例如《伤寒论》241条:"大下后,六七日不大便,烦不解,腹满痛者,此有燥屎也,所以然者,本有宿食故也,宜大承气汤。"

3."在本而求之于标"——"先病而后中满者治其标"。例如先因脾胃虚弱而发生食不运化,由于食不运化而导致食滞内停产生中满腹胀疼痛等症,此时本在脾胃虚弱,标在中满腹胀,疼痛,标证急当先治标,以消导之剂逐其内停之食滞,继以补脾健胃之剂调之,这种治法,即"在本而求之于标。"

4."在标而求之于本"——"先病而后泄者治其本"。例如《伤寒论》27条:"自利不渴者属太阴,以其脏有寒故也,当温之,宜服四逆辈。"此为因脾脏虚寒而成为泄,故以自利为标,脏有寒是先病为本,用四逆辈温中,是治其本。此即病在标,而求之于本。

5.“病发而有余,本而标之,先治其本,后治其标。”这是说正气充足的,先治其先病(本),次治其后病(标)。例如《伤寒论》44条:“太阳病外证未解,不可下也,下之为逆。欲解外者,宜桂枝汤。”此以表不解为本,故当先解表,表解然后再治里证。

6.“病发而不足,标而本之,先治其标,后治其本。”这是说正气不足,必先扶正,是正气为标,邪气为本。例如《伤寒论》102条:“伤寒二三日心中悸而烦者,小建中汤主之。”这是未经汗下而有悸烦的,非因误治而来,乃因原来正气不足所致,故悸烦为标伤寒为本(这个标本是按发病先后而分的)。虽然伤寒已二三日,表证之本病未除,仍当先治其标。

总之,病发而表现有余的,是邪盛所致,邪气为本,其他病证为标,故先治本,后治标;病发而表现不足的,是正虚所致,正气为标,故先治标后治本。

(三)标本应用的灵活性

“大小不利治其标”、“先热而后中满者治其标”,若患者同时出现这两种症状,则综合权衡,再定标本(急者治标,缓者治本)。但也有标本同时兼治的情况,例如伤寒有寒热无汗的表证,应当发汗;但又有脉搏沉细,四肢不温的里证,这时虽然表证属标,里证属本,而由于标本俱急,当采取温里发表并用的方法,如麻黄附子细辛汤之类,这是标本同治的法则。

标本先后的问题,是根据病情决定的,是分析疾病先后缓急的一种纲领,而不是固定的。这三段,主要是说明标本在治疗上,必须灵活掌握,经文具体说明了标本在临床上的应用,有先治本而标自愈的,有先治标而后治本,有标本同治,不分先后的。一般治本为先,唯有标病特别严重的时候,必须先治其标。总之,明确标本的意义,在治疗时,才不致犯乱投之弊。标本的范围广泛,应该深刻体会,才能运用自如。

【原文】 帝曰:有毒无毒,服有约乎?岐伯曰:病有久新,方有大小,有毒无毒,固宜常制矣。大毒治病,十去其六,常毒治病,十去其七,小毒治病,十去其八,无毒治病,十去其九,谷肉果菜,食养尽之,无使过之,伤其正也。不尽,行复如法。(《素问·五常政大论》)

毒药攻邪,五谷为养,五果为助,五畜为益,五菜为充,气味合而服之,以补精益气。此五者,有辛酸甘苦咸,各有所利,或散或收,或缓或急,或坚或软,四时五脏,病随五味所宜也。(《素问·脏气法时论》)

【提示】 用猛烈药,必须注意顾护正气,并指出食物滋养的重要性。

【讲解】 这两段均是有关毒药治病的问题,故合并在一体讨论。

（一）运用猛烈药的原则

病有新感轻浅的，也有久病沉痼的，所以在运用药物上，要掌握原则，必须照顾正气，应该"适可而止"，就是经文所说的"无使过之，伤其正也"。至于大毒、小毒、常毒的问题，王冰说："大毒之性烈，其为伤也多；小毒之性和，其为伤也少。"从这里我们体会，所谓大、小、常毒，是指药石的气味性能，有猛烈、和平之不同（如大黄之泻下，麻黄之发汗，瓜蒂之催吐等均为猛烈之品），所以对十去其六、七、八、九的数字，不能机械的认为是绝对数字。在运用气味、性能猛烈的药物时，应注意在病去大半的情况下，便应更换性能较为缓和的药物，到病去其九的时候，就要停止使用。所余留的病邪，从饮食上增加营养，来恢复正气以尽余邪，这便是"食养尽之"的意义。

（二）药物治疗与食物滋养

治疗疾病，不能单纯依靠药物，特别是对一般慢性病患者，在用药攻治的同时，更要注意食物的滋养，用五谷、五果、五菜、五畜来补充五脏的正气，使患者恢复健康。在临床实践中，每每看到一般慢性病患者，只要胃气未败，可以饮食营养来进行调治，这也是"扶正祛邪"的一种调治方法。倘或胃气不佳，就必先要注意调理脾胃，使消化功能恢复而后可以进行饮食调治。但是饮食滋养这一方法，如果遇到急性的温热病，则在病势进展时不能进肉类食物，便是五谷、五果也要选择。《素问·热论》有"热病已愈，食肉则复，多食则遗"之戒。《伤寒论》也有病后食复的记载，这说明病后饮食调理固然重要，但也不能太过，在开始时只宜清淡稀粥渐为调养，果菜也须选择新鲜而易消化之物，如梨、藕、苹果、香蕉、广柑、莱菔、菠菜之类，待脾胃功能恢复正常时才可进食一些肉类以滋养之。总之，这两段经文，其总的精神是要照顾正气，反对"唯药观点"，主张配合饮食营养。

【原文】 帝曰：非调气而得者，治之奈何？有毒无毒，何先何后？愿闻其道。岐伯曰：有毒无毒，所治为主，适大小为制也。帝曰：请言其制。岐伯曰：君一臣二，制之小也；君一臣三佐五，制之中也；君一臣三佐九，制之大也。（《素问·至真要大论》）

【提示】 根据病情，分别运用大、中、小方。

（一）用药必须适合病情

本节上文言治病"以所利而行之，调其气使其平也"，接着言"非调气而得者"，就是说有些疾病，在治疗上不是用调气的方法所能治好的，而必须根据药物的有毒无毒，分别运用大、中、小方。总之，以适合病情为标准。

（二）大、中、小方

经文："君一臣二，制之小也；君一臣三佐五，制之中也；君一臣三佐九，制之大也。"这是在制方中，君臣佐使的配合又按药味数量多少，来区分大、中、小三种。凡药味多，组合复杂的为大方，用于治复杂或严重的疾病；药味少，组合简单的为中方或小方，用于治疗单纯或轻浅的疾病。所以，张隐庵说："病之微者，制小其服，病之甚者，制大其服。"

【参考资料】 王冰曰："病生之类有四：……三者不因气动而病生于内，谓留饮癖食，饥饱劳损……四者不因气动而病生于外，谓瘴气贼魅，虫蛇蛊毒……"

【原文】 方制君臣，何谓也？岐伯曰：主病之谓君，佐君之谓臣，应臣之谓使，非上下三品之谓也。帝曰：三品何谓？岐伯曰：所以明善恶之殊贯也。（《素问·至真要大论》）

【提示】 制方的原则和意义。

【讲解】

（一）君臣佐使的意义

1. 君 方剂中之主治药。如治寒则以热药为君，治热则以寒药为君，太阳病有汗则以桂枝为君，无汗则以麻黄为君。

2. 臣 方剂中之辅治药。因主治药在力量上尚有不足时，故加他药以辅助之。如麻黄汤中桂枝是其例。

3. 佐 方剂中之监制药。如寒病用热药治疗，但又恐热药过甚为害，则少用寒凉药以监制之，如桂枝汤中之芍药。

4. 使 方剂中之引导药也。脏腑十二经络，各有引导专品，能使药与病相遇而奏效，如少阳经病之用柴胡，阳明经病之用葛根。

（二）方剂的来源

$$单方 \xrightarrow{（发展）} 方剂 \begin{cases} 由多味药组成 \\ 含有君臣佐使的意义 \end{cases}$$

（三）方剂的作用

1. 提高药物疗效 药物通过配伍组织后，可以发挥它的综合作用，所以本文所谈的君臣佐使与《神农本草经》上将药物分为上中下三品的君臣佐使是不相同的。

2. 减少个别药的副作用 消除和防止有害于人体的不良反应，使用于临床，更加妥贴，切合病情。

267

【原文】 帝曰：气有多少，病有盛衰，治有缓急，方有大小，愿闻其约奈何？岐伯曰：气有高下，病有远近，证有中外，治有轻重，适其至所为故也。《大要》曰：君一臣二，奇之制也；君二臣四，偶之制也；君二臣三，奇之制也；君三臣六，偶之制也。故曰：近者奇之，远者偶之，汗者不以奇，下者不以偶，补上治上制以缓，补下治下制以急，急则气味厚，缓则气味薄，适其至所，此之谓也。病所远而中道气味之者，食而过之，无越其制度也。是故平气之道，近而奇偶，制小其服也。远而奇偶，制大其服也。大则数少，小则数多。多则九之，少则二之。奇之不去则偶之，是谓重方。偶之不去，则反佐以取之，所谓寒热温凉，反从其病也。（《素问·至真大要论》）

【提示】 治疗中制方的一般规律。

【讲解】

（一）奇方偶方

1. 奇偶的意义　　奇偶主要是指方剂作用的专一和混合来说的，奇是单数，说明方剂的作用是单纯的。例如麻黄汤，它的作用是单纯发汗，承气汤的作用是单纯攻下，所以都叫做奇方。偶是双数，说明方剂的作用是混合的，例如八珍汤，它的作用是气血双补，所以叫做偶方。

2. 奇偶的应用　　经文上说："近者奇之，远者偶之，汗者不以奇，下者不以偶。"现在我们把它归纳一下：

奇 { 近者——指病程较短，病势较轻
　　下者——病位在下在里

偶 { 远者——指病程较长，病势较重
　　汗者——病位在上、在表

这里所讲的"汗者不以奇，下者不以偶"是根据王冰本原文。而王冰注释却作"汗者不以偶，下者不以奇"。张景岳的《类经》、李念莪的《内经知要》、薛生白的《医经原旨》，都有相同看法。对这两种说法，我们不能拘泥于药味的双数或单数。如前所举的麻黄汤、承气汤都是由四味药组成，对两种说法都不相合，所以不能机械的来看奇偶，应灵活看待。

（二）缓方急方

缓急是指作用的和缓与峻利，在疾病来说，有慢性和急性的区别；在治疗上当分缓急来适当处理，这是一般性的。这里着重在病灶的远近和深浅，认为病在上焦，药力宜缓；病在下焦，药力宜急。

$$
\begin{array}{l}
缓 \begin{cases} 补上—虚 \\ 治上—实 \end{cases} 病轻—缓(药力)—薄(气味)—气 \\
急 \begin{cases} 补下—虚 \\ 治上—实 \end{cases} 病重—急(药力)—厚(气味)—气
\end{array}
\left.\begin{array}{l}
沙参、麦冬 \\ 前胡、桔梗 \\ 桂、附、熟地 \\ 大黄、芒硝
\end{array}\right\} \boxed{适其至所}
$$

(三) 重方及反佐

在治疗过程中,如果用单纯的奇方不能见效时,可改为复杂的偶方来治疗,这种方法,叫做重方。如果偶方还不能见效时,可以用反佐的方法来治疗,这是临床上由简入繁的治疗方法。

总的精神,就是治病的方法有常有变,我们掌握原则,既要知常又要达变,才能运用于临床,所谓"寒热温凉,反从其病也"就是这个意思。

【参考资料】 张景岳说:"此示人以圆融通变也,如始也用奇,奇之而病不去,此其必有未合,此当变而为偶,奇偶迭用,是曰重方,而后世所谓复方也。若偶之而又不去,则当求其微甚真假而反佐以取之,反佐者谓药同于病,而顺其性也。如以热治寒,而寒拒热,则反佐以寒而入之;以寒治热,而热格寒,则反佐以热而入之。又如寒药热用,借热以行寒;热药寒用,借寒以行热。是皆反佐变通之妙用,盖欲因其势而利导之耳。"

【原文】 服寒而反热,服热而反寒,其故何也? 岐伯曰:治其王气,是以反也。帝曰:不治王而然者何也? 岐伯曰:悉乎哉问也! 不治五味属也。夫五味入胃,各归所喜攻,酸先入肝,苦先入心,甘先入脾,辛先入肺,咸先入肾,久而增气,物化之常也。气增而久,夭之由也。(《素问·至真要大论》)

【提示】 使用药物气味不当的后果。

【讲解】

本文紧接着"诸寒之而热者取之阴,热之而寒者取之阳,所谓求其属也"。前文是从寒热病机方面去分析治法的,本节是从药物气味方面来讲使用不当的后果。

(一) "治其王气"的后果

"王"读去声,"王气"就是亢盛之气,"治其王气"就是用药物来治疾病的亢盛之气。药物本有寒热温凉四气,一般讲来是治寒以热,治热以寒,治温以凉,治凉以温。可是在实际应用上,并不是这样简单,因为疾病有阴阳虚实的不同,功能有亢盛和虚衰的两面,如果用药专治亢盛之气,而忽略了虚衰的一面,那就要有相反的结果。

1. 服寒而反热 那是阴虚阳盛的火王,是由于阴虚导致阳亢而发生的虚火,即所谓"阴虚生内热",这与实火不同,用药应该补阴以配阳。如果专用苦寒

269

药来治火王之气，因为苦寒药物性多沉降，沉降就要伤阴，阴愈伤，就火愈盛，所以服寒药反而增热，是因为阴虚不宜用苦寒药的缘故。

（宜补阴配阳）　　　　　　　（治王气）

阴虚——→阳亢——→服寒　苦寒药——→伤阴——→火愈盛，反热

2. 服热而反寒　那是阳衰阴盛的虚寒（寒王），是由于阳衰导致阴盛的虚寒。即所谓："气弱生寒"和"阳虚生外寒"，这不是外感六淫的真寒，应该补阳以配阴，假如专用辛温的药来治阴气之王，因为辛热药多耗散，耗散就能亡阳，阳愈亡，寒愈盛，所以服热药而反增寒，是因阳虚不宜耗散的缘故。

（宜补阳消阴）　　　　　　　（治王气）

阳衰——→阴盛（寒王）——→服热　辛热药——→亡阳——→寒愈盛，反寒

再拿四时气候来讲，例如夏天本热，而伏阴在内，所以每多中寒；冬令本寒，而伏阳在内，所以每多内热。假如夏天专用寒药，来治火的王气，在冬天专用热药来治寒的王气，那夏天有中寒的人，因为中寒隔阳，就会因服寒药而反发热；冬天有中热的人，因为中热隔阴，就会因服热药而反恶寒。这些都是从"治其王气"来说明药物四气使用不当的不良后果。

（二）五味过食所导致的后果

"五味"有两个含义：一是泛指一切食物药物；一是指酸苦甘辛咸。因为五味入胃以后，对于五脏直接所起的作用，各有不同，如果不了解五味和五脏的关系，而使用不当，亦可导致"服寒反热，服热反寒"的不良后果。所以本文先把它配合起来，即"酸先入肝，苦先入心，甘先入脾，辛先入肺，咸先入肾。"这便是五味归属五脏的一般规律。

但是五味对五脏虽各有所归，而它所起的作用，都各有其两面性，既有对于五脏有利的一面，又有有害的一面。本文所说的"各归所喜攻"和《素问·生气通天论》上说的"阴之所生，本在五味，阴之五宫，伤在五味"有同样意思。

"喜"就是指对五脏有利作用的一面，"攻"就是指对五脏有害，即有克伐作用的一面。例如《素问·阴阳应象大论》说的"酸生肝"是五味对于五脏有利的作用，而同篇中所说的"酸伤筋"，是因为筋生于肝，伤筋是由伤肝来的，这又是五味太过对五脏的损害。

所以《灵枢·九针》说："病在筋，无食；病在气，无食辛；病在骨，无食咸；病在血，无食苦；病在肉，无食甘。"也无非是古人从实践中体会到五味克伐五脏而总结出来的经验。如果医生临床用药不明白这一点，只看到五味对于五脏有利的

一面,而忽视了它有害的一面,见到某脏有病就用某一种药味来治,不但达不到治愈的目的,还会得到相反的结果,这便是所谓"不治五味属也",也就是说不能全面了解五味和五脏的关系,而妄用药味治疗,亦能出现"服寒反热,服热反寒"的后果。

(三)"久而增气"和"气增而久"的意义

1. "久而增气,物化之常也" 这是说五味对于五脏各有所喜攻,而五脏亦各有其本脏之气,五味作用于五脏,就能增加五脏的本气。所以某一种药味久服之后,就会由某一脏气的增加而引起偏胜。例如:黄连的苦寒,能泻心热,可是久服反能生热,这种本泄热而反能生热的道理,就黄连性寒来说,是物极则变,就黄连的苦味来说,是"增其味而益其气"。这都是事物变化的必然规律,所以说是"物化之常"。

2. "气增而久,夭之由也" 人体某一脏气由于五味的偏嗜,或长期服用而发生偏胜,因为某一脏气的偏胜而导致五脏之间失却平衡,即会产生疾病,所以说"气增而久,夭之由也。"例如《素问·生气通天论》说:"味过于酸,肝气以津,脾气乃绝",就是这个意思。

上面的"久而增气"是第一步,脏气受害还浅,尤可及时挽回,这里的"气增而久"是又进了一步,脏气受害已深,便难挽回。总之,五味的偏嗜,或长期服用,其危害性是很大的,所以我们在处方时必须了解药物的气味功能,在符合病机的同时还必须理解"久而增气"的危害性,这样在治疗中,才不致有用药的偏差。

【参考资料】 "各归所喜攻"的"攻"字吴昆认为是"故"字,作"各归所喜,故酸先入肝……"录此作参考。

【原文】 五味阴阳之用何如?岐伯曰:辛甘发散为阳,酸苦涌泄为阴,咸味涌泄为阴,淡味渗泄为阳。六者或收或散,或缓或急,或燥或润,或软或坚,以所利而行之,调其气使其平也。(《素问·至真要大论》)

【提示】 药物的性味和功用。

【讲解】

(一)药物的性味

酸、苦、甘、辛、咸是药物的五味。还有一种淡而无味的药,一般称为淡味。因此所谓五味,实际却有六味,在《本草》上往往甘淡并称,金元时代王好古则直接说淡附于甘,故虽有淡味之名,而一般仍称为五味。《内经》在药物学这一方面的理论,是古人从临床实践中,根据药物作用于机体所发生的反应,并以阴阳五行的思想体系为指导总结出来的。

271

本节首先把药物按它味道的不同,分为阴阳两大类,即辛、甘、淡三味属阳,酸、苦、咸三味属阴。因为吃了辛味和甘味的药,可以起发散作用,吃了淡味的药,可以起到利小便和通窍的作用,从而体会到这三种药味,是比较轻薄的,就把它归纳为阳性,又因吃了酸味、苦味或咸味的药,每能起到呕吐或下泻的作用,从而体会到这三种药味是比较厚重的,就把它归纳为阴性。所以《素问·阴阳应象大论》说"味厚者为阴,薄为阴之阳,味厚则泄,薄则通",这又是进一步的根据五味的厚薄来分析其为阴中之阳,阴中之阴,与本文可以互参。

(二)药物的作用

上文所讲的药物有发散、涌泄、渗泄三种作用,那只是初步的归纳。这里从治疗功用上来进一步分析六种药味的功用,有收敛、疏散、缓和、急下、燥湿、润燥、软坚、坚补、渗泄的不同(此处原文未说渗泄,是省文)。一般说来,辛味主散,酸味主收,苦味主坚,咸味主软,即《素问·脏气法时论》中说的:"辛散、酸收、甘缓、苦坚、咸软。"其实一种性味的药物,并非只有某一种功用。例如大黄味苦能泻下,黄连味苦能止泻,黄芩味苦能清热,这就证明苦味药并不限于一种通泄的作用。

以上是《内经》作者对于药物性能作的一些原则性的归纳,是后世药物学上分别性味功用(四气五味七情和药效归经等)的理论渊源。

(三)药物治疗的目的——调节平衡

古人认为药性多偏,药物治病,原是用以补偏救弊,唐容川说:"设人身之气,偏胜偏衰则生疾病,又借药物一气之偏,以调吾人之盛衰,而使归于和平,则无病矣。"所以药物治疗的目的,就是根据不同的病情的所宜来选择不同的药物,以调整人体功能的偏盛偏衰,使达到生理的平衡。

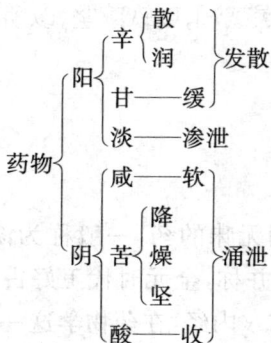

【原文】 黄帝问曰:妇人重身,毒之何如?岐伯曰:有故无殒,亦无殒也。帝

曰:愿闻其故何谓也?岐伯曰:大积大聚,其可犯也,衰其大半而止,过者死。(《素问·六元正纪大论》)

【提示】 对孕妇疾病的治疗原则。

【讲解】

（一）"有故无殒,亦无殒也"

王冰:"上无殒,言母必全,亦无殒,言子亦不死也。"这是说孕妇患了疾病,就应该用药物治疗,甚至大积大聚,必须使用攻下药的,也得随证使用,既不损伤母体,也不损伤胎儿。

例如:

《金匮要略》妊娠呕吐不止——干姜人参半夏丸(半夏犯胎)

　　　　妊娠有癥痼疾——桂枝茯苓丸(内有丹皮、桃仁都能破血)

在临床上,往往见到孕妇出现阳明腑实证时,同样以承气汤去治疗,只要根据病理用药是适合的。所谓"有病则病当之",即本文"有故无殒,亦无殒也"的意思。

（二）"大积大聚,其可犯也"

怎样叫做积聚呢?根据《难经·五十五难》说:"积者阴气也,其始发有常处,其痛不离其部,聚者阳气也,其始发无根本,其痛无常处,故以别知积聚也。""犯"是"攻"的意思,为什么孕妇有了大积大聚,可以用猛峻药攻治呢?根据王冰的解释:"大坚癥瘕,痛甚不堪,则治以破积愈癥之药,是谓不救必乃尽死,救之盖存其大也,虽服毒药不死也。"

（三）"衰其大半而止,过者死"

上文虽然说孕妇有积聚的病,可以用猛峻药攻治,但应照顾正气,适可而止,不使药量过度,有伤正气,正如《素问·五常政大论》所指出的"大毒治病十去其六……"所以我们在用药剂量上,必须很好掌握,不仅对孕妇要注意,不宜过剂,即使面对一般患者,也应慎重考虑,特别是使用猛烈药物,要有一定的原则。

但是"衰其大半"以后,并不等于不治疗,而是要采用比较和缓的药物来治疗或用调理的方法来增加营养。即《素问·五常政大论》所说的"食养尽之"以帮助正气的恢复,增加抗病的力量,最后达到愈病不伤正的目的。

【原文】 治痿者独取阳明,何也?岐伯曰:阳明者,五脏六腑之海,主润宗筋,宗筋主骨而利机关也。(《素问·痿论》)

【提示】 治痿独取阳明的意义。

【讲解】 本节经文所讲的痿证,是由五脏气热而生,病属虚,和"湿热不攘,

273

大筋缎短,小筋弛长"为痿的实证不同。

（一）宗筋和前阴的关系

"宗筋主束骨而利机关也。"《素问·厥论》:"前阴者,宗筋之所聚。"张景岳:"宗筋聚于前阴,前阴者,足之三阴、阳明、少阳及冲、任、督、跷九脉之所会也。"根据以上两说:宗筋聚于前阴,当然宗筋和前阴有密切关系,而九脉亦会于前阴,所以宗筋也和九脉有密切关系,因而九脉所过之处,包括了人身上下左右、四肢百节。

（二）阳明和宗筋的关系

"阳明者,五脏六腑之海,主闰宗筋。"同篇又云:"阴阳总宗筋之会,会于气街,而阳明为之长。"这是说宗筋为九脉之所会,而阳明又为九脉之长,同时本文中又说到"宗筋主束骨而利机关"的作用,还要依赖阳明对它的濡养。

（三）治痿和阳明的关系

"治痿独取阳明。"

阳明（胃）{正常→润宗筋→束骨利机关→筋骨劲强 / 病变→宗筋失养→不能束骨利机关→足痿

《素问·痿论》:"故阳明虚,则宗筋从,带脉不引,故足痿不用也。"本节"治痿独取阳明",原是指的针灸疗法。在临床运用时,古人多取阳明经解溪、冲阳等穴,但是这一治疗痿证的原则,也可运用到药物治疗上去。因为手足气血充沛,才能筋骨劲强,运用自如,而气血的来源,又待水谷的补充,所以胃强善啖之人,每多气血旺盛,筋骨劲强,所以古人说:"胃为水谷之海"又为"多气多血之乡"。病痿的人,不管导致痿病的原因怎样? 只要胃气尚旺,治疗就比较容易,这是古人从临床实践中,体会得来的,所以说治痿应该"独取阳明"。

本节经文,虽然阐述了"治痿独取阳明"的意义,由此也可以看出足阳明胃在全身功能中的重要性,治疗任何疾病,都应该照顾到患者的胃气,所以前人说"胃为后天之本"就是这个道理。

第三节 结 语

1. 论治的理论是建筑在阴阳五行学说的整体观念和辨证论治的基础上的,其目的是燮理阴阳,协调平衡。

2. 治疗方法是随着病理而来的。在治疗前要有正确的诊断,首先必须探求病因,辨别虚实,了解当地的风俗习惯,掌握气候的常变;其次医生与患者必须取得密切合作,在早期诊断的基础上,进行早期治疗。

3. 治疗必求于本,因为病情有轻重缓急的不同,在治疗步骤上,须从疾病的标本关系来决定治疗的先后,即"缓则治其本,急则治其标。"

4.《内经》中的治法归纳起来,可分为正治和反治两大法:正治法又叫逆治法,适用于疾病反映真相的时候,这是临床所用的常法;如果在病情严重时,人体功能紊乱而出现假象,就应从疾病的本质来治疗,也就是反治法的应用范畴,另有所谓从治法,其实也是反治法的一类。

5. 扶正祛邪,也是一种治疗法则,在运用药物治疗时,应注意维护正气,掌握适可而止的原则,不使药过于病,同时反对唯药观点,并指出用饮食疗养的方法来恢复正气。

6. 方剂的组成,是以君臣佐使为配伍法度的,方剂中的大小缓急奇偶等,是根据方剂治疗作用的单纯和复杂而划分的,不能机械于药物数量的多少或单双数目来领会。

7. 五味对人体五脏,虽各有所归,但所起的作用,都各有其两面性,既有对五脏有利的一面,又有有害的一面,所以临床施用,应注意其两面性。

8.《内经》对痿证的治疗和孕妇疾患的治疗等,都作了原则性指示。

275

第八章
五运六气

第一节　概　述

五运六气,简称"运气",亦即通常所称的"运气学说"。它是古代解释自然界气候变化,以及气候对宇宙万物,特别对人类影响的一种学说。这一学说,是以阴阳五行为核心,在天人相应、整体观念的思想基础上建立起来的。

"五运"就是土、金、水、木、火五行上各配以天干,来推测每年的岁运。"六气"是风、暑、火、湿、燥、寒六种气候,各配以地支,来推测每年的岁气。五运与六气两者结合起来,便成为执简驭繁、演绎变化的论理工具,用它来说明天时、地理、历学等方面和医学上的种种关系。

医学上研究运气学说的目的,主要是在于掌握自然环境、天时、气候的变化规律,用以预测每年的气候变化和发病情况,以便于研究六淫外感的致病因素,有利于临床诊断和治疗上的参考。《内经》中专题论述运气学说的有:《天元纪大论》、《五运行大论》、《六微旨大论》、《气交变大论》、《五常政大论》、《六元正纪大论》、《至真要大论》等七篇大论,以及《刺法》、《本病》两篇补遗。

这里重点介绍运气学说的概念和一般运用规律,为进一步研究《素问》运气学说打下基础。其中牵涉到原文范围的就结合起来讲解。在学习运气学说之前,首先必须了解两个问题:①掌握它的理论核心——阴阳五行学说。其中尤以五行生克为主要。②掌握它的代表符号——干支的运用。前者在第二章已经介绍,兹不重复。这里只谈一谈关于干支的运用问题。

干支是天干、地支的简称。天干有 10,即甲、乙、丙、丁、戊、己、庚、辛、壬、癸;地支有 12,即子、丑、寅、卯、辰、巳、午、未、申、酉、戌、亥。10 天干、12 地支,均是用以推算五运六气变化的一套代表符号。

1. 干支阴阳　天干、地支都有阴阳不同的属性。干与支合起来看,则天干为阳,地支为阴;如果干支分开来看,则天干中有阴阳,地支中亦有阴阳(图 8)。

总的来说,按干支顺序排列推数,单数为阳,双数为阴。

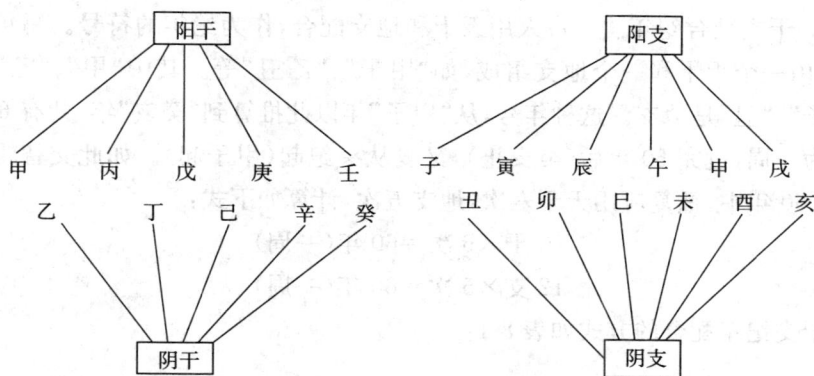

图8　天干地支的阴阳属性

　　2. 干支在运气学说上的运用　　干支运用到运气学说上,即所谓的"天干取运,地支取气"。更具体一些说,就是"五运"主要是以天干配合三阴三阳来运用的,而"六气"主要是以地支配合三阴三阳来运用的。其配合方式,一般常用有如下三种:

　　(1) 天干配五运:

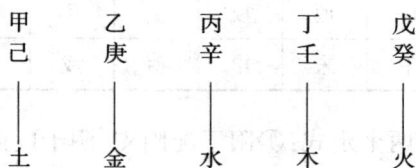

　　(2) 地支配五行:

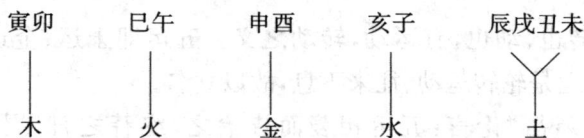

　　(3) 地支配三阴三阳之六气:

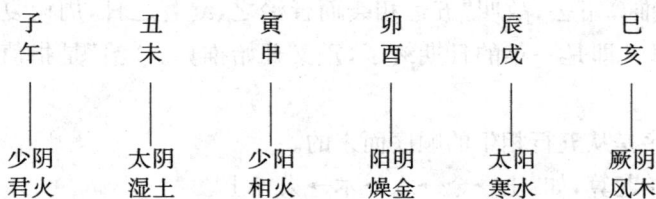

3. 干支结合纪年法　古人用天干和地支配合,作为纪年的符号。每年的年号,都由一个天干和一个地支组成,如"甲子"、"乙丑"等。其中"甲"、"乙"是天干,"子"、"丑"是地支。这种年号,从"甲子"年以此推算到"癸亥"年,共有 60 次,便称为一周,过完 60 年后(癸亥止),又复从头纪起(甲子起)。如此交替轮转运用,在 60 年中,重复应用天干六次,地支五次,计算如下式:

$$10\ 干 \times 6\ 次 = 60\ 年(一周)$$

$$12\ 支 \times 5\ 次 = 60\ 年(一周)$$

干支纪年配合的方式如表 8-1:

表 8-1　六十年干支结合纪年表

天干	甲	乙	丙	丁	戊	己	庚	辛	壬	癸
地支	子	丑	寅	卯	辰	巳	午	未	申	酉
	戌	亥	子	丑	寅	卯	辰	巳	午	未
	申	酉	戌	亥	子	丑	寅	卯	辰	巳
	午	未	申	酉	戌	亥	子	丑	寅	卯
	辰	巳	午	未	申	酉	戌	亥	子	丑
	寅	卯	辰	巳	午	未	申	酉	戌	亥

从表 8-1 可以看出干支配合纪年有两个定式:①阳干配阳支,阴干配阴支;②天干为阳在上,地支为阴在下。这两个定式是固定不变的。

一、五运

什么是"运"? 运者,转也、动也,有运动,转动之义。五运即土运、金运、水运、木运、火运的简称。五运是轮转运动、往来不息,故以立名。

《素问·天元纪大论》说:"论言:五运相袭而皆治之,终朞之日,周而复始。"这是指土、金、水、木、火五运结合纪年的天干,则成为甲土、乙金、丙水、丁木、戊火、己土、庚金、辛水、壬木、癸火。依照这个次序,五年一转,每运各主一年,周而复始,顺次推算下去,故叫"五运相袭而皆治之,终朞之日,周而复始。"("朞"是三百六十日。即是一年的日期终了,重又开始推算。"治"是指值运之年而言。)

五运的运转顺序是从五行相生的顺序而来的。

大运从土运开始起算,如:土→金→水→木→火→土。

主运则是从木运开始起算,如:木→火→土→金→水→木。

五运则是以五行配合天干来综合分析每年气候变化的正常和异常现象。五运中又有大运、主运、客运三种,简要分述于下:

1. 大运　大运又称"中运",统主每年的岁运。用它来代表全年的气象变化。它是五运的基础。主运、客运都是以大运作为推论气候变化(运之太过,不及)的依据。

(1) 推算方法:大运的推算方法,正如《素问·天元纪大论》所说的:"甲己之岁,土运统之;乙庚之岁,金运统之;丙辛之岁,水运统之;丁壬之岁,木运统之;戊癸之岁,火运统之。"一般称"甲己化土,乙庚化金,丙辛化水,丁壬化木,戊癸化火。"(歌诀:甲己化土乙庚金、丙辛水运木丁壬、戊癸化火为客运,五音太少阴阳分。)

这就是推算大运值年的基本规律,亦即前面介绍过的天干配五行公式。这是说每年的年号,凡是逢到天干甲和己年,不论地支是什么,大运都属土运;乙和庚年是金运,余可类推。这种推算方法五年一循环。在五年中,每运值一年,30年称一纪,每纪每运共值 6 年,60 年称一周,每运共值 12 年。

(2) 大运值年与气候的关系:大运值年,代表了每年不同的气候变化。一般说来,凡是逢土运值年,湿气较重;金运值年,燥气较重;木运值年,风气较重;水运值年,寒气较重;火运值年,暑气较重。《素问·五运行大论》曾说明气候对自然环境的影响:"燥胜则地干,暑胜则地热,风胜则地动,湿胜则地泥,寒胜则地裂,火胜则地固。"综上所述,概括如表 8-2:

表 8-2　年干、大运及气候对自然环境的影响

年　干	大运	气候	气候对自然环境的影响
甲·己	土	湿胜	地泥
乙·庚	金	燥胜	地干
丙·辛	水	寒胜	地裂
丁·壬	木	风胜	地动
戊·癸	火	暑胜、火胜	地热、地固

(3) 大运太过不及与气候的关系:大运值年,有太过、不及之别,如甲、己同属土运值年,而甲则为土运的太过年,己则为土运的不及年。年运的太过不及,是根据天干的阴阳来区别,以五行配五音来说明的。即阳干为太过年,阴干为不

及年。在五音方面,则是用每一音分为太少(音之太少,即音调的高低),即太音为太过,少音为不及。

五运为什么要配五音?五音是古代的声调:宫、商、角、徵、羽五种音律。它和五行配合的原则是:木配角音、火配徵音、水配羽音、金配商音、土配宫音。天干之配五运,是运用阴阳来分析五行,故以五音的太少相生来推算五运和建立五运中的阴阳。这样就能进一步说明运气的太过与不及。用五音的建运方法,是以阳年配太音,阴年配少音。运用五音的太和少来分析运的太过和不及,亦说明运的有余不足。

年运的太过不及,可以推测气候的偏胜与否,如戊年为火运太过之年,一般是热气偏胜;癸年为火运不足之年,火不及则水来克火,气候反而偏寒。余可类推。

【参考资料】 五运是以五行土、金、水、木、火相生相克的理论,配合天干阴阳来分析综合每岁气候的正常和异常,得出五种不同气候的顺序。古人研究的方法,开始是从观察天文星象,定出四时不同方位。这不同方位的拟定,又是观察了五行上空间方位的转移,结合时序,下和地面时间方位,同时体验气象的变化,从而得出经验,掌握了气象不同变化的规律。所以《内经》上有:

苍天之气,经于危室柳鬼四宿之上,下临丁壬之位,立为木运;丹天之气,经于牛女奎壁四宿之上,下临戊癸之位,立为火运;黔天之气,经于心尾角轸四宿之上,下临甲己之位,立为土运;素天之气,经于亢氐昴毕四宿之上,下临乙庚之位,立为金运;玄天之气,经于张翼娄胃四宿之上,下临丙辛之位,立为水运(详见《素问·五运行大论》)。这是所谓五气分流于其上,经于列宿,下合方隅,所以命曰五运(图9)。

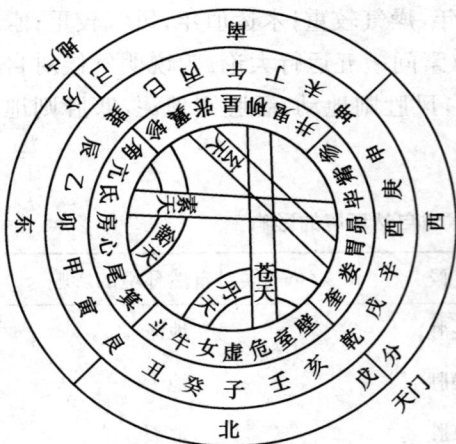

图9 五气经天图

说明:五天之气,是出现在天上的五色之气。这些气似云非云,似雾非雾,实为云气的余烟,名叫丹天、素天、黔天、玄天、苍天。这个五行的天气经28宿,临于10干的位置。古人便占候这五种天气,从而分定每岁的五运。此图源出《太始天元册》,亦载于《素问·五运行大论》。图中内圆所列,为五个天气。第二圆内,列记奎、壁、室、危等28宿。第三圆内的10干、12支,是五天气所临的方隅。土居中宫,应于四隅而

280

不偏于一方,故以乾、巽、坤、艮表示四隅的卦爻(作为罗盘针定的方位)。古人占天,据丹天所属的火气,从28宿中的奎、壁、女、牛之下是戊癸的位置,故推定戊癸之岁为火运。其余依此类推。(节录《运气论奥谚解》,详细可参阅概述)

2. 主运　主运是一年五季(春、夏、秋、冬、长夏)的常令,指出一年五季气候变化的常规。春、夏、长夏、秋、冬年年都一样,而这五季的气候也是固定不移的常规,正因为它有这种固定性,故称"主运"。

(1)推算方法:主运的推算,是按五季的顺序,再与五行配合,从木运起算,按五行相生的规律推下去。如:木为初运、火为二运、土为三运、金为四运、水为终运(表8-3)。

表8-3　五运运序配音表

运序	初	二	三	四	终
主运	木	火	土	金	水
五音	角	徵	宫	商	羽
季令	春	夏	长夏	秋	冬

至于起初运的日期,客运、主运都由大寒日起,至春分后十三日交二运;至芒种后十日交三运;至处暑后七日交四运;至立冬后四日交终运。每运的时间为七十三日七刻。

【参考资料】　各年五运交司时日:

申子辰年

初运大寒日寅初初刻起

二运春分后十三日寅正一刻起

三运芒种后十日卯初二刻起

四运处暑后七日卯正三刻起

终运立冬后四日辰初三刻起

巳酉丑年

初运大寒日巳初初刻起

二运春分后十三日巳正一刻起

三运芒种后十日午初二刻起

四运处暑后七日午正三刻起

终运立冬后四日未初三刻起

寅午戌年

初运大寒日申初初刻起

二运春分后十三日申正一刻起

三运芒种后十日酉初二刻起

四运处暑后七日酉正三刻起

终运立冬后四日戌初三刻起

亥卯未年

初运大寒日亥初初刻起

二之春分后十三日亥正一刻起

三运芒种后十日夜子初二刻起

四运处暑后七日子正三刻起

终运立冬后四日丑初三刻起

主运配太少音的推算方法:一岁的主运,亦有太少之异,因主运每年不变。初运木,必须起角,至于是太角还是少角?是根据大运推算而决定太少。如大运甲年为太宫,其主运从太宫上生,太宫土之上为火,因火生土,故知火是生土之母,因此太宫上为少徵,少徵上因木生火,故知木为生火之母,因此少徵上名为太角。是以此年主运自太角起,以太角为初运,次第由少徵、太宫、少商、太羽顺序相生,至终运为太羽。余可类推。

(2)主运的气候常规:大运说明整个一年的气候,而主运则是说明一年之内,五个运季的气候常规。如:

初运:春,属木,多风。

二运:夏,属火,多暑热。

三运:长夏,属土,多湿。

四运:秋,属金,多燥。

终运:冬,属水,多寒。

主运在《内经》里找不到具体的记载,仅有"天有五行御五位,以生寒、暑、燥、湿、风。"(《素问·天元纪大论》)同时,主运与主气的规律是一致的,唯火有君相之区别(见后)。

3. 客运　客运指一年之内异常的气候变化,与主运的正常气候情况不同,因它每岁有变更,如客之往来,故谓之"客运"。主运与客运的区别是:主运年年固定不移,用以说明五时正常的气候变化;客运年年有所变换,用以说明五时同中有异的气候变化。

(1)推算方法:客运是按大运值年的年干而推算的,亦即按一年五个运季的变化推算。以大运的年运起算，作为客运的初运，如甲己年大运为土，那么客运就从土运起算，再按五行相生的顺序推下去，二为金运、三为水运、四为木运、终为火运。所以客运只管一年之内的气候变化，具有很大的灵活性（表8-4）。

表8-4　逐年推算客运表

年干 ＼ 运序	初	二	三	四	终
甲　己	土	金	水	木	火
乙　庚	金	水	木	火	土
丙　辛	水	木	火	土	金
丁　壬	木	火	土	金	水
戊　癸	火	土	金	水	木

（2）客运的太过不及：客运的太过不及，与大运同样是以五音的太少来代表的。它的推算方法，亦是根据大运配五运太少而来的，但应在同一个五行序列之内。如戊年大运为太徵（火运太过），那么客运的初运即配太徵，根据角、徵、宫、商、羽的排列顺序推算，又按太生少，少又生太的规律，那就是太徵生少宫，少宫生太商，太商生少羽。按在同一个五行序列之内推算的原则，太徵向前推应为少角，即少角生太徵。所以戊年的二运配少宫、三运配太商、四运配少羽、终运配少角（表8-5）。客运的太过不及，也代表了不同的气候变化。

表8-5　大运、客运运序配音表

大运			客运				
五运	年干	五音	初运	二运	三运	四运	终运
土	甲	太	宫	太宫	少商	太羽	太角	少徵
	己	少		少宫	太商	少羽	少角	太徵
金	乙	少	商	少商	太羽	太角	少徵	太宫
	庚	太		太商	少羽	少角	太徵	少宫
水	丙	太	羽	太羽	太角	少徵	太宫	少商
	辛	少		少羽	少角	太徵	少宫	太商

283

大运			客运				
五运	年干	五音	初运	二运	三运	四运	终运
木	丁	少	角	少角	太徵	少宫	太商	少羽
	壬	太		太角	少徵	太宫	少商	太羽
火	戊	太	徵	太徵	少宫	太商	少羽	少角
	癸	少		少徵	太宫	少商	太羽	太角

总的来讲,大运、主运、客运,都是利用天干五行进行推算,而其推算顺序,均是按五行相生规律进行的,三者都是说明自然界气候变化的情况,但它们之间各有不同的特点:

1)在配合五音方面:主运与客运的太过不及之分比较常用,而大运一般不用。

2)在推算方面:大运从土运起算;主运从木运起算;客运则不固定,它是随大运逐步转移。

3)在说明气候变化方面:大运推算 60 年的气候变化,以及一年之中气候变化的太过不及;主运是推算一年五个季节的正常气象变化;客运则是推算 60 年中每年五个季节的异常气象变化。

为了更好地理解大运、主运、客运的应用,我们不妨拿一年来算一算,例如戊戌年,戊为天干,以天干取运,前面谈过"戊癸化火",那么这年的大运是属火,戊为阳干,故这年又是火运的太过之年。客运是应从火运算起,配合五音则初运为太徵,再以五行和太少相生的顺序推下去,则二运为少宫、三运为太商、四运为少羽、终运为少角。至于主运,仍是年年固定,如春为木运、夏为火运等。

二、六气

六气是"风、暑、火、湿、燥、寒"的统称。它是结合地支,用以说明一年中的正常气候变化,以及各年气候的异常变化。每年的六气,分主气、客气两种,主气用以测常,客气用以测变。同时客气加在主气上面,称"客主加临"。

1. 主气　"主气"即是"主时之气",用来说明四时 24 节气候的正常规律。六气主时,简称六步,分属于每年各季节中,固定不变,所以称为"主气"。

推断方法:主气从大寒日开始推算,四个节气转一步,把 24 节气分为三阴三阳的六步,它的次序是初之气为厥阴风木,二之气为少阴君火,三之气为少阳相火,四之气为太阴湿土,五之气为阳明燥金,终之气为太阳寒水。基本上也是按五行相生的顺序推算的,与主运相同,不过其中火分为二,君火属少阴,相火属少阳,所以气有六而运只有五(其中君火主宰神明,本身不主运,只有相火代为主运)。主气推步的简单口诀是:"厥少少,太阳太"。

《素问·六微旨大论》:"愿闻地理之应六节气位何如? 岐伯曰:显明之右,君火之位也。君火之右,退行一步,相火治之。复行一步,土气治之。复行一步,金气治之。复行一步,水气治之。复行一步,木气治之。复行一步,君火治之。"

这是讲六气主时的位置。"显明"是指春分节,依次向下推算,它是处于厥阴与少阴的交界线上。"之右"是指右旋的方向(这里的左右,是以南面而立为依据)。"退行一步"古代臣见君,以退为出,向右退行之意。"复行一步"就是复返一步。

这节经文也就是说每年之内六节治时,推算主气的方法,每气各主四个节气,四六二十四节气为一年(节气是古代划节测时的办法,把一年分为二十四节气,每节十五天。总的推算是:五日为一候,三候为一节,六节为一季,四季为一年,五年为一转,六十年为一周)。

【参考资料】

(1) 六气交节推算方法:古人是按照周天 365 度用六分计算(即以六除之),六气每步各主以 60 日 87.5 刻,每年计时刻皆起于大寒节。古人计时,用的是铜壶滴漏法,每一昼夜为五刻。计算方法,例如甲子年,甲子时大寒节寅时计算为初刻,也就是初运初气,但是在计算方法中,二者犹有区别,建运以五计,定气以六计,循行无间,其中参差,成为计算运与气分五、六的关键。

(2) 六气计气时刻法

1) 从大寒节日寅初刻起算,至二月半子时五刻,计时 60 日 87.5 刻,为第一步,亦即六气中的初之气,余下 12.5 刻,便并入二之气。

2) 二之气:将初气余下的 12.5 刻,再加上 75 刻,亦为 87.5 刻,二之气从子时六刻气,60 日 87.5 刻计算,是戌时四刻,二气之尾刻实余 25 刻,再并入三之气计算。

3) 三之气:将二之气余下的 25 刻再加上 62.5 刻,亦成为 87.5 刻,起气时由戌时五刻起到 62.5 刻,值酉时五刻,余下 37.5 刻,并入四之气计算。

4) 四之气:将三之气余下 37.5 刻,再加上 50 刻,亦成 87.5 刻,从酉时六刻计四时之气,至 60 日 50 刻,值未时四刻,余下 50 刻,并入五之气计算。

5) 五之气:将上余的 50 刻,再加上 37.5 刻,亦成 87.5 刻,60 日 37.5 刻,从未时五刻算起至 37.5 刻,值午时五刻,余下 62.5 刻,并入终之气计算。

6) 终之气:将以上余下的 62.5 刻,再加上 25 刻,至 60 日 87.5 刻,值辰时四刻,从午时之六刻算到 60 日 25 刻,余下 75 刻,即可纳入下年(乙丑年)的岁内。

以上是六气循环的一周时刻。

(3) 主气的气候常规:用主气说明一年之中气候的正常变化,与春夏秋冬四季的意义相同,同时也与五运的主运意义相同,但六气推步则更为细致,如四季气候,一般是春温、夏热、秋凉、冬寒,如果用六气的风、暑、湿、火、燥、寒,以说明一年的气候正常变化,则更较具体。如表 8-6:

2. 客气 客气是指时令气候的异常变化(如应冷反热,应热反冷),它是年年有变化,与主气的固定不移者有区别,它和客运同样,年年如客之往来无常,故称"客气"。

表 8-6 节气、六气与气候的关系

六气(步)	初	二	三	四	五	终
节气	大立雨惊 寒春水蜇	春清谷立 分明雨夏	小夏芒小 满至种暑	大立处白 暑秋暑露	秋寒霜立 分露降冬	小大冬小 雪雪至寒
六气(位)	厥阴风木	少阴君火	少阳相火	太阴湿土	阳明燥金	太阳寒水
气候常规	多风	转热	炎热如火	雨湿浸淫	凉燥	水冰地坼

(1) 推算方法:客气的循行,是以阴阳先后为次序,即是:厥阴→少阴→太阴→少阳→阳明→太阳。简单的口诀是:"厥少太,少阳太"。总的说是起于厥阴,终于太阳,和主气循行、按五行相生的推演,有着根本性的不同。

推算客气,首先要算出每年的司天在泉。因为客气的初之气,常起于在泉的左间。"司天"、"在泉"为决定每岁客气的三之气与终之气的标准。"司天"为三之气,"在泉"为终之气,终之气左间气,为初气。这是客气的循行和简单的推算方法。

什么叫司天? 通俗的讲,就是当令的气候。即三阴三阳主气时所表现的天气变化,也就是讲"风、寒、暑、湿、燥、火"六气,用司天位置来论其阴阳的属性。在每年上半年的天时气象,名为"司天"。什么叫在泉? 在泉是五运之化行与地气相感以后形成的气候。也就是地气感于不同的岁运而产生不同的气候。每年下半年以地气为主,故曰"在泉"。

《素问·六元正纪大论》云:"岁半以前,天气主之,岁半以后,地气主之。"这就是说上半年的客气,称为司天,下半年的客气,称为在泉。司天、在泉的推算方法,就是根据每年的地支符号,按前述地支配五行的规律而决定的。如表 8-7:

表 8-7　年支与司天、在泉的推算

年支	司天	在泉
子午	少阴君火	阳明燥金
丑未	太阴湿土	太阳寒水
寅申	少阳相火	厥阴风木
卯酉	阳明燥金	少阴君火
辰戌	太阳寒水	太阴湿土
己亥	厥阴风木	少阳相火

　　司天在泉(客气)的六步推算法:简单地说,是用一二三和三二一,这是推算司天在泉的主要依据(一二三的一指的是一阴,即厥阴。二是二阴,即少阴。三是三阴,即太阴。三二一的三指的是三阳,即太阳。二是二阴,即阳明。一是一阳,即少阳)。每年司天在泉的推演方法,如子午之岁,君火司天,君火为少阴,少阴为二阴,二阴对二阳,即在泉为阳明。二阳生三阳,故阳明的左间为太阳(阳明生太阳)。其余各年司天在泉的气化,亦同此类推。

　　一年之中的司天在泉,有阴阳之不同,如阳司天,则阴在泉,阴司天,则阳在泉,而其中少阴与阳明,太阴与太阳,厥阴与少阳,又是相互配合的,如戊戌年,戌为太阳寒水司天,太阴湿土在泉,上半年阳司天,下半年阴在泉,如果到次年是己亥年,则是厥阴司天,少阳的泉,上半年阴司天,下半年阳在泉。

　　一年有六气,即司天在泉加四步间气,分属于三阴三阳,这是将一年中的客气分为六个阶段,所以讨论了司天在泉以后,还要继续讨论四步间气的问题,而四步间气又必须在司天在泉固定下来以后,才能推算,因为它是随着司天在泉的转移而转移的。什么是四步间气呢?四步间气就是司天两旁的左间右间,加上在泉两旁的左间右间。

　　为什么同是东或西的一个方向,而一为左间,一为右间呢?这是因为看司天在泉图时,所向的方向有所不同的缘故。

　　《素问·五运行大论》:"论言:'天地者……面北而命其位'……。帝曰:何谓下……'面南而命其位'。"所谓"面北而命其位"是看司天的方向,因在泉在北居下,故看司天必面向在泉,确定了这个方向以后,那就知道在司天两旁的间气,东是右间,西是左间。所谓"面南而命其位"是看在泉的方向,因司天在南居上,故看在泉必面向司天,确定了这个方向以后,那就知道"在泉"两旁的间气,东在左间,西在右间。

太阳
（司天）

阳明
（右间）

厥阴
（左间）

少阴
（左间）

少阳
（右间）

太阴
（在泉）

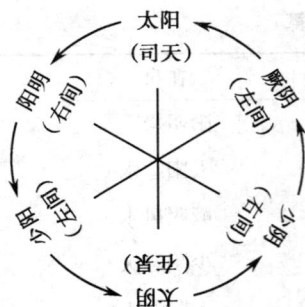

**图10 戊戌年的司天在泉和
四步间气图**

为什么说四步间气是跟随每年的司天在泉的转移而转移的呢？例如戊戌年为太阳寒水司天，太阴湿土在泉，在"司天"两旁的间气是阳明为右间，厥阴为左间；在"在泉"两旁的间气是少阴为右间，少阳为左间（图10）。

到了第二年己亥年，司天在泉之气转移，它是厥阴风木司天而少阳相火在泉。那么，在司天两旁的间气是太阳为右间，少阴为左间；在泉两旁的间气是少阴为右间，阳明为左间了。四步间气随着司天在泉的转移，还包括了阴阳升降的道理。四步间气的转移说明阴升则阳降、阳升则阴降。

《素问·五运行大论》："左右者阴阳之道路"亦即是这个意思。如太阳司天转移为厥阴司天，则少阴升到左间，而右间的阳明则下降，这就成为阴升则阳降的情况。其余可类推。

张景岳有司天在泉，并客气要诀一首："子午少阴为君火，丑未太阴临湿土，寅申少阳相火旺，卯酉阴阳燥金所，戊戌太阳寒水边，己亥厥阴风木水。初气起地之左间，司天在泉对面数。"

（2）客气的气化规律：司天在泉与四步间气所主气化在时间上区别。《素问·至真要大论》云："司左右者，是谓间气也……主岁者纪岁，间气者纪步也。"这就是说司天在泉是主一年的气化，而四步间气，每步只主60.875天的气化（6步合计365 1/4天，即一年）。

1）客气司天的一般规律：《素问·至真要大论》中明确指出："厥阴司天其化以风，少阴司天其化以热，太阴司天其化以湿，少阳司天其化以火，阳明司天其化以燥，太阳司天其化以寒。"这就是客气司天的气化规律。

2）客气的胜复变化：什么是胜复？胜是主动的，作强胜解。复是被动的，作报复解。所谓"胜复之气"即上半年有超常的胜气，下半年随之而发生相反的复气，如上半年热气偏胜，则下半年寒气来复等。

《素问·天元纪大论》云："物极谓之变。"用后世的话来说，即物极必反，寒极生热，热极生寒之意。前面谈过，上半年为司天之气主政，下半年为在泉之气主政，所以这里实际上是说：司天之气有胜，则在泉之气有复。《素问·至真要大论》说："帝曰：胜复之功，时有常乎？气有必乎？岐伯曰：时有常位，而气无必也。帝曰：愿闻其道也？岐伯曰：初气终三气，天气主之，胜之常也；四气尽终气，地气主之，复之常也，有胜则复，无胜则否。帝曰：若复已而胜何如？岐伯曰：胜至则复,无常数也,衰乃止耳,复已而胜,不复则害,此伤生而也。"这一节经文说明了如下四个问题:一是说明胜复之气在时序是有一定的规律。初气到三气是上半年司天主政,发生了超常的气候叫胜气,四气到终气为下半年在泉之气主政,发生与上半年相反的气候叫复气。二是说明胜复之气每年有无,没有一定的规律。上半年有胜气,下半年才有复气,如无胜气,则无复气。三是说明有胜气,不一定有复气。如有胜无复,就产生灾害,以致人体真气衰竭,生机受伤。四是说复后有胜,并不等于循环不变,因胜气不止一种,它随气候变化的具体情况而定。

(3)客气的不迁正、不退位:客气的司天在泉,虽然每年转换一次,但亦有气候反常,不按一般规律推移的。这就是《素问·遗篇·刺法论》所谓"不迁正"、"不退位"、"升不前"、"降不下"的问题。

所谓"不退位"如今年应该是太阳寒水司天,如果去年的阳明燥金司天之气有余,复作布政,留而不去,因而影响了今年太阳司天不得"迁正"就位,相应的也影响了左右间气的升降,"升不前,降不下"了。所以"不退位"也可以说是岁气司天的"至而不去"。"不迁正"也可以说是岁气司天的"至而不至"。

总之,客气司天的气化规律,虽有以上三种,但归纳之,第一种是说明客气司天气化的一般规律,而第二种客气的胜复和第三种不迁正、不退位,则是说明客气司天气化的异常变化。

3. 客主加临 每年轮转的客气,加在固定的主气之上,便称为"客主加临"。客主两气结合起来,主要是为了便于观察主气的常序和分析客气的变化。客气加在主气之上,有三种情况。

(1)属顺——顺则代表本年气候的异常变化尚不大,对人体来说,发病轻而缓。

(2)属逆——逆则代表本年气候异常变化较大,对人体来说,发病重而急。

(3)属同气——同气则代表本年气候变化剧烈,对人体来说,发病也剧烈。

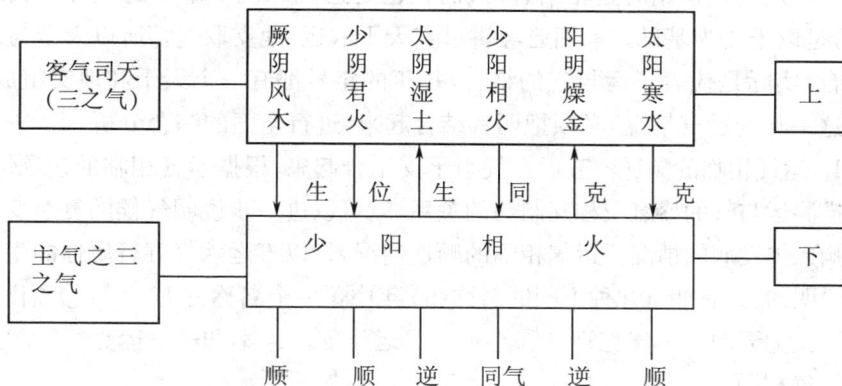

从上所示可以看出,客主加临气化的顺逆,是根据两个原则决定的:

(1)根据五行生克,即客气生主气或克主气者为顺,相反则逆。

(2)根据君臣位置,如客气的少阴君火,加于主气的少阳相火之上,两者都属火,用生克无法解释,必用君臣的位置来区别。《素问·六微旨大论》云:"君位臣则顺,臣位君则逆。"今君火加于相火,是君位臣,故属顺。反之则属逆。

总之,气化的顺逆,虽有以上两种算法,但两者有一个共同点,即客气的力量胜过主气为顺(上胜下),相反,主气的力量胜过客气的力量为逆(下胜上)。《素问·至真要大论》云:"主胜逆,客胜从。"也就是这个意思。如客气的少阳相火,加于主气的少阳相火之上,即无生克,亦无君臣之异,两者性质完全相同,则称"同气"。

总的来讲,在六气内讨论了主气、客气、客主加临三个问题。主客二气的区别在于:

(1)主气用以说明一年24节气候的正常规律,年年不变。客气用以说明一年时令气候的异常变化,年年不同。所以主气用以察常;客气用以测变。

(2)主气推算顺序的口诀是:"厥少少,太阳太"。客气推算顺序的口诀是:"厥少太,少阳太"。

(3)三之气,在客主加临中,客胜主为顺,主胜客为逆,客主的五行属性相同者为同气。

以上是主气和客气的基本特点,但主气与客气在应用上,又是互相结合而不可分割的,这一点表现在"客主加临"的问题上,把客气和主气加起来,就能更具体地推测一年气候的逆顺等情况,从而预测它对人体的影响。

三、五运六气结合运用

五运六气在运用时是相结合的,而且也是运气学说中重要的一环。其结合方式,是以干支为基础。前面已经讲过:"天干取运,地支取气。"所以天干与地支的结合,实际是代表了运与气的结合,每年的年号都有一个天干和地支组成,要推测这一年的运气情况,必须把两者结合起来,进行全面的综合分析。

1. 运气相临的顺逆 五运六气与干支结合起来,根据运气相临的逆顺情况,用以推测运与气的盛衰及相互制约的关系,就可以进一步说明气候的复杂变化以及影响人体发病的情况。运气相临的顺逆情况,是以五运六气五行属性的生克关系来说明的,共有如下几种不同的名称(60年中每一个名称占12年):①顺化——气生运。②天刑——气克运。③小逆——运生气。④不和——运克气。⑤天符——运气相同。

至于哪些年是顺化、天刑、小逆、不和、天符,那是根据年号的干支及五行生克情况或属性相同与否来推算的(图11)。

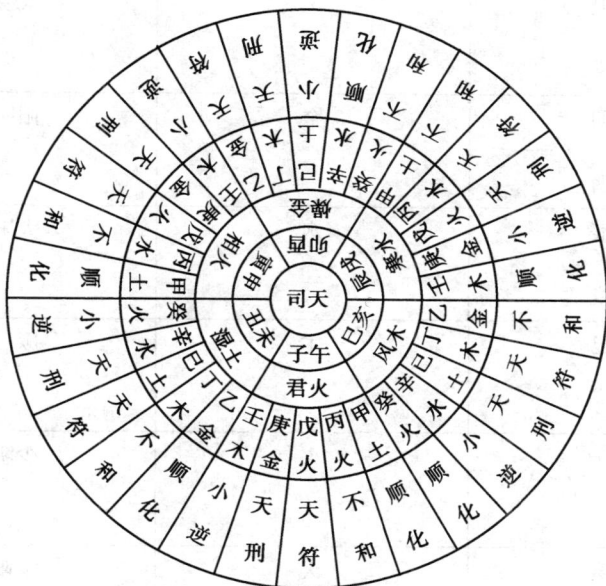

图 11　六十年运气相临顺逆图

总之,我们只要掌握前面谈过的公式,对任何一年运气相临的顺逆情况,都可以推算出来,比如戊戌年,天干的戊属火(运),地支的戌属水,为太阳寒水司天(气),水克火,即气克运,所以这年是天刑年,气候变化以六气为主。又如己亥年,天干的己属土(运),地支的亥属木,为厥阴风木司天(气),木克土,即气克运,所以还是天刑年。

2. 天符与岁会　在平气年份中,又根据运与气结合的不同情况,分为天符、岁会、太乙天符、同天符、同岁会五种不同年份,其基本精神如下:

(1) 天符:凡岁运与司天之气相合(即大运值年天干与客气司天地支的属性相同),便称为"天符"。《素问·六微旨大论》说:"土运之岁,上见太阴;火运之岁,上见少阴;金运之岁,上见厥阴;水运之岁,上见太阳。"在一周 60 年中,逢天符年共计有 12 年,见表8-8。

(2) 岁会:凡岁运与年支相合,同时又得五方之正位,便称为"岁会"。

《素问·六微旨大论》说:"木运临卯,火运临午,土运临四季,金运临酉,水运临子,所谓岁会,气之平也。"在一周 60 年中,逢岁会年共计有 8 年(表8-9)。

表8-8　天符推算表

年　号		大　运	司　天
己	丑 未	土	太阴湿土
乙	卯 酉	金	阳明燥金
丙	辰 戌	水	太阳寒水
丁	巳 亥	木	厥阴风木
戊	子 午	火	少阴君火
戊	寅 申	火	少阳相火

表8-9　岁会推算表

年　号		属　性	方　位
甲 己	辰 戌 丑 未	干支同属土	土居中央
乙	酉	干支同属金	金居西方
丁	卯	干支同属木	木居东方
戊	午	干支同属火	火居南方
丙	子	干支同属水	水居北方

（3）太乙天符：凡既逢天符，又为岁会，便称为"太乙天符"。

《素问·天元纪大论》称作"三合为治"。《素问·六微旨大论》叫做："天符岁会，太乙天符之会也。"在一周 60 年中，逢太乙天符年共有 4 年(表8-10)。

292

表 8-10　太乙天符推算表

年　号	大　运	司　天	年　支
己　丑 　　未	土	太阴湿土	土
乙　酉	金	阳明燥金	金
戊　午	火	少阴君火	火

（4）同天符：凡岁运（大运年干）与年支均属太过（干支均属阳），同时岁运的属性又与在泉之气的属性相同者，即为"同天符"，《素问·六元正纪大论》说："太过而加同天符。"在一周 60 年中，逢同年符年共计有 6 年（表8-11）。

表 8-11　同天符推算表

年号干支均属阳	岁运年干属性	在泉属性
甲辰	土	土
甲戌	土	土
庚子	金	金
庚年	金	金
壬寅	木	木
壬申	木	木

（5）同岁会：凡岁运与年支均属不及（干支均属阴），同时岁运的属性又与在泉之气的属性相同者，即为"同岁会"。《素问·六元正纪大论》说："不及而加同岁会。"在一周 60 年中，逢同岁会年共计有 6 年（表8-12）。

表 8-12　同岁会推算表

年号干支均属阴	岁运年干属性	在泉属性
辛未	水	水
辛丑	水	水
癸卯	火	君火
癸酉	火	君火
癸巳	火	相火
癸亥	火	相火

关于太符、岁会等,总的来说,使用以区别运气相合的不同年份,进一步分析气候的常变。在 60 年中,计有天符年 12,岁会年 8,太乙天符年 4,同天符年 6,同岁会年 6,合计 36 年,除掉重复者 10 年外,实只得 26 年。兹将此五种不同年份的基本情况简要归纳如下:

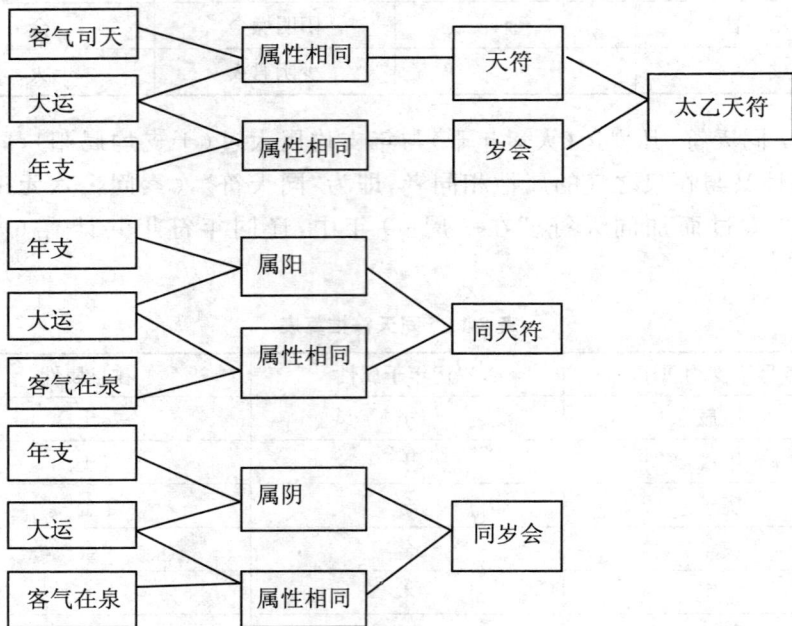

```
客气司天 ┐
大运    ├─ 属性相同 ─ 天符 ┐
年支    ┘                  ├─ 太乙天符
       ┌─ 属性相同 ─ 岁会 ┘

年支   ┐
大运   ├─ 属阳
客气在泉┤
       └─ 属性相同 ─ 同天符

年支   ┐
大运   ├─ 属阴
客气在泉┤
       └─ 属性相同 ─ 同岁会
```

第二节　运气学说在医学上的运用

运气学说运用在医学上,首先是说明外在自然气候对人体的影响,其中主要是提出了六淫的致病因素,并运用五行学说的原理,以说明发病情况,在临床上,可以作为帮助诊断和确定治疗的参考。

从发病的规律来看,由于五运变化,六气变化,五运六气相结合的变化,各有不同的气候,所以影响人体的发病情况亦有不同,兹分述如下。

一、五运发病

五运的太过不及(大运值年天干的阴阳),都能引起人体发病。如丁年壬年均属木运,丁为岁木不及,壬为岁木太过,就代表了气候的两种反常变化。

因岁木不及则燥气流行（燥金克木），以致肝木易于发病；相反的岁木太过则风气流行，脾土易于受邪（木克土）。《素问·气交变大论》云："岁木不及，燥乃大行，生气失应，草木晚荣……民病中清，胠胁痛，少腹痛，肠鸣溏泄。"又云："岁木太过，风气流行，脾土受邪，民病飧泄，食减，体重……烦冤，肠鸣，腹支满。"

【参考资料】　五运的气化变迁，另外又有平气、不及、太过三气的纪名，凡五运主岁之气候正常的，便叫做"平气之纪"。例如水运平气，叫做"静顺"（按五运三气之纪，可参考《素问·五常政大论》），就是指这年水行的德性正常，表现雨水调和，对生物的生长有利。若水行不及之时，则雨水少而火必来克，便成旱年，这时沟渠干涸，草木枯死，所以称之为"涸流之纪"。因此，其对生物的影响则各有不同。（表8-13，表8-14）

表8-13　五运三气之纪表（据《素问·五常政大论》）

三气 ＼ 五运	木	火	土	金	水
平气	敷和	升明	备化	审平	静顺
不及	委和	伏明	卑监	从革	涸流
太过	发生	赫曦	敦阜	坚成	流行

表8-14　五行三气之纪发病规律表（据《素问·五常政大论》）

	木	火	土	金	水
平气	里急支满	眴瘛	病痞	病欬	病厥
不及	动缓戾拘，惊骇，摇动注恐，肢废，痈肿，疮疡	痛，昏惑悲忘	疡、涌、分溃、痈肿，濡滞，留满痞塞，飧泄	嚏、咳、鼽、衄	燥槁，痿厥坚下，癃闭
太过	掉眩，巅疾，病怒，吐利	笑、疟、疮疡、血流，狂妄，目赤	腹满，四肢不举	喘喝，胸凭仰息，病咳	病胀

从上可以看出：五运三气之纪的发病是古人运用五运六气学说对疾病的一种归纳方法，含有举例示范的意思，不能认作固定不变的公式。从发病的症状来看，必须联系五脏来理解。如金运之纪，不管平气、太过还是不及，其发病总不离乎肺，土运又不离乎脾等，只不过在发病程度上有不同而已，其所以有此不同，除

295

决定于人体正气外,又与邪气的强弱密切有关。

二、六气发病

1. 司天在泉胜气发病　　司天胜气发病,如子午年是少阴君火司天,火旺则克金,那么肺病较多。故《素问·至真要大论》说:"少阴司天,热淫所胜,沸热至,火行其政,民病胸中烦热,嗌干,右胠满,皮肤痛,寒热咳喘,大雨且至,唾血血泻,鼽衄嚏呕,……病本于肺。"这是上半年发病。少阴司天则阳明在泉,阳明在泉之燥气太过则克木,故肝病较多。本节经文又说:"岁阳明在泉,燥淫所胜,……善太息,心胁痛。"这是下半年发病情况。

【参考资料】《素问·五常政大论》:"其岁有不病,而脏气不应不用者,何也?岐伯曰:"天气制之,气有所从也。"此节经文说明人之发病,有不因岁运的太过不及关系,而是由于司天六气的影响。从而我们更可以体会到人与自然变化关系之密切。此节经文下面即岐伯详细叙述六气司天引起自然变化及人体发病的情况,原文较冗长,今选择有关发病规律方面的原文归纳如表 8-15,以资参考。

表 8-15　三阴三阳司天,六气下临,厥气上从与发病关系表

三阴三阳司天	六气下临	脏气上从	发病规律
少　阳	火　气	肺　气	咳嚏鼽衄,鼻窒口疡,寒热胕肿;心痛,胃脘痛,厥逆,鬲不通
阳　明	燥　气	肝　气	胁痛目赤,掉振鼓栗,筋痿不能久立;小便变,寒热如疟,甚则心痛
太　阳	寒　气	心　气	心热烦,干,善渴,鼽衄,喜悲,数欠;善忘,甚则心痛;水饮内积,中满不食,皮皲肉苛,筋脉不利,甚则胕肿,身后痛
厥　阴	风　气	脾　气	体重,肌肉痿,食减口爽,目转耳鸣;赤沃下
少　阴	热　气	肺　气	喘,呕,寒热,嚏,鼽、衄、鼻窒;甚则疮疡;胁痛,善太息
太　阴	湿　气	肾　气	胸中不利,阴痿,气大衰而不起不用;反腰椎痛,动转不便,厥逆;心下痞痛;少腹痛,时害于食

　　根据上表,由于三阴三阳司天在泉不同,自然现象中六气变化各异,因此引起人体不同脏气的发病,其中贯穿着五行相克的理论,如火气下临,则引起肺脏发病,及由火克金的缘故,其余诸脏发病与此同义。

2. 司天在泉主胜客胜发病 这就是前面谈过的客主加临问题,按加临的情况判定,属顺则情况轻而缓,属逆则发病重而急,属客主同气则发病倍剧。

【参考资料】《素问·至真要大论》三阴三阳司天在泉,客胜、主胜的发病情况(表8-16)

表8-16 三阴三阳司天在泉,客胜、主胜的发病情况

	司　　天		在　　泉	
	客　胜	主　胜	客　胜	主　胜
厥　阴	耳鸣掉眩,甚则咳	胸胁同,舌难以言	大关节不利,内为强拘瘛,外为不便	筋骨摇并,腰腹时痛
少　阴	喷嚏,颈项强,肩背发热,头痛少气,发热耳聋目瞑,甚则胕肿血溢,疮疡咳喘	心热烦躁,甚则胁痛支满	腰痛,尻股膝髀腨胻足病,瞀热以酸,胕肿不能久立,溲便变	厥气上行,心痛发热,膈中众痹皆作,发于胠胁,魄汗不藏,四逆而起
太　阴	首面胕肿,呼吸气喘	胸腹满,食已而瞀	足萎下重,便溲不时,湿客下焦;发而濡泻,及为肿,隐曲之疾	寒气逆满,食饮不下,甚则为疝
少　阳	丹胗外发,及为丹疮疡,呕逆喉痹,头痛益肿,耳聋血溢,内为瘛疭	胸满咳仰息甚而有血,手热	腰腹痛而反恶寒,甚则下血溺血	热反上行而客于心,心痛发热,格中而呕
阳　明	清复内余,咳衄溢塞,心鬲中热咳不止而白血出者死		清气动下,少腹坚满,而数便泻	腰重腹痛,少腹生寒,下为溏,则寒厥于肠,上冲胸中,甚则喘不能立
太　阳	胸中不利,出清涕,感寒则咳	喉痹中鸣	寒复内余,则利股胫足膝中	腰尻痛屈伸不痛

三、五运六气结合发病

上面所谈是五运发病与六气发病的两个方面。因五运发病脱离不了六气的变化,而六气的变化,又必须按五行的规律来推移,所以五运六气发病,仍是用五行生克的方法来推测六气的变化及对人体的发病的影响。

五运六气结合发病,是以运气相临的顺逆为标准的;气生运的"顺化",与运气相同的"天符"则发病较重。气克运的"天刑"、运生气的"小逆"和运克气的"不

和"则发病较轻。

其次在平气年中,发病情况也各有不同,一般说,天符年得病急剧而危险;岁会年,得病较慢而病程较长;太乙天符年得病,多急暴死亡。正如《素问·六微旨大论》说:"天符为执法;岁会为行令;太乙天符为贵人。帝曰:邪之中也奈何?岐伯曰:中执法者,其病速而危;中行令者,其病徐而持;中贵人者,其病暴而死。"

再从运气发病的治法来看,一般在治疗上,结合运气学说的运用原则,一方面是根据外因的性质及病情特点;另一方面是掌握药物的性能和气味,其基本法则亦脱离不了正治与反治的范畴。《素问·至真要大论》说:"风淫于内,治以辛凉;热淫于内,治以咸寒;湿淫于内,治以苦热;火淫于内,治以咸冷;燥淫于内,治以苦温;寒淫于内,治以甘热。"这是以六淫为病作为治疗依据的。

另外关于六淫胜复的发病,《素问·至真要大论》总结的治法规律是:"治诸胜复,寒者热之,热者寒之,温者清之,清者温之,散者收之,抑者散之,燥者润之,急者缓之,坚者软之,脆者坚之,衰者补之,强者泻之,各安其气,必清必静,则病气衰去,归其所宗,此治之大体也。"

总之,六气太过为病的治疗方法,在《内经》中介绍了一般的治疗规律,只言其常而未及其变。因此,我们在临床上就必须灵活掌握,而不能拘泥。虽然,发病因素是确定治疗的主要依据,但患者的体质、症状等,是辨证的主要关键。因此,对六气发病的治疗,必须要结合四诊八纲,才能订出正确的治疗方针。所以对上述的治疗法则,我们不能以机械的观点去领会它。

第三节　结　语

五运六气是古代天文气象学说中的一部分,运用到医学中来,就成为研究自然气候变化及其影响人体发病的一种理论。这种理论的建立,是以阴阳五行为核心,天人相应整体观念的主导思想为基础的。所以它是一种"天地人三者合一"的理论工具。在医学上用它来推测外感病因,作为诊断、治疗以及预防等方面的参考。前面所讨论的内容,概括之有下列几个方面:

一、五运

1. 大运　以 5 年一小转,60 年一大转(甲子一周),用以说明每年的气候变化。每年的岁运,有太过不及之异,以十天干配合五行,阳干代表太过年,阴干代表不及年。分别以五音的太少来代表说明之。

2. 主运　用以说明一年四季气候变化的常规,和四季的意义相似,主运、客运都从大寒日起,每运的时间为 73 日 7 刻。

3. 客运　用以说明一年之中异常的气候变化,年年有异,按大运年干而推移。

二、六气

1. 主气　说明一年中气候的正常变化,与四季的意义相似,但较之更为细致。主气与主运的规律是一致的,但气有火分俊相之区别。六气亦从大寒开始,按 24 节,每气各主四个节气,分为六步,主气循行次序为厥、少、少、太、阳、太。

2. 客气　说明每年气候的反常变化,年年交还不定。其循行次序为"厥、少、太、少、阳、太",与主气不同。

3. 由于主气固定不变,而客气则年年推移,因此,客气加在主气之上,便称为"客主加临"。用以观察和分析气候的正常和异常变化。

4. 司天在泉及四步间气　是将客气分为六步,分属与每年 24 节气中,六年循环,一年转移一次,按步推移,每步只主 60.875 天的气化,而司天、在泉则分主每年上半年和下半年的气候变化。

三、运气结合

运与气的结合,根据其相临的顺逆情况,分为"顺化、天刑、小逆、不和、天符"等名称。而在平气中又分"天符、岁会、太乙天符",这是以岁运、年支、司天之气属性来计算的。另外又有"同天符,同岁会",这是以岁运与年支的太过不及(属阴属阳)和岁运与在泉之气的属性而确定的。这些都是用以归纳和分析气候异常变化的方法。

四、运气学说在医学上的运用

1. 运气变化的发病情况　运气变化的发病,皆以六淫为主,因此,五运六气发病的规律是一致的,是以六气和五脏的属性,从其相克的关系来说明的。这种规律,实质上就是用五运六气来总结归纳的一种方法。在临床运用时,要灵活掌握,对运气公式,不能以机械的观点来领会它。

2. 运气发病的治疗　司天在泉,胜气为病的治疗和六气胜复为病的治法,可以说是一般外感疾病的治疗常规。在临床上,应当以六淫之邪的性质,发病特点,以及药物的性能等,并根据"辨证论治"的原则来确定治法和选用药物,这样才能获得应手之效。

一、《内经》教学的体会——如何备好《内经》课

实践证明要想课堂讲课好，必须要课前备课好；要想课后效果好，又必须要课余辅导好，此三者是相辅相成的，是教学上的普遍规律。《内经》教学，当然不例外，可是在具体方法上则又有其特殊情况。现将有关这方面的点滴体会介绍如下，希望对中医院校的教学工作者，能有所受益，以利《内经》教学质量的提高。

1. 准备工作　这个准备工作是指没有开始写讲稿之前，关于这个工作的准备，应该是注意以下两点：

（1）广泛搜集资料：在确定教材的前提下，依据教学大纲所规定的教学目的和教学要求进行备课，在备课前，首先要根据教学时数，从教材内容中所有章节，确定重点，分清主次，进行全面安排，然后拟订教学进度大纲。在这一基础上便着手搜集与教学内容有关的参考资料，主要是从各家的注释中选择一、二家作为主要的参考资料，其余则如报章杂志的报道；甚至旁及电影、戏剧等有关医学内容，只要和讲义内容有联系的，都可以作为备课的资料（但在采用时，还须要经过一次细致的选择），因备课的内容要求丰富，不能课堂上讲一点，备课资料也只写一点，一般要求备课资料当大于课堂讲解的五倍。

（2）充分掌握特点：这里所说的特点是指两方面。一是指教材方面的，另一个是指教学方面的，即对象的特点，只有掌握了这两方面的特点，才能做到心中有数，有的放矢。

首先谈谈《内经》课程的特点，从这门课的性质来讲是属于理论性的，理论比较抽象，讲起来使听者易感枯燥；从《内经》的文字来说比较古奥，从其内容来说比较精深，所以唐·王冰曾这样评论："其文简、其意博、其理奥、其趣深"，是十分确当的。其次关于教学对象的特点，本科班的同学，基本上都是高中毕业生，一般来讲他们具有以下几个特点：一是年龄一般均在 18～25 岁，正是脑力高度发达的时候，理解和记忆都行，特别是理解力较强。二是古文基础较

差：高中毕业生，语文虽有一定的水平，但对古文的理解不是太强的，所以对《内经》原文的阅读估计会有一定的困难存在。三是缺少医学知识：高中毕业的同学对医学知识还是贫乏的，尤其是对中医理论可以说是一无所知的，但对现代医学却有一些常识，如呼吸、消化、循环，以及巴甫洛夫大脑皮层学说等均有一些印象，故而在学习中医理论时，要防止他们以现代医学来硬套中医的理论。四是有课堂问答的习惯：课堂提问当堂解答，在本科班同学来说是有习惯的，因而可以采用课堂提问，从而可促使其集中思想听课，并不会造成紧张情绪。

掌握了以上特点后在整个备课过程中，便应当自始至终地加以注意。如以《内经》的文字古奥而本科班同学古文水平较差来说，则要注意某些词句，或个别字的理解，都要作详细的说明，并且要用现代语汇作通俗讲解，借此扫除文字上的障碍，才能使其从基本上理解。又如以他们具有少许的现代医学常识，为了防止其生搬硬套，则在开课时先作一课前报告，说明中医理论是具有它独特的理论体系的，如阴阳五行的基本理论，天人相应的整体观念；生理、病理的认识，是以生理功能和病态反映为基础的。并且说明《内经》这些理论是后世医学发展的基础。诸如此类的问题，不仅在课前报告中强调，即在整个《内经》教学中，都应该强调这一点。又因其没有中医知识，故而对中医常用的名词术语，有必要作详尽的解释。由于他们有课堂问答的习惯，因而每次的第一堂课都要选择提问的内容，抓住每节中的重点，或基本知识，或重要的名词术语，在备课时便作出记号，或加注"提问"二字。又基于年龄的特点，对重要的经文既要求理解，又要求背诵，要理解背诵的经文，亦应充分考虑，加注"背诵""理解"字样。

2. 思想认识　前面已经讲过，《内经》是一门理论性课程，讲理论时如单纯讲理论则显得枯燥无味，因此一定要多结合实际作阐发性的说明；且理论的本身是来源于实践的，它是由实践而上升为理论的，我们学习理论的目的就是为了指导实践。理论和实践的关系，也就是毛主席所指出的实践、认识、再实践、再认识的形式，这是一个发展的规律，故在讲解时也不能违背这个规律，必须使理论和实际紧密地结合起来（但也不能勉强的处处结合）。在理论联系实际时，又必须注意到本科班的学生是没有临床知识的，故举例不能纯举临床病例，即使举病例也应当是最普遍和常见的疾病，如伤风、泄泻、消化不良等疾患，作为启发性的联系；另一方面可多用比喻和多举医学自然现象和日常生活体验等，特别是阴阳、五行、摄生等章节，它本来就是自然现象和日常生活体验的总结，因此多举这些例子，是能够帮助他们的理解，并能加深印象。

3. 具体方法 《内经》包括《素问》和《灵枢》,共计 162 篇,内容丰富多彩,在现行的教材中,只选择了部分内容(更有少数《难经》),全书分为阴阳五行、藏象、经络、病证、诊法、治则、摄生、五运六气等内容,在这些内容里,选择了《素问》、《灵枢》各篇中实用价值较高的经文。但由于各篇的文字有多少,内容有博简,中心思想有不同,所以在备课上就要根据不同情况,采用不同方法。总结起来有以下五种:

(1)分析演绎:这种方法适用于言简而意赅的(原则性强,概括性大的)。例如《素问·通评虚实论》所说的"邪气盛则实,精气夺则虚";又如《素问·评热病论》所说的"邪之所凑,其气必虚",前者是说明疾病形成虚实的关键,后者是指疾病形成的决定因素,两篇两句话只有寥寥可数的十八个字,然而它所包含的意义是广博的,因此要讲清其中意义,就不是简单的三言两语所能解决的。首先要说清楚邪气、精气的概念,正气在人体的功能,邪气和正气的矛盾关系,然后联系实际,用人与人,病与病的不同情况,用常见的流行病在流行期间有病与不病的区别,发病后症状相同而有轻重的区别,或同一疾病而显示着不同的类型,归根到底都是由于正气的关系,从而使同学们了解正气的概念,认识到正气在人体的作用,以及它对致病因子的作用,从而体会到"邪之所凑,其气必虚"这一论点的正确性。这样又可以为后面讲治则章"维护正气"、扶正祛邪、祛邪存正等理解打下思想基础。

其他如病机十九条;《素问·举痛论》中的九气为病;《素问·阴阳应象大论》中的五气所胜;《素问·调经论》中阴阳、表里、寒热虚实的形成,凡性质相类似的经文都采用这一种方法。

(2)综合归纳:综合归纳是用于原文长而内容比较单纯的。例如《素问·异法方宜论》原文计有 361 字,可是从其内容来看,不外是四个方面:①叙述五方气候的不同;②五方之人生活习惯的特点;③五方发病的概况;④采用不同的治疗方法。与此同时更着重说明四者之间存在的连锁关系,其关系是:由于气候和周围环境的不同,从而决定了该地生活习惯的方式;由于生活习惯的不同,又决定了某些病的发生;由于五方发生疾病的不同,因而又决定了治疗方法的不同,作这样的归纳,使同学听后能抓住其中心环节。

(3)综合分析:这种方法是适用于经文比较冗长而在内容上又彼此有联系的,例如《素问·上古天真论》所讲的男女的生长发育衰老的过程,就把所有经文的内容,先作一次全面综合,然后分为几个问题进行讲解,作系统地分析,这样一方面掌握了重心,另一方面也可以避免几节经文内容的重复。例如营

303

卫的问题,便把所有讲营卫的原文从其内容中分为五个大点来讲解,①营卫的概念;②营卫的来源和生成;③营卫的循行和分布;④营卫的功用;⑤营卫的区别和联系。

(4)举一反三:这一种方法常用于内容并不相同,而写作的方法是一致的。例如在《素问·阴阳应象大论》中的"东方生风,风生木,木生酸,酸生肝,北方生寒,寒生水,水生咸,咸生肾。"总的是以五行为代表,以五脏为中心,说明生理、病理、诊断、治疗等各方面,内容是相当丰富的。还有如《素问·四气调神大论》所讲四时养生方法,有:"春三月谓之发陈,……夏三月谓之蕃莠,……秋三月谓之容平,……冬三月谓之闭藏……"其写作的体例、思想方法和以上所引《素问·阴阳应象大论》一段经文有类似情况,像这样的经文,只着重介绍其中一节内容,有层次地、系统地讲解清楚,其余的便令同学自学,如是则既可以避免形式上的重复,又启发了同学使其独立思考。

(5)分段说明:这一种方法亦是用于经文较长而其内容不是单纯、写作的笔法是步步深入彼此衔接的。如《素问·上古天真论》所讲的"上古之人,春秋皆度百岁,而动作不衰;今时之人,年半百而动作皆衰者……故半百而衰也。"这节经文是较长的,内容也是多种的,因而便采用分段说明,这样听起来层次比较清楚。以上五种方法,在整个《内经》教学中,均可根据不同的经文分别采用。

4. 备课中必须注意的几个问题　在备课时对每堂课或每节经文必须注意以下几个问题:

(1)注意经文的剖析:讲解原文的目的是为了使学生了解其基本意义,所以在备课时就有必要对原文讲解的方法、次序都要做好准备,即个别的字句,都要溯本穷源作较详细的说明,有关这些资料,均要注明出处,作好充分准备。

(2)提示主题思想:在了解文意的基础上,再用精简的文字进行概括,进一步的提示某段经文的基本精神,从而使概念明确,重点突出。

(3)理论联系实际:讲解《内经》,尽可能说某经文的实践意义,也就是指导临床的价值。必要时举实际例子使同学能自己体会它的重要性,这样才可以使同学发生兴趣。

(4)确定使用教具:在某些章节的内容最适宜用什么教具,此时就要做好充分考虑,适用示意图还是归纳表?适用挂图还是模型?考虑成熟后,即可在讲稿上作出标志,并注明使用教具的类别。

(5)预拟作业题目:题目有大小两种类型。小题是思考题,它包括基本知识或基本理论的概念;大题是讨论题,其范围较大,同一章节中有联系的可归纳为一题,甚或几节内有联系的都可以抓其重点作为讨论题。思考题每个章节都有,讨论题则不然,有关这些问题在备课过程中均宜拟好,在拟题的多少、大小均要考虑到学生的课时与自修时间,不能让他们有过重的负担而造成过分的紧张,或是做作业时草率马虎。

(6)存疑问题的交代:凡历来存疑的问题或各家意见不一致的问题,如三焦问题,十一脏皆取决于胆、命门问题,是动病,所生病等。诸如此类,都首先罗列各家意见,最后发表自己主观看法,同意谁,不同意谁,都要说明。这样一方面引导引导学生钻研,找寻资料,另一方面使同学对这一问题的看法,初步有一结论,不致茫无头绪,无所遵循。

其他各章节之间有联系的,一定要把它们有机的联系,从而使之能深入的领会中医理论的整体性,譬如阴阳五行的内容已经牵涉到生理、病理、诊断、治疗等,那我们在讲藏象、病能、诊法、论治等章节时,便根据内容的实际情况、进行回顾,尤其是藏象和病证,病机、其联系性更大,凡可以回顾相互印证的,在备课时都应密切注意,指明章节,提出线索,进行启发性的提示,引导同学学会前后贯通,或予注明,标记为提问的题目。

二、漫谈学习和研究《内经》的方法与途径

《内经》距今已有二千余年的历史,今天学习它,仍有其重要性。《内经》它包括《素问》和《灵枢》共计182篇,内容丰富,博大精深,是中医学理论的渊源,又是中医学中其他各学科的理论基础。尤其值得关注《内经》中属于原则性指导思想的理论。例如治则中"治病必求于本","虚者补之,实者泻之",以及"虚者补其母,实者泻其子"等理论,是亘古不变的。也有人认为《内经》是中医学中最早的百科全书;《内经》的理论又是后世各门学科的理论基础。举例来说,其中的《上古天真论》、《四气调神大论》是养生学的代表作;《天年》是老年学的代表作;《阴阳应象大论》、《五常政大论》和《至真要大论》中的不少内容是治疗学的基础;运气学说的七篇大论是气象医学的代表作,其中还包含天文、地理、物候学等;《师传》、《本神》有医学心理学的内容;《素问遗篇刺法论》有传染病的论说,其他还有"情志疗法","五音疗法"、"五香疗法"、"饮食疗法"、"体质学说"等,都有丰富的内容,对指导医疗实践,都有其指导意义。所以我们学习中医,必须要学习、研究、掌握它的精髓,才能真正起到指导医疗实践的作用。

关于学习和研究《内经》的方法和途径,据个人之见,在学习上应分三步。

第一步要求读懂。由于《内经》成书很早,其时的文字,除用古文外,且文字

没有现在这么多,所以通借字、一字多义者较为多见。如果不懂之一点,有些文句便不能理解。现举几个例句以资说明:在《素问·逆调论》有:"人有四支热,逢风寒如炙如火者何也。"其中"支"同"肢"。又如《素问·评热病论》:"不能食者,精无俾也。"其中俾,同裨,作补益讲。又《素问·热论》有"其未满三日者,可汗而已。"已,音义同愈。又如《素问·调经论》中"血气者喜温而恶寒,寒则凝泣而不流。"泣,音义同涩,阻滞不通的意思。又如《素问·宣明五气》"膀胱不利为癃,不约为遗溺。"溺音义同尿,指小便。又如《素问·阴阳应象大论》中"春伤于风,夏发飧泄。"飧音义同餐,餐熟食也。餐泄即完谷不化,有人读"孙(sun)"字音,误也。飧者,晚饭也。古有"朝食曰餐,夕食曰飧"。又如《素问·阴阳应象大论》"能冬不能夏,……能夏不能冬。"能,音义同耐,意即"适应"。同篇又有"此阴阳更胜之变,病之形能也。"此"能",音义同态。形能,即病的症状表现。总之在《内经》中类似这样的字句还很多。如果不知读音和字义,对整句的文字便会发生理解的难度。故第一步首先解决文字关。要解古文中的文字关,必须要借助有关这方面的工具书如《康熙字典》、《中华大字典》、《古汉语字典》、《通借字字典》。在以上几部字典中都能找到答案。

第二步读通,所谓读通,即能正确地理解文义,不然不是曲解,便是闹出笑话。例如《灵枢·邪客》论治胃不和半夏秫米汤,其服法中云:"故其新发者,覆杯则卧,汗出则已矣。"昧者解为覆,反之意,将覆杯误认为"厌胜"之法,令患者服药后,覆杯几上,谓可安卧。实不知覆,古与复通,复杯实系再一杯,犹言新患者,服两杯即可安睡。观下文有"久者三饮而已也"可证。又有如一外科医生,治一患者足上生疔疮,他引"高梁之变,足生大丁"句为辨病的根据。殊不知此"足",在此应作"能"字解。意思是平时喜食膏粱厚味之人,能使人患大疔,非指足部的疔疮。

从上以观,可见不读通文字真正的含义,整句甚或整段经文都不能正确理解,也就根本谈不上指导临床实践了。

第三步理论结合临床实践。学习理论的目的,就是要有效的指导临床,通过临床实践的验证,又可加深对理论的理解。《内经》中所有阴阳、五行、脏腑、经络、气血津液、病因病机以及诊法治则等。大多为中医师普遍应用。但也有部分理论,往往被人所忽视,如五脏主五色,即肾在色为黑;肺,在色为白;脾,在色为黄;心,在色为赤;肝,在色为青。有人认为这是凭空臆造,也有说这是牵强的凑合。没有通过实践就下这样的结论未免主观。殊不知这五脏主五色的理论也是有实践意义的。笔者曾治过一患者年五十余颜部呈现黑色,3个月来渐渐加重,但余无所苦,余遵"肾,其色为黑",认为肾阳偏虚,嘱服肾气丸,3

个月后黑色消失。但临床实践，只能证实理论的科学性，有的还未能说明它的实质，也就是说只知其然，还不能知其所以然。因此，我们必须在临床实践证实科学性的前提下，采用现代科学的先进技术，来探索其内在的联系。如五脏与五官、九窍的关系，脏腑相合的关系，五脏主五液等，虽然能以之指导临床，但其生理上实质性尚未探索清楚，因此还有必要通过动物实验，或结合其他手段来验证，逐步地探索其内在的联系。不过以往的一些研究成果，还能说明一些问题的实质。

例如1959年，国内对肾的本质从多方进行研究得出比较一致的结论：认为肾与神经、内分泌、免疫功能有密切的关系，写了《肾的研究》一文。并总结了在治疗六种病（功能性子宫出血、支气管哮喘、冠心病、硬皮病、红斑性狼疮、妊娠毒血症）中的发现，当疾病发展到肾虚阶段时，都可用补肾调节其阴阳，从而提高疗效。

又如1967年国内在肾阴、肾阳的研究中发现阴虚与阳虚在冷压试验上有两极分化现象，在尿-17羟测定上也有不同的变化，而当偏激用药以致阴虚转阳或阳虚转阴时，伴有冷压试验曲线与尿-17羟测定相应的变化，这其实是阴虚与阳虚确有生理变化的物质基础。而阴阳失调时，按"阴阳互根"观点用药，有利于提高疗效。其后1979年邝安堃亦对阴阳物质基础进行探索，为今后进一步用分子水平研究阴虚、阳虚的本质，提供了重要的线索。

又如1975年，广州市成立脾胃协作组，据"异病同治"的思路，对慢性肝炎、结肠炎、冠心病、低热等症，用调理脾胃的方法治疗，取得很好的疗效。又按"脾开窍于口"，"脾主涎"的理论，对脾虚患者的唾液、淀粉酶活性，进行了测定，发现正常人淀粉酶活性于强刺激后上升，而脾虚者用强刺激后反而下降。从唾液分泌的不同反映了脾虚患者自主神经系统功能紊乱。从脾和肾的研究中，认识到肾和脾的功能与免疫功能有密切关系，又提示了人们对一些慢性病，用"扶正固本"法，从脾、肾着眼调理和补益脾肾，取得了较为满意的效果。

其他，还有个别报道，开展"肾开窍于耳"、"肺主皮毛"的实验研究，亦有可喜的苗头。

从以上的例子，说明在《内经》中可供研究的课题是很多的，研究的路子也是很广的，同时也给予从事《内经》理论研究者很好的借鉴。

目前国内对中医理论的研究，不仅是中医和学过中医的西医，而且还引起了其他学科的科学家的兴趣，如天文学家、哲学家、生物学家、电子研究工作者，进行多学科的研究探索。

我们坚信以多学科的共同研究，密切联合，用现代先进的科学技术，必然能

307

使《内经》的基础理论更好的发扬光大,为全世界医疗事业服务。

三、《内经》理论的临床应用

有不少同学问:现在有许多名老中医对青年学子提出:"读经典,跟名师,多临床,是培养新一代中医的成才之路。"但我们学了经典著作如何应用于临床实践,却毫无体会,尤其是《内经》的理论。《伤寒论》和《金匮要略》尽管也深奥,但还有方证可循。我告诉他们《内经》的理论,不仅能指导临床实践,且涉及面非常广泛。它的指导性,犹如古代军事名著《孙子兵法》一样,讲的不是作战的武器,也不是具体排兵布阵,它是将前人的作战经验加以总结,升华为理论,从而揭示战争的重要规律,所以后人评价《孙子兵法》是军事上指挥作战的辨证法思想。例如其中的"知己知彼,百战不殆"可以说这是指挥作战的真理,而且是永远适用的。《内经》的理论和《孙子兵法》中的理论有相似的作用。首先要认识到,它应用于临床,不同于方剂、中药的应用具体而明确,而是属于原则性和具有指导意义的,现在略举几个例子以资说明。

如指导问诊的一段话:"诊病必问其始,忧患饮食之失节,起居之过度,或伤于毒,不先言此,卒持寸口,何病能中"(《素问·徵四失论》)。这就明确告知为医者在问诊时必须全面了解疾病的起因以及情志和饮食情况、生活起居,有无吃了什么有毒食物等,问诊必须细致全面,才能了解发病的因素。只有全面了解与发病有关的因素,才能为分析病机提供可靠的依据。

又如指导分析病机的一段话:在病机十九条中"谨守病机,各司其属,有者求之,无者求之,盛者责之,虚者责之"。其原文是针对应用病机而言的,但在临床分析病机时还有反复对比的分析。

再说有关治则方面有"谨察阴阳所在而调之,以平为期"。这是对所有疾病的带有普遍性的治则。凡因疾病的产生以阴阳而言可概括为阴阳失衡,故调之者不论何法,总以恢复其平衡为目的。又如"虚者补之,实者泻之","寒者热之,热者寒之",为治疗虚实和寒热病的原则;"虚者补其母,实者泻其子"则为五脏间虚实证的治则。

再有指导应用方药的有:"大毒治病,十去其六;常毒治病,十去其七;小毒治病,十去其八;无毒治病,十去其九。"这就指导我们临床应用药物上,首先要了解药物的性能,药力的峻猛与和缓,然后在治疗之际掌握用药时间多少的尺度(见《素问·五常政大论》)。

又如"有故无殒,亦无殒也……大积大聚,其可犯也,衰其大半而止,过者死。"这是指导对峻猛药的使用原则。有病需用峻猛药时必须用,不必迟疑以贻误病机,但又指出必须要掌握"衰其大半而止"的原则,因过用可伤正气。

又如对病后康复期的处理,《素问·五常政大论》曰:"谷肉果菜,食养尽之,无使过之,伤其正也。"《素问·脏气法时论》云:"毒药攻邪,五谷为养,五果为助,五畜为益,五菜为充,气味合而服之,以补益精气。"其意是病邪已去而体虚不甚者就不必再服药物,因"是药三分毒",可以选择适合病情的食物进行食疗或食补。

再有治病时要做患者的思想工作,尤其是对情志病者显得尤为重要,故《灵枢·师传》指出:"人之情,莫不恶死乐生,告之以其败,语之以其善,导之以其所便,开之以其所苦,虽有无道之人,恶有不听者乎?"《素问·移精变气论》说:"闭户塞牖,系之病者,数问其情,以从其意。"前者是说明患者具有"恶死乐生"的普遍心理,也即是求生的心愿。因此除给予处方用药外还要做多方的开导和指导,这对慢性病特别是具有思想负担的病者,显得尤其重要。这些都是属于"医嘱"的范围,所以巴甫洛夫曾说过"医生的语言也是治疗的一部分"。也有医生提出:"医嘱是第二处方",显出做患者的思想工作对疾病治疗的重要性。后者,是说明做患者思想工作时的注意要点,即最好能选择一个隐蔽的地方与之单独谈心,这是指有精神病患者、情志抑郁者,还有有隐情羞于告人者,必须要这样,弄清病情后,然后做思想开导。这样其疗效胜于药物治疗,故现在有些病必须找心理医生治疗。我们如果能懂得一点心理知识,对药物治疗可起到很好裨益。

以上所举的例子,总的是想通过这些理论来说明《内经》理论指导临床是如何应用的。此外还有较具体的介绍《内经》有关"阴阳学说"、"气血学说"、"五脏学说"、"经脉学说"中有关论说的实际运用,以冀更能说明其指导临床实践,或能对初学者起到一点启发作用。

(一)阴阳学说的临床应用

阴阳学说它贯穿于中医学理论的各个方面。用它来说明人体的生理功能,病理机制以及诊断、治疗等。现就这几个方面谈谈它的应用。

1. 生理功能的论述 运用阴阳理论说明人体的生理,是在于了解具体的生理功能的基础上,而后用阴阳的基本概念给予概括说明的。所以说阴阳学说的论述都是抽象的。因此,在理解时,必须联系客观实际,如生理、病理的实际,也就是说应该在抽象的观念中,汲取其具体的丰富的内容。

(1)气血阴阳:气为阳,血为阴。气与血在中医学认为是生理上最重要的基本物质,所以《素问·调经论》上说:"人之所有者,气与血耳。"意谓在人体所有的组织物质中,气和血是最重要的。健康人的气血是调和的。

气与血的关系是相互依赖，相互生成的。这种关系如用阴阳来概括是属于阴阳互根依存的概念。生理的具体情况是血之生成由乎气，即"中焦受气取汁，变化而赤，是谓血"（《灵枢·决气》），但气的来源亦依赖于血，故有"阴虚者无气"的论说。

其相互依赖还表现在运行关系上，"气为血之先导，血为气之依附，气行则血行，气止则血止"。其中指出了血的运行是以气为动力的，而气的存在又是以血为基础的。这一生理的认识在临床的应用上是相当重要的。譬如遇到贫血的患者，在症状上具有精神倦怠，语言乏力，或气短等，便属气虚不能生血；若更有食欲不佳，大便溏泄的，更属脾胃之气不足，则在治疗上便不能以补血为主，更不能单纯用补血的方法，一定要本着"血之生成由乎气"的认识，用补气生血的治法。如用阴阳来概括，便可称之谓"阳生阴长"。若是暴失血的患者，血止后出现了精神委靡，肢倦力乏，语言无力等现象，从病证出现的先后分析，这一气虚现象是出现于大失血之后，可知气虚现象的产生是由于血虚引起的，是属于上面所说的"阴虚者无气"。在治疗上只要患者食欲不衰，便应以补血法为主，以血足后气自能旺。如以阴阳来概括，便可称之谓"阴生阳长"。

（2）左右阴阳：左为阳，右为阴。《素问·阴阳应象大论》说："左右者，阴阳之道路也。"从人体来说，左为阳、右为阴，与内脏肝、肺两个脏器有密切关系。肺、肝在生理功能上有左右侧重的不同，《素问·刺禁论》中有"肝生于左，肺藏于右"之说，故左肝右肺，不能理解为脏器的部位，高士宗认为："人身面南，左东右西。肝主春生之气，位居东方，故肝生于左；肺主秋收之气，位居西方，故肺藏于右。"这虽以五行的方位作解，但证诸临床，确有其指导意义。肝为阳脏，其气行于左，以上升为主；肺为阴脏，其气行于右而以肃降为主。从肺肝的左右，从而又是左、右为病，有气病和血病的根据，前人论中风之半身不遂，常以左属血虚，右为气虚论治。故左右阴阳的区分，虽不可绝对拘泥，但对某些病（手足麻木、手足疼痛、手足疲乏无力等）的诊治，仍有其一定的参考价值。

（3）升降阴阳：升者为阳，降者为阴。升降是指脏腑功能的一种表现。升降活动是矛盾的统一，是维持生理功能活动的保证。一旦破坏了这种活动，便要产生病变。现以脏腑的升降，分别说明如下：

1）心肾升降：肾主升，心主降。人体心肾的正常的生理活动，应为水升而火降，故通常所说的水升火降，也就是心肾相交，或曰水火既济。若一旦其间升降失调，便要形成心烦失眠，或多梦遗精。这种病患既可称谓心肾不交，亦可称谓水火不济。

2）脾胃的升降：脾主上升，胃主下降。脾主上升，是指其运输水谷精微，上归于肺的作用；胃主下降，是指消化水谷，下降水谷之浊气，故有"胃气以下行"为顺。若脾气不升而下陷，则为泄泻，胃气不降而上逆则为呕吐。《素问·阴阳应象大论》有"清气在下，则生飧泄，浊气在上，则生䐜胀。此阴阳反作，病之逆从也。"基本上是指脾、胃升降失常产生的病患。

3）肝肺的升降：肝主上升，肺主下降。肝升则清阳气上升，肺降则吸气下归于肾，呼气自如，且能通调水道，对水液的代谢平衡亦起到一定作用。若其升降失常，肝常以上升太过为病，出现头晕、目眩、甚则昏仆；肺失下降，常见咳嗽气逆，甚则喘促，或是小便不利。"肺苦气上逆"就是指肺气失于下降。临床上亦有肝升太过而致肺气不降，而导致咳嗽者，肝逆犯肺而致咳嗽者，临床上亦有它的特征，治疗上以治肝为主。若因肝火上逆犯肺而咳者，常称谓"木火刑金"。

（4）脏腑阴阳：以脏腑总的功能分阴阳，则五脏为阴，六腑为阳。因五脏总的功能是藏精气而不泻，六腑的功能是传化物而不藏。藏，是内守，泻，是外泄。内为阴，外为阳。每一脏腑又有阴阳之分。心有心阴、心阳，肾有肾阴、肾阳等；六腑中亦有阴阳之分，如胃阴、胃阳等。脏腑的阴阳，一般是功能属阳，器质和所贮藏精气为阴。脏腑的阴阳是最易鉴别，对临床的辨证作用亦最为重要。

2. 病机的分析　病机的分析，对每个病来说，当然要结合病的症状和体征，再联系脏腑或组织器官等生理功能来分析。而阴阳学说分析病机，亦是从总体来分析，总体分析常以一句话来概括，名曰"阴阳失调"。但在阴阳失调的情况下，一定要分清阴阳失调中的偏盛与偏衰。在发病过程中阴阳的偏盛与偏衰，可以说是同时存在的。如阳分偏盛，便会导致阴分的偏衰；阴分偏盛，亦可导致阳分偏衰。反之，阴阳的偏衰能导致阴阳另一面的偏盛。其关键在于分清病机的主要方面和次要方面。其主要方面是指病机中的原发病机，次要方面是指继发病机。临床辨证能分清这一点，也就达到"治病求本"的目的了。

3. 用于诊断　对用于诊断的望色，辨声音，分别脉象，辨别局部的肤色等，从总的方面作概括的说明。较为具体的辨五脏病的阴阳虚实，而尤以虚证为多见。

（1）辨五脏的阳虚：凡是阳虚的总离不开寒象。如畏寒喜暖，四肢欠温，口不渴，大便不实，小便清长等。虚象有神疲乏力，动则自汗等。总之具有以上的

311

寒象和虚象的便属阳虚。

（2）辨五脏的阴虚：凡是阴虚总离不开热象（低热），如骨蒸潮热，手足心热等，虚象如皮肤枯燥，口燥咽干，失眠，盗汗等。总之具有以上热象和虚象的便是阴虚。阴虚发热中的骨蒸潮热，颧红等，阴虚轻症，一般无此表象。

（3）辨别阴虚和阳虚重要标志：区别阴虚和阳虚，舌质的表现是主要标志。阳虚的舌质必然是淡的，湿润的；阴虚的舌质必然是红的，而且是光滑的，舌苔很少，也有无舌苔的。若舌质红而布满舌苔的是热证而不属阴虚。阴虚严重的不仅舌红少苔，而且舌有裂纹。故辨阴虚和阳虚，舌诊是非常重要的一环。

以上所说鉴别阴虚和阳虚的症状和体征，只能说是共有的，也就是常有共性的，若要确定位哪一脏的阴虚或阳虚，还必须结合某一脏的特有症状。如要确定其为肺阴虚，那么除了阴虚症状和体征外，必须具有干咳，咽干，皮肤枯燥，甚或咯血等肺系的症状，才能确定其为肺阴虚证。其辨阳虚证亦复如此。至于五脏阴阳所表现的实证，实证是以邪气盛为主的。《素问·通评虚实论》中有"邪气盛则实"。还有是以脏气过旺而形成有余之证，所谓"气有余便化火"，如肝火、心火、肺火以及肾中相火偏旺等。

4. 指导治疗　治疗每一种病都有它的具体方法。阴阳学说应用于治疗，不是具体方法，而是治疗疾病的一种指导思想。如《素问·至真要大论》说："谨察阴阳所在而调之，以平为期。"因疾病的发生，从总的来说都是致病因素侵袭人体后，造成阴阳的动态平衡失调，从而产生了疾病。因此，在治疗上就要把阴阳失调的病理现象，使之恢复其协调的生理现象，这就是以平为期的实质。在处理病证时，找出其不平所在——病位（当然还应包括性质）很重要。找准了不平的所在，而后才能有的放矢的进行治疗。所以说这句话是治疗一切疾病的指导思想，也可以说是治疗的总则，在这个总则的指导下，定了各种原则，如最常用的"热者寒之"，"寒者热之"，"虚者补之"，"实者泻之"等便是。凡是寒、热、虚、实的病证，能确切地运用这些原则，便能达到恢复平衡的目的。

现就阴阳学说应用于治疗方面谈一点体会。既有助于对方剂配伍的理解，又有助于指导处方用药，以及对针刺治疗取穴法的理解。

（1）有助于对方剂配伍的理解：前人基于"阴阳互根"的基本概念，对肾阴虚和肾阳虚治疗提出了具体的治疗原则。如王冰所说的"壮水之主，以制阳光，益火之源，以消阴翳。""壮水之主，以制阳光"是治疗肾阴不足而有虚火上炎之证。治疗时，只宜滋阴而不宜泻火。昧者不谙此理，常用清火之剂治之，虚火往往因而增剧,正如《内经》早已指出的那样"诸寒而热者"的现象。故正确的治疗应该"取诸阴",即用滋阴药以取效。后世医者亦多有误者,如尤在泾在其内伤杂病的医案中,有针对的对此弊提出:"阴不足者,阳必上亢而内燔。欲阳之降,必滋其阴,徒恃清凉无益也。"至于"益火之源,以消阴翳",是治疗肾阳不足的原则,以肾阳不足,不能温养下焦,不能化气行水,或致小便不利,亦有水聚不化,形成痰饮等。益火之源,即温补肾阳,实为治病求本的措施。常以金匮肾气丸为代表方,若明显小便不利者,治以济生肾气丸(肾气丸加牛膝、车前子)。现有人以之治疗慢性肾炎,认为该方有调理阴阳的特长。但在治疗中应时时观察,根据阴阳盛衰的情况,随时调整熟地黄、桂附剂量的比例。特别指出桂附的剂量要由小到大,中病即止。并总结用肾气丸治疗慢性肾炎主要有两方面的作用,其一为对抗生理剂量肾上腺皮质激素造成肾上腺皮质萎缩,使激素依赖和抵抗者得以撤除激素,防止反跳和复发。其二为改善肾功能,减少蛋白尿。

将阴阳互根的基本概念应用于治疗的并加以发扬光大的是张景岳,他提出了调补阴阳的原则是"善补阳者,必于阴中求阳,则阳得阴助而生化无穷;善补阴者,必于阳中求阴,则阴得阳升而泉源不竭。"这一精辟的论说,较为深刻地揭示了人体"阴阳互根"关系,故在治疗上提出了阴阳相济的原则。其创制的右归饮、右归丸、左归饮、左归丸,便是依据这一原理配伍成方的。右归饮、右归丸都系补肾阳虚的方剂,左归饮、左归丸都系补肾阴虚的方剂,然经加味便可通治其他脏器的阴阳不足。如左归饮原书指出:"如肺热而烦者,加麦冬;心热而燥者,加玄参;脾热易饥者,加芍药;血虚(肝)而燥滞者加当归。"右归饮原书指出:短气者,必加人参、白术;如火衰不能生土,为呕哕吞酸者加炮干姜;如阳衰中寒,泄泻腹痛,加人参、肉豆蔻;如小腹疼痛加吴茱萸等;如血少血滞,腰膝软痛者,加当归。虽未明确指出补四脏之阳,但从所言症状看,实系四脏所表现的阳虚症状。其余四脏的阴阳不足,之所以仍以左归、右归为基本方者,又是基于肾阴和肾阳对其他脏腑具有濡养和温煦作用。他说过,"五脏之阴,非此不能滋,五脏之阳,非此不能发。"这一论说,使我们对赵养葵常用六味、八味丸加减治疗各种慢性疾病的理解,颇有启迪。

临床上对阴虚、阳虚的治疗,基于阴阳互根的概念和张景岳阐明的精神,对治疗的效果,确有提高的效验。如对阴虚患者,投以单纯的养阴生津药物,出现疗效不能持久或无效,甚则干渴反甚者,往往配以温药如附子,便能起到良好的生津作用。所以近人蒲辅周说过:"服养阴生津药而津不生者,非加附子不效。"同样用温阳药,亦须配以补阴药,方可久服而无弊。

313

（2）有助于处方遣药：我们领悟了阴阳互根的关系，在治疗处方用药时，不管使用古今成方，或是自拟处方，时时处处均须顾及于此。如治小便不利，若用五苓散，即使加减，不能减去桂枝，因去桂枝，即名四苓散，为主治血淋的主方；又如治阴虚而小便不利，或血淋而小便涩痛的猪苓汤，便不能减掉其中的阿胶，其他的所有的处方，在应用时都必须注意其中带有关键性的药物。

处方遣药中还有所谓动、静的配伍，动药属阳，静药属阴，二者在配伍中的目的，是取动药推动静药。这都是指补益剂而言的。所谓静药是指具有补益作用的药物，以单纯的补益之药易生壅滞，如参、芪、术、草、熟地、萸肉、阿胶、鹿胶等；所谓动药，是指理气活血的药物，如陈皮、枳壳、木香、香附、川芎、丹参、红花、玫瑰花等。两者相配，能使补益作用增强，且可久服而无弊。叶天士所说"补药必佐宣通"，即深谙动静结合的妙谛。具体方剂如四君子汤中的茯苓，四物汤中的川芎，补中益气汤中的陈皮，六味地黄丸中的三补三泻等，比比皆是。其他还有升降相配，开合为伍等，都是相反相成的法则，如以阴阳理论来说，即属于对立统一的法则。

（3）对针刺疗法的理解：针刺治疗，取穴的方法较多，但针刺之所以能够治愈疾病，是通过针刺阴经或阳经，以调之其有余不足，使阴阳恢复协调平衡。这也是针刺之所以能治愈疾病的基本原理。故《灵枢·根结》说："用针之要，在于知调阴与阳。"在针刺时也有根据阴阳互根的认识，病在阳经的取阴经的穴位，病在阴经的取阳经的穴位，从而起到疏通阴阳经的气血，使阴阳两经气血流畅，达到阴阳平衡的目的。故《素问·阴阳应象大论》说："善用针者，从阴引阳，从阳引阴，从右治左，从左治右。"其中以右治左，以左治右，是左右交叉取穴的巨刺、缪刺法。此外，还有上病下取，下病上取的刺法。这些刺法，也可以说是在阴阳对立互根的概念指导下的治法。其目的都是为了恢复阴阳的动态平衡。

阴阳学说是古代哲学的范畴，它是在认识客观事物的基础上，予以高度的概括后形成的抽象概念，因此可以说阴阳学说的概念是认识客观事物的方法之一。所以我们在应用阴阳的概念时，不应把抽象和具体绝缘，而应当把抽象的概念，结合具体的实际，并汲取其具体的丰富的内容，只有这样，才能避免陷入概念论的泥潭。

（二）气血学说的临床运用

事物矛盾的双方，既是对立的，又是统一的，即具有互相渗透，互相贯通，互相依赖，互相联结或互相合作的规律。中医学理论中的气血学说，无论在阐述气血的生理功能，病理变化，以及气血病的临床治疗等方面，都体现了这一规律。研究气血学说使之更易于掌握运用,是有其现实意义的。现就中医学文献中有关气血的主要理论作一初步的归纳,并说明在临床中如何应用。

1. 气血的生理功能　中医学认为气与血是人体生命活动最基本的物质基础和功能动力,《素问·调经论》说:"人之所有者,血与气耳。"气是人体生命活动的动力,由它产生了各组织器官的功能活动。血就是全身脉管中的血液。人之有生命,能够维持正常的生命、精神活动,气血是起着极其重要作用的。所以说"人之血气精神者,所以奉生而周于性命者也"。因血液是水谷精微所化,其中的营养物质,在脉管中循环周身时输送至内在的五脏六腑,外在的皮毛肌肉筋骨、四肢九窍等部分,使各个组织器官得到充分的营养,才能维持人体正常的功能活动。而血液运行又是依靠气的推动,故有"气血未并,五脏安定"之说。其他如目之能视,足之能步,掌之能握,指之能摄以及皮肤的感觉等,都是与气血的功能分不开的。内在脏腑功能的产生,有赖于血液营养的供养,而血液营养的生成,又有赖于脏腑功能的正常,尤其是脾,肺,心等脏的功能正常。因此前人把气血之间相互生成和相互依赖的关系,概括为"气以血为主,血以气为先"。即在运行的过程中气与血仍然是相互依赖,相互联结的。宋朝的杨士瀛对此有较为深刻的认识,他指出:"气为血帅,气行则血行,气止则血止,气滑则血滑,气塞则血凝,气有一息之不通,则血有一息之不行。"又说"气为血之先导,血为气之依附。"这些精辟的观点,既是对气血功能的高度概括,又阐明了气血之间的相互依赖的关系。

气血在生理作用上又各有其特性,总的来说气有温养作用,血有滋润营养作用,故曰"气主煦之,血主濡之。"但血液运行与营养,又必须要有气的温煦作用,所以说:"血气者,喜温而恶寒,寒则泣不能流,温则消而去之。"综上以观,气血的性质是矛盾对立的,气为阳,血为阴;但在生理活动过程中又是相互依赖、相互贯通,相互联结的,因此称它为生理功能上的同一性。

2. 气血的病理变化　人的疾病很多,发病的情况和病理变化也很复杂,但在复杂的病变中大多要涉及气血,另一方面也有由于气血的失调而产生多种病变的,故有"气血不和,百病乃变化而生","气血以并(并,失调的意思),病形乃成"的论说。本文着重阐述由气血失调后产生的病变。气血病变在发病上是有主次的,有以气病开始的,有以血病开始的,但在病程中却不是孤立的进展而是气血之间相互影响的。所以说"气病必伤血,血病必伤气。"也有说"气病则累血,血病则累气。"这就告诉我们在诊治气血为病时,首先弄清是气先病还是血先病,而后在这一前提下,又必须看到其在发病过程中是相互影响的,这是非常重要

的,也是我们对气血为病的应有认识。至于气血为病过程中相互影响的具体情况,大概有以下几种:

(1)气虚血虚和血虚气虚:这两种于慢性贫血患者为多见。血虚现象比较明显,大多同时又见气虚。若追询病史,又无失血史,气虚是以脾气虚较多见,常有胸痞纳呆,食少腹胀,或有便溏,四肢倦怠,面色萎黄等。脾气虚之所以会引起贫血,因营血是源出于中焦的,《灵枢·决气》曰:"中焦受气取汁,变化而赤,是谓血",即脾为气血生化之源,故脾气虚便导致了化血之源的不足,这是气虚可形成血虚的根本原因,这一病理变化,用气血理论来归纳,便称之为气虚不能生血,如用阴阳学说来讲,便叫它阳虚不能生阴。

血虚气虚则多见于失血患者,如钩虫病、便血,妇女月经淋漓等,由于这些病经常出血,形成了血虚,同时也会出现气虚现象,但在治疗上,虽见气虚症状,但不应首先补气,该以止血补血为主,兼补其气。

(2)气虚血瘀:常见于久病或中风后遗症,临床表现除有瘀血症状和体征外,还有气虚症状,如《金匮要略》所讲的血痹,外证身体不仁、肌肉麻痹而无痛感,抑或有轻度疼痛,这是由于气虚不足,而导致血行涩滞,故在治疗上应以补气温阳为主。还有中风后遗症属气虚而有半身不遂,口眼歪斜见有瘀血体征的,在治疗上亦以补气为主,故有气虚血瘀者补而行之的治疗原则。

(3)气滞(郁)血瘀:这是血瘀中比较常见的、多见的,气为血帅,为血之先导,气滞则必然导致血行不畅。气滞有由气郁而引起的,亦有由寒凝引起的,寒凝亦使血行不畅,故有"寒凝客于经络之中则血泣,血泣则不通"的论说。气滞(气郁)常由于肝失疏泄,肝郁气滞,郁久而成瘀者,如痛经、胃脘痛等;当然寒凝亦能形成,寒凝还可导致妇女的石瘕、肠覃、痛痹等。

(4)气逆血逆:气逆有上下之分,气逆而上行者,常由于气盛,如肝气、胃气、肺气之逆而上行。气逆而导致血逆者为吐血、咳血、呕血等,不论虚实多为气逆不降。吐血呕血为胃气和冲脉之气上逆,咳血多为肺气失于肃降而上逆;咯血由于相火不能潜藏、肾气不纳而上逆,更有由于气逆而导致血溢于脑者,如《内经》所说"大怒则形气绝而血菀于上,使人薄厥。""血之与气并走于上,则为大厥,厥则暴死,气复返则生,不返则死。"即是也。

气逆而下行者,常由于气虚,如脾气之不升、中气之下陷,以崩漏多见。《内经》中将这些出血归纳为:"阳络伤则血外溢,血外溢则衄血,""阴络伤则血内溢,血内溢则后血。"

(5)气不摄血、血脱气脱:气不摄血,实质上是脾不统血,主要指脾气虚而言,妇女崩漏、血小板减少性紫癜亦有属气不摄血的。临床表现除出血外,多兼脾气虚症状。血脱气脱,多见于突然的大失血,如大吐血、呕血、妇女的崩漏等,由于出血过多而导致面色㿠白,四肢厥冷,汗出淋漓,言语不续等,临床见此,便属血脱气脱,或曰气随血脱。

以上种种病机的产生,都是气血双方有关联所致,由于气之于血有生化作用,故气虚则无以生化营血,营血因之而不足;由于气之于血有推动作用,故气虚则无力推动,血因之而瘀阻;由于气为血帅,故气虚不能统摄,使血不循经而妄行;由于气为血帅,故气逆则血亦逆行;由于气为血之先导,血为气之依附,故血脱则气失依附形成血脱气脱。从这些病变情况可见气血在病理变化上是相互影响的,并反证了气血在生理活动上的相互依赖和相互联结的关系。

3. 以气血学说指导临床实践　治疗各种疾病,对气血方面的调节,历来的医家把它视为重要的一环,早在《内经》中就指出:"谨道如法,万举万全,气血正平,长有天命"和"谨守病机,疏其气血,令其调达,而致和平。"其总的精神是强调治疗上调和气血的重要性,气血调和了,就能恢复健康(而致和平),就能健康长寿(长有天命)。清代的王清任治疗疾病就十分重视气血,他说:"治病之要诀,在明白气血,无论外感内伤,要知初病伤人何物,不能伤脏腑,不能伤筋骨,所伤者如非气血。"揆之实际也确实如此,我们从气血的病理变化,以矛盾观点的同一性认识,以之指导气血疾病的治疗,应用的范围也是相当广泛的。现把临床上常用的治疗方法简介如下:

(1) 补气生血法:这一治法适用于气虚而致血虚者,凡如前所说病机属气虚的外,还有劳倦内伤而致血虚发热,症见肌热面赤、烦渴欲饮、脉洪大而虚者,均可用补气生血法,达到阳生阴长、气固而血充,常用的代表方前者可用归脾汤加减,后者可用当归补血汤。补血汤方名补血,而补血的当归只用 6g,重用了黄芪 30g,在方剂的配伍上,就体现了补气生血的意义。

(2) 补血益气法:凡失血患者,如前所说的钩虫病,妇女月经淋漓等有血虚症状而见气虚者,或失血初止者,是血虚为本,气虚为末,气虚是因血虚而形成的,治虚当以补血为先,佐以补气,代表方剂如圣愈汤(四物汤加黄芪、党参)。如气血两虚则应气血双补,代表方剂如八珍汤。以上均属气血的虚证,在辨证上一定要分清虚证的主要方面而后进行调补,在补法上亦应分清主次。

(3) 补气化瘀法:凡血瘀症状和体征较为明显,但以病程较长而有气虚表现者,或从询问病史知起病即有气虚证者,其病机属气虚而致血瘀,气虚是病之本,瘀血为病之标,在治疗上应以补气为主,祛瘀为辅。代表方剂如张仲景治血痹的黄芪桂枝五物汤(黄芪、桂枝、芍药、生姜、大枣),王清任治中风后遗症的补阳还五汤(黄芪、归尾、赤芍、地龙、川芎、桃仁、红花)。这种后遗症所见的半身不遂,脉络瘀阻是属气虚血滞脉络瘀阻而成,故虽见瘀证而祛瘀活血用量较轻,如桃、红、归、芍、川芎等只用3~6g,而补气的黄芪重用120g,主辅非常突出。近年来以之治疗中风后遗症而有气虚证者,均能获得满意的效果。近人张锡纯治妇女血闭而成癥瘕的理中汤(黄芪、党参、白术、山药、三棱、莪术、鸡金、天花粉、知母),亦是补气化瘀的方剂。目前临床上亦有用补气化瘀法治愈胃溃疡和心脏病的介绍。

(4)降气止血法:治疗因气血上逆而致大吐血、咯血等,其临床表现为出血,但出血之因都属于气火上逆。前人对此曾作过形象的比喻,说"天下无逆行之水,水之逆行者因乎风也,人身无倒行之血,血之倒行者因乎风也。"气逆则血逆,故吐血、咯血、衄血等都是由气上逆而致的,故治疗上不论虚实都当以降气为主。试观仲景在《金匮要略》中治吐血、衄血用泻心汤,方中用大黄、黄连、黄芩等俱属清热泻火之药,何以能奏止血之功?因火盛实系气盛(气有余便是火),气盛上逆而逼血上行,故用此以止血、吐血,取得良好的效果;近人张锡纯治吐血、衄血亦根据这一论点,创制了寒降汤、温降汤、清降汤、保元寒降汤、保元清降汤等五个方剂,尽管它的适应证有虚实的不同,但实都离不开降气,所以五个方剂都用了生代赭石以降气,而寒降、温降、清降汤的处方中更加了半夏,以协同代赭石加强降逆的作用。若由肝气上逆者则降气需加镇肝之品,如喻嘉言曾治一吐血暴证,用镇摄重坠的黑锡丹30粒,以独参汤送下,而获速效。张锡纯治肝郁多怒而致吐血、衄血的秘红丹(大黄3g,油肉桂3g,生赭石18g)其用生赭石、肉桂,即取其重镇平肝,张锡纯认为肉桂是平肝最为要药,以其性热,故配降胃泻火、性寒凉的大黄,相反相成,相得益彰,临床用之,颇有捷效。

(5)补气摄血法:凡中气下陷、脾气虚弱而致失血者用之。补气摄血法的补气有升陷和补虚两种。补虚多指补益脾气,治脾气不足而不能摄血,如便血、崩漏等,常用归脾汤加减。中气下陷除用补益中气外更加升提药物如升麻、柴胡、葛根等,苟能审症精确,疗效较好。

(6)血脱益气:凡大失血见两眼发黑,视物昏花,面色苍白,汗出气短,语言乏力等便属血脱气亦脱之象,病情至此,属危极之候。此时治法,若单纯着眼于止血,往往无济于事。前人的治疗经验认为:"有形之血不能速生,无形之气所当急固",根据这一观点,常以独参汤以救急,即血脱用益气之法,但此法只能暂用于救急,不能久服,若久服必生弊端,徐灵胎对此有精辟的论述,他说:"血脱扶阳,乃一时救急之法,脱血乃阴也,阳气既复,即当补阴,若更益其阳,则阴血愈亏,更有阳亢之病。"这一论述,对独参汤的应用指明了法度。

气血是人体生命活动的动力和重要的物质基础,其两者之间是相互依赖、相互联结的。气血学说的理论,一直有效的指导着临床实践,以之应用于各科中某些疾病的治疗,尤其指导我们对血证的病机分析和治疗立法有着重要作用。气血的生理功能是无所不到,无处不有的,它启示我们对内伤久病的治疗,凡脏腑、肌肉、筋骨等方面的疾病,在针对原因疗法的同时,是否可以均适当的参入调理气血,或补益气血,或理气活血的药物,因久病多虚、久病多瘀,可能是一个有益的尝试。近几年来已有报道,治疗慢性肾炎,如按肺脾肾辨证论治,在消除蛋白尿方面收效甚微,而应用活血化瘀兼以清热凉血则取得了较好的效果。整理有关气血方面的理论,不但能使初学者比较便于掌握,而且也为今后用现代科学方法,从生化、生理学、药理学、免疫学等领域阐明气血的本质和气血的内在联系,提供一点研究的素材。

(三)藏象学说的临床应用

藏象学说的临床应用,从范围来说是以内科、妇儿科等的内伤杂病居多,从作用来说着重在于分析病机、确定治法。凡藏象学说中的主要论点对于临床实践,是有它一定的指导意义。现将藏象学说中的心的主要论点,试作如下分析:

1. 心藏象理论的临床应用　以中医学典籍中记载有关它的生理功能来看,一直认为心是人体最重要的器官,是人体生命活动的中枢,是内脏活动的主宰者,同时又是周身血液循环的动力和枢纽。李梴在《医学入门》中曾指出心有血肉之心与神明之心。故中医学中心的概念既相当于现代医学中的心脏、血液循环系统,还包括了大脑皮层的部分活动。

(1) 心藏神,主神明:心藏神。这个神是指人体的精神意识,智慧思维等活动,故心藏神是说明心脏是个思维活动的器官,故有"心为神藏"之说。主神明则是更进一步指出心是思维活动器官,它在正常情况下,具有思考、分析问题和明辨是非的功能(神明)。我国人民以心的概念包含脑的功能,已相沿成习,例如常说的"全心全意为人民服务"等。心脏能够维持正常的功能,又需依赖于心脏气血的供养与气血的调和。

临床应用:由于中医学认识到心(大脑皮层)是思维活动的器官,故认为心脏一旦发生功能障碍,就会出现心悸、心烦、失眠等神经系统症状,严重的就会有思维混乱,意识模糊等临床表现。对于这些病变,中医在诊断、治疗上都离不开心。现将临床常见的心主神明功能失常的病证列举如下:

1) 属于心神不安者有:①失眠、多梦。病机常为心血不足,血不养心。②心悸不宁,惊惕不安。病机常为心阳不足,水气凌心。

2）属于心神失常者有：①神昏谵语。病机常为热入心包，或为湿浊之邪蒙蔽心神。②神昏不语（昏迷状态）。病机常为热邪入心。以上两种病情多见于温热病热甚期。③神志时明时昧。病机常为痰迷心窍。常见于精神分裂症。

上述病证都限于心的本病，若由其他脏器影响到心而产生病变的不在此例。以上病证的病机。虽然都在心，但是它的致病病因则各有不同，故在治疗方法上亦各有不同。如心血不足，血不养心而致失眠多梦者，宜用养血安神法；心阳不足，水气凌心，而致心悸不宁，惊惕不安者，宜用温阳化水，镇心安神法；如邪热入于心包，宜用清热泻火安神；若湿浊之邪蒙蔽心神，宜用芳香化浊，开窍安神；热邪入心者，宜用清热泻火，开窍清心；痰迷心窍者，宜用涤痰镇心。

（2）心主血脉：心主血是指心气主宰血液循环推动血液进行的功能；心主脉是指心有营养血管运动的功能，使血液能正常的运行于脉道之中，由于血液在运行的过程中心和脉是相互协调的，故又可以说"心主身之血脉"（《素问·痿论》）。

临床应用：在临床时见吐血、衄血，或外发斑疹者，多应考虑到与心的病变有关（当然这些病证中有与其他脏腑有关的）。

关于吐血、衄血与心的关系，在《金匮要略》中就有"心气不足，吐血、衄血，泻心汤主之"的论述。按心气不足是指在心火亢盛下导致心阴的不足，故用黄连、黄芩、大黄苦寒之品清泄心火，兼引火下行，火降则血亦自止。至于外发斑疹，常在温热病的后期，当邪热犯心营的同时往往外发斑疹，是系热邪内扰心神，外伤营血所致，故治疗上常以清营凉血解毒清火安神，轻者用清营汤[1]，重者用犀角地黄汤[2]加味。凡吐血、衄血从心治者，必须具有心经的症状，如烦躁不宁，失眠多梦，体征有舌红苔黄，脉数等，否则就不应从心着手。此外如心律不齐，心律失常，脉见止歇或三、五不调者，在治疗上亦常从治心着手，《伤寒论》中治伤寒脉结代，心动悸，用炙甘草汤[3]。仲景的炙甘草汤亦名复脉汤想其亦根据"心主血脉"的理论而拟方定名的，其他如冠心病中属心阳不宣，心血瘀阻的。脉管炎的血脉闭塞，其病机亦大多与心有，密切关系的。

（3）心在窍为舌：在窍为舌与"开窍于舌"、"舌为心苗"等是同一意义，主要是揭示了舌体的生理功能是源出于心的。它们在生理上心和舌体之间有经络的联系（心之别络系舌本），在理论上有"心气通于舌"的论点（《灵枢·脉度》）。

临床应用：舌上的病变，一般都要着眼于治心，舌的常见病证有：

1）舌疮：舌上红白相间，甚则糜烂。病机常为心火上炎。内治宜用清（心）

火解毒法。

2）木舌：舌忽肿胀，不能掉动，甚则塞满口中，坚硬如甲，上有紫黑斑点。病机为心经热毒上攻，治宜清火解毒法，尤宜重用焦山栀。

3）重舌：舌下肿起，如舌下又生一小舌，故名重舌。病机常为心火内郁，循经上攻。治宜清火散郁法，散郁还可用刀刺局部出血；外敷药用黄连与生蒲黄等分，研极细末吹掺局部。蒲黄生用有活血散郁作用，黄连苦寒泻心火解热毒，二味同用具备了消火散郁的功用。

4）舌疔：舌上生紫疱，其形如豆，坚硬疼痛应心，并有恶寒发热，病机常为火毒犯于心脾。内治宜用清火解毒法。

5）舌衄：舌上出血不止。病机常为心火亢盛，逼血妄行。内治宜用清泄心火法，外治可用焦山栀炭、槐花炭二味研极细末掺于出血处，每1～2小时一次，亦可用以内服，每次调服二钱，以白茅根一两煎汤送服。按此系心经本病而致舌衄的治法，若由其他脏腑涉及心经而致舌衄者，则除治心外，还当治疗来自它脏腑的病邪，才能取得应有的疗效。

（4）心在志为喜：在志为喜是指出心的情感活动。喜则心情舒畅，其表现为笑，所以有"心，在志为喜"和"在声为笑"的论点。这是指心在这方面的正常的生理现象。

临床应用：凡遇到患者有喜笑（妄笑）不休的，总应从心论治，病机为心气过旺，在理论上有"神有余则笑不休"、"心气实则笑不休"（《灵枢·本神》）。这种症状常见于温热病的热入心包期，或温热病后期余热未尽，常称它谓"余热之邪，留恋心包"。治疗上常用清心泻火法。一般常用连翘心、玄参心、莲子心、竹叶心、灯心草之类，成药可用牛黄清心丸。还有一种精神病而见妄笑不休者，病机为痰火交阻，神志失常，治宜清火化痰，镇心安神，可用镇心丹[4]。

（5）心在色为赤，在味为苦：这一论点，一般包含两种意义。其一是指凡色赤与味苦的药物，多数能作用于心的病变，传统认为色赤者能入血分，具有活血散血的功能，味苦的大多具有清心泻火的作用；其二是指病变的证候或体征的反映，如心火旺盛者多色赤，舌觉有苦味等（心阳不足者否）。其余脏器如肝、脾等的在色为青，为黄，在味为酸、为甘等均同此义。

1）在色为赤：在色为赤一般俱解为"赤为心之色"。这是从五行学说中的五色配五脏而立论的。如从病变反映赤色则不仅属心，如面缘缘正赤[5]为阳明热病，两颧红赤为肺病（结核）阴虚发热，面红目赤又为肝火上腾，故心的在色为赤，临床体验应是舌尖部的红赤。舌虽为心之苗，但整个舌体的分部还有舌根属肾，舌中属脾胃，舌两边属肝胆，舌尖属心的划分。

321

临床应用:舌尖红赤,可以作为诊断心阴不足,心火旺盛的一个重要体征。这种证型的失眠患者尤为多见。故心在色为赤不能笼统的、不加分析的认为凡是赤色都是属心的,如果这样去理解相反的失掉"心在色为赤"的临床意义。

2)在味为苦:在味为苦,通常都作"苦为心之味",是以《内经》中"苦入心"的理论为根据的。其实味苦之药未必完全作用于心,而其他味的药物亦未必不能作用于心,因此在味为苦,亦应看做是心病中的一种病理反映——口苦。论口苦亦不局限于心病,因少阳经病多有口苦[6],疟疾亦多有口苦,这是因热邪在少阳经,导致"胆汁上溢"的结果。至于心在味为苦,凡心火上炎的失眠患者,常诉有口苦,而这种口苦往往在晨起一段时间,经漱口或饭后即逐渐消失。临床应用:以此作为诊断失眠属于心肝火旺类型的一个佐证。

附注:

[1] 清营汤,《温病条辨》方。犀角、生地黄、玄参、竹叶心、金银花、连翘、黄连、丹参、麦冬。

[2] 犀角地黄汤,《备急千金要方》方。犀角、生地黄、芍药、牡丹皮。

[3] 炙甘草汤,《伤寒论》方。又名复脉汤。炙甘草、大枣、阿胶、生姜、人参、生地黄、桂枝、麦冬、麻仁。

[4] 镇心丹,牛黄、犀角、珍珠、辰砂、远志、甘草、胆星、麦冬、川黄连、茯神、菖蒲、枣仁、蜜丸、金箔为衣。

[5] 面缘缘正赤,见《伤寒论》辨太阳病脉证并治中第48条。为阳气怫郁在表所致。

[6] 少阳经病口苦,见《伤寒论》辨少阳病脉证并治第263条。其原文是:"少阳之为病,口苦咽干目眩也。"

2. 肝藏象理论的临床应用 中医学中的肝在认识上范围较广,除了肝脏外,还包括了血管、中枢神经和自主神经、消化等系统的部分功能在内。其主要功能有以下几方面:

(1)肝主疏泄:主要是指肝具有使本脏以及其他脏腑功能的气机调畅的作用。如对脾胃的腐熟和运化,对胆汁的排泄,对冲任脉的调和等,均有密切的关系。由于肝的疏泄功能,除作用于本脏外,还能作用于其他脏,因此在临床上肝失疏泄的病变,除本脏外亦能使其他脏腑发生病变。常见的有:

1)肝失疏泄病在本脏者:常见两胁胀痛,胸闷胀满,嗳气则舒等。病机常称谓"肝气郁结"或"肝气不舒"。治以疏肝理气,方用逍遥散或柴胡疏肝散。

2)肝失疏泄涉及其他脏腑者:①肝郁及胆。临床表现为右胁胀痛,甚则牵及右肩背,胸闷嗳气,每随情志变化而增减。凡胆囊炎由于肝失疏泄而形成者,多数具有这些症状。病机常为气机郁结,肝胆疏泄失司。治用疏肝利胆法,方用柴胡疏肝散加减。②肝郁而涉及脾胃者。常表现为运化和腐熟功能的失常。肝郁而影响脾运者,除胸胁胀痛、胸闷嗳气外,更见胸脘胀满,大便溏泄等。肝郁而影响胃失腐熟者,除肝郁症状外,更见脘胀不舒,嗳腐吞酸或见呕恶等。其病机前者为肝郁及脾,肝脾不和,治以疏肝理脾法,方用四逆散或逍遥散加减;后者为肝气犯胃,胃失和降,治以疏肝和胃法,方用抑肝和胃饮加味。③肝郁而影响冲任者。前人有"肝经一病,则月事不调",因肝郁则气滞,导致肝脏调血功能失常,若涉及冲任则能影响月经的周期,从而使经期或先或后,经量或多或少,色紫有块,或经前乳房结块,或有胀痛(此种乳房胀痛、结块,经行即自消除),或小腹胀痛等。病机常为肝郁气滞,气血失调。治以疏肝解郁、和血调经法,方用柴胡疏肝散加减。前人有"欲调其经,先理其气"和"调经以理气为先"的说法,理气就是调理肝气。

(2)肝藏血:中医学认为肝脏对血液具有贮藏和调节的功能,从而使人体各部分的血液能保持相对的需要量,故有"动则行于诸经,静卧则血归于肝"之说。关于肝藏血的功能,现有人作了生理实验,证明在100g的肝脏内,它的含血量就有15~20ml之多。正因为它有藏血的功能从而又为调血功能创造了条件。肝既为藏血的脏器,那么一旦它的藏血功能失常,便有可能表现各种出血的病证,如咯血、衄血、女子崩漏等,由于肝不藏血而引起,在治疗上当以治肝为本。临床如遇支气管扩张症,因为暴怒,咳血涌出,量多色鲜红,大便秘结,小便短赤,观其面色红赤,唇燥舌绛苔薄黄,脉弦数,证属肝火犯肺,气逆血溢之候。即应考虑以清肝凉血、清肃肺气治之。药用龙胆、山栀子、大黄、牡丹皮、白茅根、藕节、白及、沙参、桑白皮等。又如肝气抑郁化火,下迫冲任,以致经来如崩,伴有头昏耳鸣,舌尖有朱砂点,边紫,两脉弦细。病机为抑郁伤肝,疏泄无权,失其藏血之职,以致冲任失固,迫血妄行。药用龙胆、炒山栀子、炒黄芩、炒柴胡、木通、泽泻、当归炭、生甘草、地榆炭、贯众炭等清肝泻火之药,可获得较好的疗效。

(3)肝主筋,其华在爪:筋是附着于各关节的肌腱,具有维持肢体的屈伸、施展的功能,故也是主宰运动的组成部分。但筋的营养和运动的动力是来源于肝,故有"散筋于肝,淫气于筋"和"肝为罢极之本"的论点。关于其华在爪,是指出肝的营养状况表现在爪甲部分的。故有"肝之合筋也,其荣爪也",以及"爪为筋之余"的论点。

1)肝主筋:凡筋的病变,如四肢屈伸不利、痉挛拘急、筋痛麻木、目圆口噤、角弓反张等,虽可表现于各个不同部位,但这些证候的产生,大多由于肝血或肝阴不足,使筋失所养,故在治疗上从治肝着眼,用养血柔肝或养阴清肝、镇肝息风等法。如腓肠肌痉挛,中医称为转筋,用芍药甘草养血柔肝,唯分量宜重,芍药甘草常用五钱至一两。如温热病后期,津液亏耗,症见低热神疲,手足蠕动,面部肌肉或口唇颤动,属肝肾阴虚,筋失所养,中医称为虚风内动。治用养阴息风,常以大定风珠加减治疗。

2)其华在爪:用于诊断方面,观察爪甲,可以是了解肝血虚实的一个标志。指甲红润,表示气血充足,肝血不足则爪甲之色淡白,其质软而薄。高热而见指甲突发青紫,为惊厥动风的先兆。若妇女停经,按其拇指甲呈红活者为孕征,暗滞者为月经病。

(4)肝开窍于目:在生理上有足厥阴经脉上连目系,在理论上有"肝气通于目,肝和则能辨五色矣"。眼目的功能是视物辨色,而这种功能的正常,主要是依赖肝血的营养,故有"肝(目)受血而能视"的论点。

中医学认为肝与目的关系是十分密切的,并认为眼功能主要是渊源于肝的,故凡眼目病证的产生,大部分与肝有关。例如急性结膜炎(赤眼),病机常为肝经实火。治用清肝降火剂,有以龙胆末内服,亦有以野菊花嫩叶打汁内服,或以野菊花全草煎水洗眼。又如目涩干痛,无眵而视觉模糊者,病机常为肝血不足,虚火上炎。治宜养血清肝,常服杞菊地黄丸或明目地黄丸。对夜盲症(雀目)亦认为与肝血不足有关,以猪肝或羊肝,配以苍术、草决明、夜明砂等常能见效。余如青盲(视神经萎缩)、玻璃体混浊、中心性渗出性脉络膜视网膜炎,有的由于失血过多,有的常为瘀结肝经络脉,有的则为肝肾阴亏。一般说从肝论治分清虚实当可收效。

(5)肝在志为怒,怒伤肝:指出情志活动是与肝密切关联的,大多作为诊断肝火旺的一个指标。临床凡遇有主诉性躁易怒者,多属肝火内郁或肝阳亢盛。如高血压患者中,自诉有易于发怒及性情急躁的表现者,根据"肝主怒"的理论,可采用平肝息风的治法,对高血压及自觉症状,会有明显的改善。

(6)肝在味为酸,在色为苍:肝病常反酸,如胃痛反酸。中医学认为是肝逆犯胃,其病在胃,其本在肝。苍为微青微黄,肝病久则面色多苍。治胃痛反酸都用治肝的药物,常用的乌芍散便是敛肝制酸的简易良方。若肝逆上冲而反酸,常用瓦楞子、左牡蛎等平肝降逆制酸。若肝火内郁而反酸者,常用左金丸以清泄肝火以制酸。面色苍常为肝郁气滞,气滞而肝血不畅的一种反映。

3. 脾藏象理论的临床应用 脾位于中焦(腹中),具有对饮食的消化吸收、转输营养水分,以及生化血液、统摄血液运行等功能。脾功能的正常与否,对人体健康的影响极大,故前人称脾为"后天之本"。脾的生理作用相当于现代医学中消化系统的大部分功能,还包括运动、水液代谢、造血系统的部分功能。其主要功能有以下几方面:

(1)脾主运化:是指对饮食物的消化、吸收、转输的功能。脾是以运为主的,化是指它进一步消化来自胃中消化未尽的食物。这样使食物中的营养物质经脾吸收后,通过经脉运送至全身,以供生命活动的需要,其水液部分亦先由脾吸收而转输的,在肺、肾、三焦、膀胱等共同协作下,以保持人体水液代谢的平衡。故在理论上有"脾气散精"和"脾为胃行其津液"之说。因此脾气(阳)不足,运化失常,便会产生一系列病证。

临床应用:凡是由脾的运化功能失常而产生的病证,都应从治脾入手,加强脾的运化。常见的有:

1)脾虚生湿:由于脾虚不能运化,水液精微聚而不行,临床表现轻症为精神倦怠,面色萎黄,食少腹胀,亦有肠鸣便溏(湿胜则濡泻),治以参苓白术散加减;脾虚湿重者可形成饮邪、水肿,治以苓桂术甘汤、实脾饮加减。

2)脾虚生痰:食物已化为津液,但由于脾气薄弱,散津不足,致津液滞而成痰,这种痰称之谓湿痰,所以张景岳说:"如果脾强胃健,如少壮者流,则水谷随食随化,皆成血气,焉得留而为痰,惟其不能尽化,而十留一二,则一二为痰矣,十留三四,则三四为痰矣。"这就是脾为生痰之源的理论根据。湿痰的临床表现是痰量多,质较稠,但并不黏,咯之较易,其兼证有胸痞口腻,不甚知饥,或食后作胀等。治疗上痰多时可用平胃二陈汤,待痰少时,须用六君子汤以巩固疗效(其中甘草宜少用或不用)。亦即叶天士提出"治痰须健中"观点。

3)脾虚不能生血:临床表现有心悸,头晕舌质淡,脉弱等血虚现象,兼见食少体倦,面色萎黄等,便属脾虚不能生血。治宜补脾,以脾为血气生化之源,营出于中焦,治以归脾汤。

4)脾虚而致营养缺乏症:临床表现为面色萎黄,食少腹胀,或大便溏,语言低微,四肢无力等。治宜健脾补气,方用四君子汤加味。

(2)脾统血:是指脾气对血液运行有统摄作用,统摄功能正常便能使血液运行脉管之中,而脾的统血功能又依赖于脾气的充盛。

临床应用:根据脾统血的理论,诊治一些急慢性出血病证。但这些出血多数见于下部,因脾气是主升的,脾气不足形成气虚下陷而不能摄血,故以下部失血为多。

1)便血:先便后血《金匮要略》称之谓远血。并有腹胀满,四肢清冷,口和唇淡,面色萎黄,甚或眼睑有轻度浮肿等脾阳不足现象。法宜健脾温阳、益气摄血,治以黄土汤。

2）崩漏（子宫功能性出血）：月经过多或淋漓不断，色淡红，伴有食少肢倦，头晕心慌，面色萎黄等症，舌淡胖边有齿印，脉细弱，证属脾气虚弱，不能统血。法宜补脾益气、养血止血，治以归脾汤加减。

3）紫癜（血小板减少紫癜）：一般分为血热与气虚两类型，气虚型则属于脾不统血者，其临床表现除紫癜外，亦伴有脾气虚弱的症状和体征。法宜补脾益气摄血，亦以归脾汤加减治之。气虚型紫癜治疗效果较慢，一般需服多剂，方能渐见效果。

（3）脾主四肢：是指出四肢的营养和动力是来源于脾气的散精。在病理上"有脾气虚则四肢不用"等论述。四肢不用，即四肢软弱无力，甚则痿弱不举。

临床应用：曾以脾主四肢的理论治疗一例顽固性冻疮。患者有大便易溏的脾虚症状，因此用当归四逆汤加了补益脾气而获愈。

（4）脾在体为肌肉：脾运正常则肌肉丰盈，脾运失常则肌肉消瘦；脾主肌肉的另一功能，是指脾气主宰肌肉的运动。因此凡见肌肉消瘦和肌肉运动乏力而伴有脾虚症状者都可以从补益脾气、调理脾胃着手。临床应用：

1）重症肌无力：其临床表现为精神疲乏，每至午后则懒言少动，特别是眼睑下垂，手软下垂不能握拳，口唇软弛，咀嚼无力，更不能食硬物等。以脾主肌肉的理论和辨证施治的原则紧紧抓住脾气失运，聚湿生痰，致精微物质不能正常营养于肌肉四肢，故使脾所属的部位（眼睑、四肢、口唇）出现严重的疲乏无力现象。治以健脾补气和胃化痰，处方以扶元散加减配合新斯的明治疗，取得疗效后再以培补肝肾之法进行巩固而获痊愈。

2）周期性麻痹：主症是四肢完全不能主动活动，肌张力减低，四肢深反射消失，并有食欲不振，胃部不适，腹泻等。其特点即每年在某一时期均有类似性发作，所以称它为周期性麻痹。在诊疗上抓住食欲不振，胃部不适，腹泻等脾虚症状，表现在肌肉、四肢，而病本在脾，便以脾主肌肉和主四肢的理论为指导，治以健脾补气，渗湿化痰。已有治愈的报道。

（5）脾在窍为口，其华在唇：脾是血液生化之所，又是统血的脏器，营血的虚实，可以在口唇部表现出来。

临床应用：一般无显著症状而只见口燥唇干，甚至唇裂出血，或见口臭，烦热易饥者，证属脾有伏火，或称脾胃郁热所致。治宜泄脾胃伏热，治以泻黄散。其华在唇常用于诊断，如营血旺盛则唇红，营血不足则唇淡，脾绝不治则唇缩。

（6）脾在色为黄，在味为甘：在色为黄一般是指病色的反映，如面色萎黄。

在味为甘,一是指甘味的药物多数作用于脾的;一是指病证中口泛甜味,亦为脾病的一种反映。

临床应用:在色为黄常作为诊断脾虚气血不足的表现。在味为甘,临床时常以它指导两种病证的诊治。

1)脾瘅:一般急性热病中有口甜者称它为脾瘅,其临床表现除口甜外,兼有胸痞口腻,常吐厚浊涎沫,不思饮食等。它的病机为湿热内蕴,脾气上溢与谷气相搏。治法以清化湿热为主重用佩兰叶、黄芩,其余山栀子、黄连、竹茹等亦可选用。

2)口甜见于慢性病,无热象而见口甜者,其他兼见涎沫清稀,小便清长,舌质淡红,此属脾虚不能摄液。法宜温中摄液,治以理中汤或四君子汤加益智仁。

4. 肺藏象理论的临床应用　肺位于胸腔,分左右两叶,上连气管。在内脏中肺位最高,故称其为"华盖";肺的生理特点,肺叶娇嫩,肺气清虚,不耐寒热,故有"娇脏"之称。其功能主要有以下几种。现结合临床应用,分述于下:

（1）肺主气:所谓主气,是指肺具有呼吸功能。有了肺的呼吸,才能呼出体内陈旧的浊气,吸进新鲜的清气,故肺是体内外交换气体的脏器,这一功能就概称为"肺主气"。

临床应用:凡外感之邪或内伤寒饮等,涉及于肺都能使肺的呼吸功能失常,发生咳嗽或呼吸之气不畅。大多可用宣肺解表法,如外感风热用辛凉解表法,常用方剂如桑菊饮或银翘散;若感风寒之邪,用辛温解表法,常用如麻黄汤或葱豉汤等,若内伤寒饮可用小青龙汤等。

（2）肺主治节,主一身之气:在《素问·灵兰秘典论》中曰:"肺者,相傅之官,治节出焉。"意谓肺的功能如同辅助君主的宰相。肺的生理功能,还具有调节全身气机的作用,所以张景岳说:"肺气调则一身之气皆调。"这就是"肺主治节"和"主一身之气"的含义。

临床应用:调肺气治胃病:关于调肺气治胃病,清代名医陈修园创制百合汤治胃病。百合汤系百合、乌药二味组成。他释方义曰:"百合之从瓣而成,有万脉一宗之象,其色白而入肺,肺气降则诸气降则诸气皆调。"百合之治脘腹痛,其关键在百合入肺经,降肺气,肺为诸气之总司,肺气得降则诸气皆调。"百合汤之治胃痛是适用于气郁化火,除疼痛外,并有痞胀,舌质略红而苔少者为宜,或有口渴,或有身热便秘等,非统治一切胃痛。亦有医者在治疗脏腑气机不调者,除调脏腑之气机外常加用调肺气的药物——紫苑,从而可加强其他调气药物的功效(见已故名医黄一峰的用药经验)。故他在治疗胃肠病的方药中常用紫苑和桔梗。他说:"治肺以展气化,因肺主一身之气。气舒则脾运得健,

327

胃气得降。"

（3）肺主皮毛：这是指出体内之肺和体表的皮肤、毫毛，在生理上是密切关联的。故在《素问·阴阳应象大论》曰"肺主皮毛"，"在体为皮毛"，这是说明外在体表的皮毛部分，其生成实源于内在肺内的精气。

临床应用，基于肺主皮毛的理论，用于治疗各种病证，取得良好的效果。

1）治疗硬皮病：现有报道，以肺主皮毛的理论为指导，创制补肺清瘀法，治疗硬皮病 25 例，取得较好的疗效。硬皮病是临床不常见的病证，现代医学认为其形成与微循环及血流流变学发生障碍，缺氧后可加重患者纤维化，因此改善患者的缺氧状况，就可能改善患者纤维化，故有人采用高压氧舱治疗有一定的效果。中医学认为本病的发生与肺的关系最为密切，因肺主一身之气，肺能输精于皮毛，营养肌肤，并与心血起协调作用。气行则血行，从而使周身血脉流通。"肺之合皮也"，故认为本病的形成都由肺气亏虚，宣发卫气和输精于皮毛的功能减退，致卫气不固，抵御外邪能力低下，导致寒湿之邪的侵袭；肺气虚，使其推动血液运行不足，使血行失于流畅，且寒湿之邪侵袭后，寒湿凝滞，营养难于达到，这就导致肌肤的硬化，肤色变褐而缺乏弹性。据于这一病机，采用补肺清瘀的治则，方用党参、黄芪、当归、丹参、牡丹皮、山药、五味子、凌霄花、桔梗、桃红等，制成颗粒剂，每包 6g，每次 1 包，1 日 3 次，4 周为 1 个疗程，治疗 3 个疗程后，25 例患者，都有不同程度的好转。（《江苏中医》2007，20（3））

硬皮病是不多见的难治之症，报道者能很好的运用"肺主皮毛"的理论和肺气与心血的依附关系，拟定了补肺清瘀的治则来处方用药，这一点对我们学习理论如何指导临床有很大的启迪。另亦有人认为本病属中医学中的"肌痹"。由脾胃阳虚，寒邪凝滞，致络脉瘀阻。脾主肌肉，肺脾与皮腠肌肉也有一定的关联，亦可作治疗时的参考。

2）咳嗽痰中带毛症："肺主皮毛"，严格地讲主皮和主毛还有一定的区别。皮，指皮肤；毛，指毫毛（这指鼻毛和眉毛）。肺主毛，临床上也有病例可证，在名家医案中有咳嗽痰中带毛症。案例如下：徽州张芝圃，咳嗽半年，所奇者，每咳痰内必带纤毛，脉左右细如蛛丝。内经谓"肺合皮毛"。此肺气大虚，不能托毛外长而生于里。人有毫毛，犹地有草木，全是生生之气，敷布于外，此症非大补肺气不为功。重用党参、黄芪，辅以白芍、甘草。连服 30 剂而愈（此案系孟河费氏绳甫先生经验案。选自《近代中医流派经验选集》）。

（4）肺开窍于鼻：《素问·金匮真言论》说"西方白色，入通于肺，开窍于鼻。"又曰"肺主鼻"，指出鼻虽生于外在的面部，但其生成和功能都是源出于肺。故一且肺功能失调而产生的病变,不论内外因素,在鼻窍中常会产生不同的症状,这就证实了肺开窍于鼻的科学性。

临床应用:

1)感冒的分型:若感受风热则鼻塞流浊涕,若感寒邪则表现鼻塞流清涕,这流涕的清浊,可作为感冒分型的标志之一,万不可忽视。

2)鼻炎的辨证:鼻炎诊治,临床有多种类型,但在辨证施治时,亦离不开"肺开窍于鼻"的理论。中医对鼻炎的诊治应有不同的方剂,但在病机的分析,都认为与肺是密切相关的,即使鼻息肉,亦是湿浊之邪上蒸于鼻窍,前人曾比之犹湿地得热而生芝菌也;而过敏性鼻炎虽由外在过敏原而致,但归根到底还系其人肺气素虚之故,所以在治疗上除用祛风之剂如消风散(荆芥、防风、牛蒡子、蝉蜕、苍术、苦参、石膏、知母、当归、胡麻仁、生地黄、木通、甘草),但要杜其复发,还需服补气固表之剂,且要久服,方能奏效。

(5)肺在志为(悲)忧:《素问·阴阳应象大论》说:"肺在志为忧",《素问·宣明五篇》说"精气并于肺则悲"。可见人若过度忧悲,都能伤肺而为病,但所说伤肺,既非伤肺气,亦非伤肺阴而是伤肺之神。伤神之症,常发生于忧悲过度而致。治此等症,亦须用情志以胜之,故曰:"忧伤肺,喜胜忧。"盖若由忧悲过度而致病者,非草木之药所能胜任,必须用采用"以情胜情"法,在中医学中称为"情志疗法"。

关于忧悲过度而致病用"喜胜忧",在金元四大家中的张从正曾有治疗的案例。有一次,张从正应邀为举人之妻项夫人诊病。项夫人老年得子,对孩子爱如掌上明珠,不料孩子未及周岁患了嗓口痢不治而死,项夫人痛失爱子,终日悲伤过度,饮食不进,神情恍惚,终于酿成大病。虽经多方求医,服药百剂而终鲜疗效,项举人也整日闷闷不乐。张从正应邀至项府,他详细问明病情,为黄氏仔细诊脉。诊脉时,他突然双眉紧锁,就起身来说:"哎呀,大事不妙,我老伴让我买油豆腐嵌肉,我还没有办好,我得马上回家,不然,老伴会拳打脚踢毫不客气的对待我。容我先走,明日我一定送药上门。"说罢,出门就走。黄氏一听此言,禁不住"咯咯"笑出声来。

第二天,张从正身背药袋而来,一进门就开始伸手掏药,但药袋装满红丹、绿粉,染了他掌指,却没找到一粒药丸,急得面红耳赤,不慎竟涂了个大花脸,忙对黄氏抱歉说:"请夫人原谅,药丸忘在家中,明天一定送到。"黄氏夫人一见他这个花脸样子,忍俊不禁大笑起来。

第三天张从正身穿长袍而来,到了黄氏房中,伸手到长袍袋掏药,掏了好久也没掏到,他干脆把长袍脱下来找,却露出了里面红红绿绿的女人衣衫,连忙对

329

她说:"让夫人又见笑了,我真糊涂,怎么把老伴衣服穿身上了呢。"黄氏见此,笑得前仰后合。张从正走后。黄氏对丈夫说:"官人,你这是请的什么医生? 第一次说怕老婆,第二次来涂了个大花脸,这次又穿了老婆的花衣服,他能治好我的病吗?"说罢不由得捧腹大笑不止。

从此以后,黄氏逢人就讲述,边讲边笑。说来也奇怪,她的病竟在不断的笑声中渐愈了。张从正三次为黄氏诊病,没用一粒药物,而治愈了他夫人的疾病,项举人感到其中必有奥妙。他决定登门拜访问个究竟。张从正微笑地对他说:"你夫人的病乃过度悲忧所生之郁证,用药难以奏效,我三次去为她诊病,是有意逗她发笑,因为笑能遣愁,使悲忧得散,郁气得开,病就不用服药而自愈。"从此,张从正"嬉戏愈病患"便传为佳话。(案例见《儒门事亲》)

(6)肺在色为白:在色为白,其义有二:凡食物或药物色白者,大多有治肺或补肺的功用,如山药色白,入肺,其功亦能宁肺定喘(见张锡纯《医学衷中参西录·药物讲义》中山药案)此其一。再有患者如面色㿠白者,大多属肺虚。或梦中常见白物,亦与肺病有关,如"肺气虚则使人梦见白物"(见《素问·方盛衰论》)。临床应用:

1)有助于对药物或食物功用的认识。

2)对某些疾病的辨证有一定参考价值。

(7)肺在味为辛:其义有二:凡药、食物其味辛辣,大多能作用于肺。《素问·至真要大论》:"五味入胃,各归其所喜攻,……辛先入肺。"此其一。再者,是指病患者味觉异常其所食之物,皆觉其味辛辣,或口中常有辛辣味。临床应用:

1)外邪束肺,多用于辛味药发散,如风寒之邪束肺,多用辛温发散剂;如风热之邪束肺,多用辛凉发散剂。

2)味觉辛辣者,治取清肺养阴法。食物进口,不论何物,皆觉其味辛辣,或口舌带有辛辣味,凡此皆属病态,现代医学认为系味觉神经的病变,或称为神经官能症。但中医学认为此种病证,其病机都与肺气有关,或为肺热,或属肺阴不足,肺火内郁所致。据此认识进行辨治,可以取得相应的效果。

5.肾藏象理论临床应用 肾,位于腰部,在脊柱两侧,紧贴于腹后壁,故曰:"腰者,肾之府也。"形如蚕豆,左右各一,这是从解剖学所见实质性的肾脏。而在中医学中所说的肾,除实质性的肾脏外,更涉及生殖、神经、泌尿、骨骼等多方面的生理功能,现将其生理功能并结合临床应用,分述于下:

(1)肾主藏精,主封藏:本于《素问·六节藏象论》所说:"肾者主蛰,封藏之本,精之处也。"其曰主蛰,蛰本意指各种虫类,如蛇、青蛙、蛤蟆之类,至冬伏藏于土中冬眠。肾主蛰,在此乃指"肾主水",能使龙雷之火潜伏;主封藏,谓人肾气正常能使先天精气,不致遗泄。

临床应用:补肾固涩治遗精,凡男子体差,频频遗精者。常见腰酸,腿软或者头昏,记忆力减。夜寐差,无梦而遗,都系肾虚,精关不固,治宜补肾涩精,常用《医方集解》金锁固精丸(沙苑子、芡实、莲须、煅龙牡)加味,若肾阴偏虚者,可加服六味地黄丸。

清泄相火治遗精,因肾虽主水,但内寄相火,若属阴虚而相火旺遗精者,不宜固涩,宜清泄相火为主。临床证见,夜寐多梦,梦中与女子相遇而遗,其伴随症状如小便黄少,大便干,口干喜冷饮,舌质偏红,舌苔黄腻,治以封精丹(知母、黄柏、砂仁)或知柏地黄丸。切记固涩,若兼肝经湿热,可配龙胆泻肝丸。

(2)肾藏志:"肾藏志"(《素问·宣明五气》),志,即记忆的意思,指出人的记忆功能是由肾主宰的。

临床应用:用补肾法治记忆力减退。一般人的记忆力最佳为10~20岁,尤其是10~13岁。过此时期记忆渐渐减退而理解能力增强,这是正常现象。记忆力的强与弱,在人群中不是相同的,有记忆力强,看书1~2遍就能记住,这种"过目不忘"者,虽亦有之,但毕竟是凤毛麟角,一般人多数要5~10遍才能记住梗概。而这里所说记忆力减退是指原本记忆好而在一场大病后,记忆猝然减退,这是属于病态;另一种情况是指年龄大了,人过中年之后,记忆力逐渐衰退,这是生理现象,为人生衰退的自然规律。然而不管是因病还是自然衰退,记忆力减退都与肾衰有关,所以要解决记忆力减退,补肾是前提。治疗的方法,古方有孔圣枕中丹,由龟甲、龙骨、远志、菖蒲组成。主治曰:"专治读书善忘"。笔者认为该方还可以适当配补气养心药。

若因病后而见者,首先要辨证,然后再适当加补肾药物。若属中年后记忆力逐渐衰退者,虽属自然现象,但能经常服用补肾的药物或食物亦能起到一定的功效。若属阴虚体质者可常服六味地黄丸;若属阳虚体质者可常服八味肾气丸,不过丸剂的功效较慢,古有云:"丸者,缓也。"所以若无外感或消化不良等疾患,可以长期服用,久久自见功效。此外,亦可用食补法,如核桃肉、黑芝麻、黑豆、制首乌粉等,这些都有补肾、滋润作用,且都是黑色食品,其中尤以核桃和首乌为首选。

关于核桃肉补肾和增强记忆,在《医学衷中参西录·中药讲义》胡桃的条目中曾指出:"胡桃仁形状殊似人脑,其薄皮上有赤纹,又极似人的脑神经,故善补脑,常服令人不忘。"虽属望形推理,似缺乏科学依据,但事实上久久服之确有增强记忆的作用。但必须常服(每服2~3枚),非数日即能见功。

(3)肾主骨:《素问·宣明五气》说"肾主骨",《素问·阴阳应象大论》说:"肾在体为骨。"《素问·六节藏象论》说:"肾者,其充在骨。"《素问·五脏生成》说:"肾之合骨也。"综观诸论,其含义略有不同,但都是说明肾和骨骼之间的密切关联。临床应用:

1) 骨关节炎,颈、腰椎增生:这两种病证都是中老年人常见的,其形成的原因,虽有其内外因素,也与职业有关,如司机、缝纫工、教师和整天和电脑打交道者;关于外在因素,即常受寒湿的侵袭。但其关键的因素都与肾虚有关,或肝肾两虚,虚则易受外邪的侵袭,邪入经络又能导致气血的凝滞,气血不能畅通,导致骨骼营养不良,从而又加重了肾虚的程度,所以治疗的根本,还在于补肾(补肾要注意补阳还是补阴)。若与职业有关的在平时必须注意有针对性调养;若受寒湿之邪要加祛寒逐湿的药物,并要注意局部保暖,以改善气血的流通;若是年老者,肾气必虚,但通过补肾为主的治疗,也能起到缓解的功效。

2) 骨质疏松症:此症好发于老年人及妇女绝经期后,发病情况常随年龄增长而升高。其临床表现为:疼痛、畸形(椎体呈楔形改变、老年人发生驼背)和易骨折,所以老年人特别要防跌,跌后极易骨折,疏松严重者甚至打两个喷嚏也会骨折(主要在胸、腰椎骨),基于"肾主骨"和"其充在骨"的理论认识,故对该症的防与治,都应以补肾为主要措施。至于补肾壮骨,应根据肾虚阴阳的不同,分别服用六味和八味肾气丸,如妇女绝经期可服二仙汤加味,二仙汤(仙茅、仙灵脾、知母、黄柏、当归、巴戟天)加川续断、骨碎补、煅龙牡等。

关于食疗可常食骨头汤、虾皮、黑豆、豆腐皮、核桃肉、板栗、黑芝麻等。

3) 椎间盘突出:本症亦称髓核突出或腰椎间盘纤维环破裂症,在中医学里属"腰痛"范畴,或称为"骨痹"。其形成的根本原因,是由于肾虚,再受外寒的侵袭,导致气血失和,故而表现腰背部酸痛、重着、活动受限。其疼痛可放射至臀部,甚至远及大小腿,影响步履。对其治疗,多数医者主张补肾为主,活血通络为辅。补肾为主,活血通络为辅,两者结合久久服之,自可见功。但补肾也要弄清阴虚和阳虚,阴虚为主治以六味地黄丸,甚者可服大补阴丸或龟甲胶;若阳虚为主可服八味肾气丸,配服鹿角胶,具体若有其他兼症,应结合治疗。在治疗的同时,保养亦很重要,如睡硬板床,睡姿都宜仰卧,平时忌负重、久站,腰部宜加腰围,既可保暖,还可起支撑作用;腰部的保暖防寒,有利该部的血脉流通。

4) 骨折的愈合及小儿先天不足、发育不良:大凡骨折,经过整复后有的迟迟不能康复,则需用补肾活血药,肾藏精,精生髓,髓能养骨。故骨伤后的修复,亦有赖于肾精的滋养,其加用活血药是有利滋肾药的吸收。

小儿先天不足、发育不良,尤其是表现两腿软弱无力,囟门久而不合,或骨骼发生畸形,如鸡胸、龟背等,都是属于肾虚所致,在治疗时应以补肾为先。

(4)肾开窍于耳:这是指人两耳的功能与肾气有着密切的关联。在理论上有"肾主耳"和"在窍为耳"(《素问·阴阳应象大论》),"肾气通于耳,肾和则耳能闻五音矣"(《灵枢·脉度》)以及"耳者,肾之官也"。以上所说,前者是指出耳的功能是由肾主宰的,后两者都是说明耳的功能之所以能够正常发挥,都是取决于肾功能的正常。临床应用:

1)耳鸣、耳聋:耳鸣,为常见之症,若久延不愈,渐致耳聋,一般都是肾虚所形成的。故年老体衰者都有耳聋,所以治疗都用补肾之剂,如六味地黄丸,如属肾阳虚者八味肾气丸,若兼头昏目眩或性燥易怒者,属肾阴虚而肝火旺者,宜用耳聋左慈丸(六味地黄丸加磁石、柴胡,亦有去柴胡加五味子);若耳鸣耳聋属一侧者则不属肾虚,亦有暴鸣、暴聋者亦不属肾虚,故有"暴聋属实,久聋属虚"之说。现还有链霉素中毒性耳聋,亦不属"肾虚"之列。

2)耳内长肉:曾有一人,耳内忽长肉一条,手不可近,色红带紫。诊之者曰,此肾火腾烧于耳也。用硼砂一分,冰片一分,二者等量研细末,以之点上立化为水,后用六味丸大剂饮之,两服而愈。此案出清·沈源《奇症汇》,临床实属罕见。但亦足证"肾开窍于耳"理论的科学性。

(5)肾在志为恐:在志为恐,指出一旦受了强烈的恐惧能损伤肾的精气。故《素问·阴阳应象大论》有:"肾,在志为恐,恐伤肾。"《素问·宣明五气》"五气所并,并于肾者恐",所言并者,吴昆曾释:"并合而人之也。五脏精气,各藏其脏则不病,若合而并于一脏,则邪气实之,各显其志。"精气合而并于一脏,似不可能,应作大邪之气入于一脏,可显其志。在现实生活中,一个人若骤然受到强烈的惊恐,则立即表现面色苍白,全身战栗,甚者小便失禁,故《素问·举痛论》有"恐者气下"与"恐者精却"之说。

(6)肾在色为黑:在色为黑其意有二。其一凡黑色的食物大多有利肾的功效,药物亦有类似的论说;其二,是指有病后色泽的表现,凡皮肤呈黑色的多数反映肾的病变,但必须懂得所谓黑色,并非似墨似漆,只是望之有较之本人健康时肤色不同。呈现黑色是提示肾有病变的征兆之一,要引起重视,亦可作为辨证的根据之一。临床应用:

1)黑疸劳疾,治宜温肾:陈某,男,30岁。身体素健,勤于劳作,常夜以继日。有一天强力劳动后,全身乏力,自以为劳倦过度,休息后可愈,谁知疲乏加重,继而肌肉关节疼痛,头昏耳鸣,失眠心悸相继而来,不久复增胃痛呃逆、呕吐、食欲不振、便秘腹泻交替,身体日瘦,其间虽经多次治疗,病势有增,经友人介绍来诊,经四诊辨证,此属黑疸劳疾,前期从疲劳开始属前趋症,以后颜面、背部等肤呈紫褐色（前医未加注意）。中医学认为黑乃肾水之色，肾之色外现，肾之阴阳不足显而易见。但在治疗上宜先健脾阳、和胃气。方用附片 14g，党参 16g，炒白术 12g，干姜 6g，姜半夏 12g，陈皮 6g，磁石（先下）30g，川芎 9g，丹参 14g，白蔻壳 9g，大腹皮 12g，枳壳 9g，炒六曲 12g。3 剂。

服药后胃肠症状大减，纳谷渐增。

面色素沉着依然，为今之计，宜大补肾之阴阳以治本。方用：附片（先下）16g，熟地黄 16g，肉桂 4g，党参 14g，补骨脂、萸肉、巴戟天、仙茅、仙灵脾、山药各 10g，磁石（先下）30g，焦白术、枸杞子各 12g，大枣 10 枚。10 剂。

服 10 剂精神好转，黑色渐退。再以原方加鹿角胶 12g，烊化冲服。6 剂。以后眠食俱佳，黑色素消退大半，再继服全鹿丸，每次 6g，一日两次。1 个月后黑色全退，健康如常。（此案系已故名中医祝味菊先生验案。）

按：黑疸，在《金匮要略·黄疸病脉证并治》也有论述："额上黑，微汗出，手足中热，薄暮即发，膀胱急，小便自利，名曰女劳疸。腹如水状不治。"后人对此释为：额上黑，是肾色外观，微汗出，手足中热，薄暮即发，皆是肾虚有热之表现。

2）额部呈现黑褐色，服肾气丸而愈。有位高校马列主义教授，年 50 许，额部呈现灰黑色，始浅淡不以为意，延及半年，色渐加深而求治，询其有无所苦，答曰除此外只有至冬季，四肢寒冷，双足尤为明显，夜尿多而色清如水，余无所苦。脉细，右尺尤软。其为肾阳虚可以无疑，给予八味肾气丸，平时忌寒冷食物，服一月后复诊，额部灰黑已淡，畏寒与夜尿多均有好转，是证肾阳虚无疑，嘱其继服 3 个月，同时令常服核桃肉，每日 3～5 枚。

过 6 个月后，又因他疾就诊，并告知八味肾气丸服 4 个月后，额部灰黑色全部消失。

（7）肾在味为咸：在味为咸，旨在说明咸味和肾脏的密切关系。在《素问·金匮真言论》曰"肾，其味咸"，《素问·阴阳应象大论》："在味为咸"，《素问·宣明五气》曰："咸入肾。"曰"其味咸"和"在味为咸"，应谓咸味的食物或药物，对肾有特殊的亲和力；再者是指病变中口味现咸的反映；曰"咸入肾"，凡欲使药物的功效专注于肾，须用咸味以引之入肾，如服补肾之六味地黄丸，八味肾气丸，均需用淡盐水送服，再有凡处方中欲使药物作用于肾皆用盐水炒，如黄柏、知母、怀牛膝，在以往都用盐水炒，其意即在于此。

临床应用：咳嗽痰咸：凡咳嗽频频，痰呈清稀而味咸，小便较少，咳嗽昼轻夜重者，凡此类咳嗽多属肾阳不足，阳虚不能化水为气，致肾水上泛凌肺而为咳。此等咳嗽治肺无益，常用景岳金水六君煎，若痰稀明显，口不渴而畏寒者可酌加附子。

以上简要的阐明五脏功能,其在生理上和五官七窍以及"五体"之间的关联,亦体现五脏功能活动的整体性。但所说者只是择要的论说。实质上五脏还有和季节和气候变化的关系,五畜(鸡羊牛马猪)、五谷(麦黍稷谷豆)、五音(角徵宫商羽)、五臭(臊焦香腥腐)、五声(呼笑歌哭呻)等论说,均有其研究价值,且在临床辨证时,均有其参考意义,不可轻易否定。例如季节和气候的变异,与疾病发生与变化,有人作专题研究名曰"气象医学";又如五音(即音乐中的音阶),通过音阶不同的组合,可以创作各种曲调。音乐可以养生,亦可以治病,治病者称为"音乐疗法",在古今都有不争的事实,例如北宋时大文学家欧阳修,他曾自述:"予尝有幽忧之疾,退而闲居不能治,既学琴于友人孙道滋,宫声数引。久久乐之愉然,不知疾之在体矣。"现也有专以音乐疗疾者,开设音乐医院。

(四) 经络学说在诊治中的运用

经络学说是中医学理论体系中重要的组成部分,历来医家都很重视,但从目前的应用情况来看,只有针灸、气功、推拿等以此作为遵循准则,而内、外等科的医生,尚未高度重视,实际上经络理论对内、外等科的诊治,有其重要的指导意义,尤其是用于诊断;可补八纲之不足。现将诊治中运用的点滴体会,简介如下。

1. 以经脉循行分布知病位 对病证的辨析,了解病位之所在(如在脏在腑)是十分重要的,要达到这一目的,则经脉的循行分布,亦是重要的依据,现举例如下:

(1) 右臂不能屈伸,拇指不用症:曾在1967年诊治一患者,男,年40岁。原有空洞型肺结核,于一周前咯血,量多,经西医院急诊,注射仙鹤草素、卡巴克洛等,血止。两日后胸膺疼痛,右臂内侧麻木,不能屈伸,拇指不能动弹,不时仍有咳嗽,咳痰不爽,饮食较佳,二便尚调,苔薄,舌下色紫,尖边有瘀斑,脉细涩。据此证情,为肺与手太阴经脉俱病。言其病肺者,以往肺有空洞,现有咳嗽咯血;言其手太阴经脉病变者,以其胸膺痛,臂内侧麻木,不利屈伸,拇指不用,手太阴脉的循行起于中焦,上膈属肺,其在臂,循臑内上骨下廉,入寸口,上鱼际,出大指之端。其所以有胸痛、臂内侧酸麻,不利屈伸,拇指不用,实为痰瘀交阻于肺和手太阴经脉所致。治以化痰通络,祛瘀活血。方用南沙参、炙百部、甜杏仁、冬瓜仁、法半夏、川贝母、陈皮、丹参、参三七、丝瓜络等。服10剂后手臂酸麻与拇指不用等均愈。

(2) 背脊寒冷:于1985年诊治秦某,男,25岁。主证为背脊寒冷特甚,即在暑天,虽别处汗出,而背部丝毫不能吹风,病已半载,医治无效,深以为苦。诊时除背寒外,兼咽干疼痛,龈肿齿痛,晨起口苦。舌质偏红,舌苔灰黑而润。系肾气不足,阴阳两虚,阴虚则虚火上炎,此咽干疼痛,齿痛之所由;阳虚则不能温养督脉,此背脊寒冷,舌苔灰黑湿润之缘起。治以阴阳并补,温通督脉,方用玄参、生地黄、黄柏以滋阴泻火,菟丝子、川断肉、鹿角片以补阳温通督脉,复以丹参活血,陈皮、炒谷芽以和胃。牙龈肿痛以绿袍散敷之。服七剂后,咽干齿痛均愈,背脊寒亦轻,于原方去玄参、黄柏,生地改用熟地,鹿角片改用鹿角胶,以增强温养督脉之功。续服两月余,背寒已止,黑苔亦化。

背脊寒冷属督脉经气亏虚,而其亏虚又与肾阳不足有关。以督脉经的循行是贯脊、属肾且与足太阳经并行,挟脊,抵腰中,入循脊,络肾。太阳主表,故督脉不足,太阳经气亦因之而虚,所以背脊寒冷,舌苔灰黑湿润。方中鹿角片(胶)为温补督脉的主要药物。

2. 以十二经气血多少辨虚实 关于十二经气血多少的理论,也是经络学说中的重要组成部分。在诊治上,如病证相同而在不同的经脉部位,治疗的方法也就有所不同,尤其是针刺疗法中的刺血法,更为重要。如《素问·血气形志》篇指出:"刺阳明出血气,刺太阳出血恶气,刺少阳出气恶血,刺太阴出气恶血,刺少阴出气恶血,刺厥阴出血恶气也。"刺法时所以有出气、恶气、出血、恶血之不同,就是依据十二经气血的多少。凡多气之经可以出气,少气之经不能出气(恶气),多血之经可以出血,少血之经不能出血(恶血)。此外,外科的诊治亦需从所患疮疡部位辨经脉循行所在分虚实,并作为预后诊断根据之一。经验证明,凡疮疡生于少气经脉部位者,难以起发,生于少血经脉部位者,难以收敛,生于气血两充经脉者,易成易效。在治疗上亦有一定的区别,生于多气经脉者,治当多用活血药,生于少气经脉者多用补托药,生于少血经脉者,治当多用养血药,生于气血两多经脉者,初起可多用消法,破溃后亦易于收口。这一理论,对内科杂病治疗,亦有指导作用。

(1)牙龈久痛证:于 1986 年 5 月治秦某,女,33 岁。牙龈疼痛已历半载,时重时轻。初起时曾经口腔科诊治,检查牙龈并无炎证,作神经性疼痛治,给予镇静止痛药片,服后暂时痛止,逾时疼痛依然。后延中医治疗,用清热泻火剂治疗痛势反剧;又更一医,治以养阴清火剂,痛势仍未稍煞。就诊时面色萎黄,精神不振,视牙龈并不红肿,舌质淡胖,脉细,重按则微。综此症状和体征,再结合其疼痛常于劳累后加重,休息后则痛轻,确认为气血两虚,且久病多虚,更参前服滋阴清火不愈,服清热泻火剂反剧的教训,其为气血两虚更可无疑。治以气血双补。方用潞党参、生黄芪、太子参、炙甘草、当归、炒白芍、制首乌、大枣,更加葛根、白芷为引经。服七剂后,疼痛极微,精神转佳,唯有胸闷,系补剂呆胃,再以原方加陈皮、炒谷芽,嘱服此剂。半月后痊愈。

(2)乳房萎缩证:于1986年诊治赵某,女,28岁。主诉2个月前流产,因出血不止而住院,经治一周血止出院。回家后因其夫不予关怀,反怨其不慎而流产,故而心怀抑郁,饮食不嗜,精神委靡,并发现乳房渐形萎缩,2个月来已小如男子乳房,心怀恐惧而来就治。观其面色憔悴,舌质淡红,脉细。证脉合参,显系气血不足。女子乳房属胃,乳头属肝,胃之经脉为足阳明,系多气多血之经。流产时血气虚于前,血止后又因饮食不嗜,气血又复乏生化之源,致阳明多气多血之经变为气血两虚,乳房失养而萎缩,但饮食不适又由肝郁所致,治当先行疏肝解郁,理气和胃,方用四逆散加玫瑰花、炒麦芽、苏梗、橘络、制香附等,并嘱怡情悦志,以助药力。五剂后,食饮转佳,精神亦振。肝郁已舒,胃气渐复,继进气血双补之剂,方用生黄芪、太子参、炙甘草、茯苓、当归、炒白芍、大熟地、陈皮、制香附,更加葛根引经。进15剂后,面色红润,精神振作,乳房已渐隆起,再以原方加阿胶10g,再服10剂以资巩固。后2个月又以感冒来诊,诉说乳房萎缩已恢复如常。

上述1例牙龈久痛,以牙龈为手足阳明经所属;2例乳房萎缩证,乳房属胃,亦为足阳明所属,两证俱属阳明不足,气血两虚,不能上荣于牙龈则牙痛,不能营养乳房则萎缩,病证不同,病机则同,同为气血两虚,虚在阳明经,均用气血双补加引经之葛根而愈。

3. 以经脉病候指迷津　经脉病候,亦是前人对病证归其所属的方法。十二经脉,奇经八脉,十二经筋,十五别络等均有病候。经脉的病候,在辨证中有时能起指点迷津的作用。

(1)掌心发热证:于1985年4月诊治李某,男,16岁。患手足心发热两月余,经多种检查,均无异常。就诊时手足心发热依然,兼觉神疲乏力,咽干口渴,渴喜冷饮,舌质红,苔薄黄,脉细数。初步认为心肾阴虚,虚火内郁。以掌心为劳宫穴,属手厥阴心包经,其侧为少府穴,属手少阴心经,脚掌心为涌泉穴,属足少阴肾经,舌红为阴虚火郁之证。治用滋养心肾之阴的方剂,药用生地、玄参、柏子仁、麦冬、枣仁、知母、北沙参、益元散等。服五剂未见效机。后思手太阴列缺的病候中有:"实则手锐掌热",结合咽干口渴,渴喜冷饮,是兼有肺经郁火,于前方中加地骨皮、黄芩,一以清肺中之虚热,一以泻肺中之郁火。五剂而热轻,十剂而热退。

(2)遗尿失控证:于1986年7月诊治王某,女,30岁。得遗尿证,非仅在睡中,即在白昼欲尿时亦不能控制,在情绪激动时则立即思尿。初诊时用补肾固涩之剂,遗尿未见轻减。后思足厥阴经脉"是所生病"中有遗尿、闭癃的病候,结合患者有情绪激动时思尿不能控制的情况，是"肝苦急"的表现。故改用柔肝缓急之剂，重用白芍、炙甘草，佐以固涩的芡实、金樱子、桑螵蛸。五剂而遗尿控制。

按遗尿证病机，一般责之肾与膀胱。但本证治肾与膀胱均无效，而据足厥阴病候的遗溺，改用柔肝缓急而获效。

以上两例，均用经脉病候为指导而获效，可见经脉病候对临床应用，亦是不可忽视的一环。经脉病候的内容甚多，若能全面掌握，运用于临床，则可以扩大诊治时的视野。

4. 从冲脉循行对妇女病诊治上的体认　奇经八脉中的冲脉，在人体生理活动中颇占重要地位，尤其是妇女。但历来对冲脉循行的记载颇不一致。考《内经》中谈到冲脉《素问》中有《上古天真论》、《评热病论》、《痿论》、《奇病论》、《骨空论》、《举痛论》，《灵枢》中有《海论》、《逆顺肥瘦》、《卫气》、《动输》、《五音五味》、《百病始生》、《岁露》等。此外还有《难经》、《脉经》、《奇经八脉考》，均有散在的论述。可是对冲脉的循行的部位，仍然没有肯定的结论，使人对冲脉生理、病理的理解，带来了一定的困难。因而想通过搜集、整理前人的有关论述，阐明冲脉的循行部位，加强对冲脉生理功能的理解，以利于临床进一步运用冲脉理论治疗妇科疾病。

(1) 冲脉的循行部位：关于冲脉的循行，有必要搞清两个问题，即冲脉的起点和体内外的循行位置。首先谈谈冲脉的起点。在《内经》中有四种不同的记载，有的说起于胞中[1]，有的说起于气街[2]，有的说起于关元[3]，也有说起于肾下[4]，众说纷纭，莫衷一是。据个人的看法，这些只是讲了冲脉一方面的起点，因冲脉的循行不是一线直行的，它和其他经脉都有连接，故有前(腹)后(背)内外上下四个方面，它在经脉间好像交通要道一样，其命名为冲脉，即取义于此。凡所说起于胞中，是指其贯子宫而上行于体内的；所说起于气街，是指其下行循阴股内廉至足趾的；所说起于关元，是指其腹侧上行的循行部位；所说起于肾下，是指从背侧部而下行至气街的一部分和出于气街而下行循阴股的线路，仅是体内和体外的不同。以上的循行部位，实际上还有浅深的不同。起于胞中和起于胁下是在体内的；(深部)起于关元和起于气街是在体表的(浅部)所有这些，都只是说它分支的起点。至于它直行的起点，当在会阴。如张景岳说[5]："任、督、冲三脉，皆起于胞宫，而出于会阴之间，任由会阴而行于腹，督由会阴而行于背，冲由会阴出并少阴而散于胸中。"赵观澜亦说[6]："冲脉出胞循脊中，从腹会咽络口唇，女子成经为血室，脉并少阴之肾经，与任督并于会阴，三脉并起而异行。"由此可见冲脉唯一的起点是在会阴部。所以后人有冲脉、任脉、督脉为一源三歧之说。

其次，再说它在体表的循行部位。《内经》谓其并少阴之经，《难经》谓其并阳明之经，《奇经八脉考》谓其并阳明少阴，挟脐上行。它说："冲脉为经脉之海……并足阳明、少阴二经之间，循腹上行至横骨，挟脐左右各五分，上行历太赫、气穴……幽门至胸中而散，凡二十四穴"（按《素问·气府论》则曰"冲脉气所发者二十二穴"。云二十二穴，系横骨至幽门，云二十四穴，是气街至幽门）。据此冲脉虽说在足阳明、少阴二经之间，但它是更偏于少阴一边的，是在少阴经的同一线路上，因它所经过的经穴，实质上就是少阴经的经穴，并指出挟脐的距离是五分，如以少阴、阳明挟脐的两个穴位来衡定，则少阴的"肓俞"是挟脐旁开五分，足阳明的"天枢"是挟脐旁开二寸，这是一个有力的说明，说明冲脉的体表循行是并于少阴经的。其下行则从肾下出气街，仍然并少阴经而下行至足。兹据《内经》、《难经》所载，把冲脉的循行，作如下的归纳：

1）冲脉者，起于下极之俞，（会阴）其从少腹内出气街，并足少阴经挟脐上行，至胸中而散。复上行，会于咽喉，出于颃颡，别而络唇口。

2）与少阴之大络起于肾下，出于气街，循阴股内廉，邪入腘中，循胫骨内廉，并少阴之经，下入内踝之后，入足下；其别者，邪入踝出属跗上，入大趾之间。

3）起于胞中，注足少阴之大络，系于胁，上循背里，其输上在于大杼。

附：冲脉循行示意图（图12）。

（2）冲脉循行部位的确定和生理病理的理解：冲脉的生理，应该从"冲为血海"，冲为十二经之海"（或五脏六腑之海，经脉之海）两个基本论点上去体认。

关于冲为血海，出诸《灵枢·海论》，它概括地指出了冲脉的生理特点，说明冲脉是经血汇聚之所。它对性功能的发育和生殖功能方面起了很重要的作用。其具体表现是：男女到了一定的年龄，男子则精气溢泻，女子则月事以时下，特别是在女子的月经周期来潮与孕育的功能上尤其显著。《素问·上古天真论》说："女子二七而天癸至，任脉通，太冲脉盛，月事以时下，故有子。"对于冲为血海的生理，在认识上还应该与血分有关的脏器进行联系，如藏血之肝，统血之脾，生血之心，与夫藏精之肾，以这些脏器，是主精血生化、贮藏、调节的。故这些脏器的精血一旦如果不足，也就会导致血海的枯竭，因此对冲为血海的论点——气血汇聚之所，不能孤立地着眼于冲脉，应该从与血海有密切联系的肝脾心肾上认识。其间关系的建立，都是通过冲脉联系的。

再说"冲为十二经脉之海"的论点，在《内经》中曾不止一次的提到，如《素问·痿论》说它是经脉之海，《灵枢·海论》、《灵枢·动输》均称谓十二经之海，《灵枢·逆顺肥瘦》称谓五脏六腑之海，《灵枢·五音五味》称谓经脉之海，名称虽不同，其含义则一。总的是揭示冲脉和十二经脉都有直接和间接的联系，并能调

339

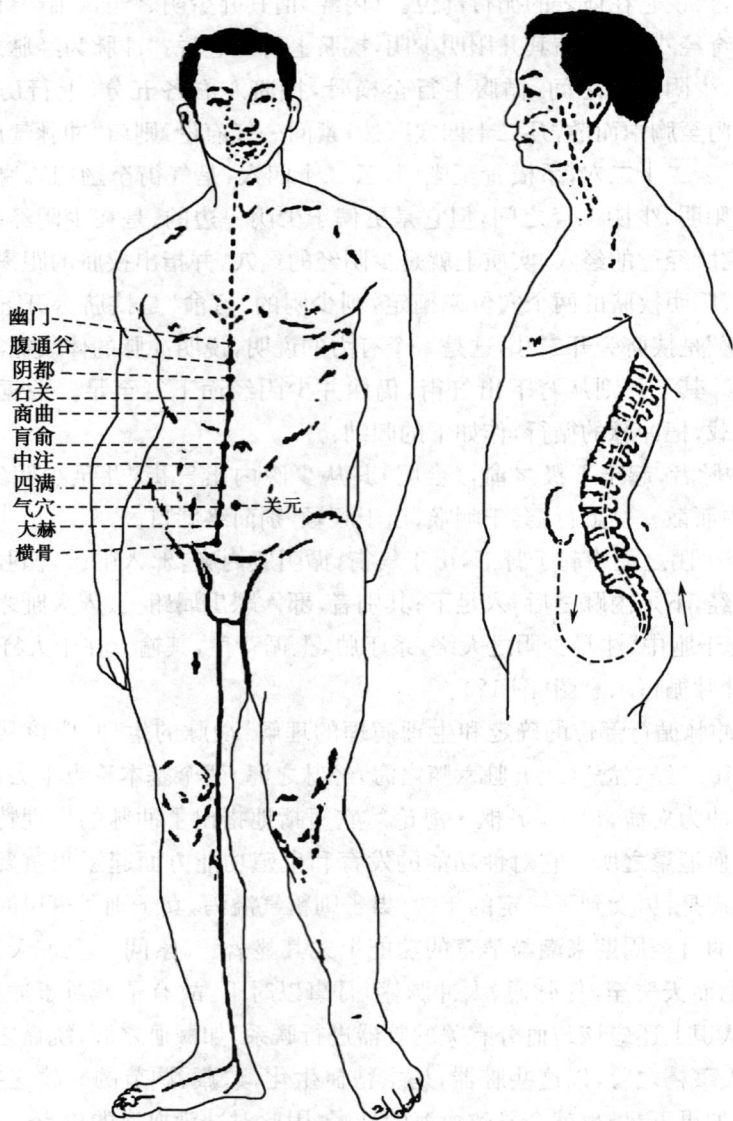

幽门
腹通谷
阴都
石关
商曲
肓俞
中注
四满
气穴
大赫
横骨

关元

图 12　冲脉

节十二经的经气，以资助十二经脉的活动。所以《难经》将奇经八脉的功能比作如深湖之能储蓄沟渠之水。至于它营养十二经脉的论据，如《灵枢·逆顺肥瘦》所说的"其上者，出于颃颡，渗诸阳，灌诸精；……其下者，并少阴之经，渗三阴……渗诸络而温肌肉。"这便说明冲脉通过其上行下行和三阳三阴经脉的连属，起到了对三阴、三阳的温养作用。从此我们应该体会到冲脉之气与十二经经气的盛衰是有其内部联系的。明确了这一点，使临床时对经脉不调原因探索，月经病各种兼证病机的分析，便能掌握它的关键（即冲脉和十二经脉或五脏六腑之间的关系）。

冲为血海、冲为十二经之海，虽说同是冲脉的生理，但"冲为血海"是着重血分方面的；"冲为十二经之海"是说明它对十二经气血的储蓄功能；其中"冲为血海"在女子的生理是个特点，故对妇女的月经、胎产的生理病理方面的认识，都不能脱离"冲为血海"的论点。关于"冲为十二经之海"的理解，还应当和足阳明胃经进行联系，内经称"冲为经脉之海"，"胃为脏腑之海"，阳明胃经是多气多血的，据脏腑为本、经脉为标的关系来看，则冲为经脉之海，实又是渊源于胃为脏腑之海，因此我们对冲为"十二经之海"的认识，必须要联系到胃经阳明。如《素问·痿论》说："冲脉者、经脉之海也，主渗灌溪谷与阳明合于宗筋，阳明总宗筋之会，会于气街，而阳明为之长。"它们通过气街穴的交会，便建立了密切的关系，所以后人有"冲脉丽于阳明"的说法。这样使我们对妊娠恶阻的呕吐，纳食不旺的经闭，在诊治上都抓住了重要的关键。

冲脉的病理，有冲脉发病而影响脏腑的，亦有脏腑发病而影响冲脉病者。冲脉本经发病，《内经》和《难经》都讲得非常概括，仅说："冲脉为病、逆气里急。"但在概括中实包含了很多具体的病候，故有人认为冲脉本经发病，有逆气而里急，疝瘕，少腹痛，上抢心等候[8]；再就疝瘕来说，又包括七疝，八瘕等病证。也有人把逆气而里急，具体的分为：肝气上逆，肾气上逆等病证[9]。不管疝瘕也好，各种逆气为病也好（但目前大都以月经和妊娠方面的病变隶属于冲脉），其形成都是由于冲脉发病后，影响了其他脏腑的生理活动，而产生了各种与脏腑有关的病理现象。

冲脉病由脏腑而导致的，当然也很多，从后世妇科书中，可以找到很多的例证，专书具在，在此不予赘述，这里仅就《内经》散在于各篇的记述一二，以示端倪。如心病而导致冲脉病者（月事不来）如《素问·评热病论》说："水者，阴也……月事不来者，胞脉闭也；胞脉者，属心而络于胞中，今气上迫肺，心气不得下通，故月事不来也。"它本是论述水肿病月经闭的病机，其月事不来并非由于血分的不足，而是由水气上迫，阻滞了心气下通的道路，故在治疗上不必补血而只需去其水即可，正如《金匮要略》水气篇中所说的"先病水，后经血断，名曰水分，此病易治，何以故？去水，其经自下"。我们从这个例子可以看到心病亦是可以影响冲脉为病的。又如肝病而导致冲脉病（月事不来），如《素问·腹中论》说："……病名血枯，此得之少年时，有所大脱血，若醉入房中，气竭肝伤，故月事衰少不来也。"这种血枯病，便是由于肝血衰少导致冲脉不足而月事渐衰的。

以上所说的月事不来，血枯经闭，病所在子宫，但病变都属冲脉，从这一病候亦可以说明了其他脏器的病变是可能导致冲脉为病的。在探讨病机时，就有必要的联系到冲脉的循行。

（3）明确冲脉循行对妇科诊治认识的意义：这里所说的妇科诊治，主要是指月经病和妊娠恶阻。如经行兼见泄泻属脾虚，经闭兼见胃纳不旺者为胃虚，经行乳头胀痛者为肝气失调，如妊娠呕吐剧烈者为冲气逆上而致胃气上逆，凡此等等，在诊断上的分析病机，治疗上的立法处方，如果离开了冲脉的循行，便很难说清楚月经病的兼症或妊娠恶阻的内在联系。我们如以"冲为血海"和"冲为十二经之海"的生理特点，再结合其循行部位的具体情况，便可作为分析这些病变的依据，从它生理上和其他脏器的联系来推演其病理变化，这也是以常衡变的一种推理方法。

对治疗上的认识，是指理解前人治疗胎产经带等方剂的立法和配伍，若以冲为血海的论点及其循行线路去领会其方意，颇能抓住其要领，现以张锡钝治月经病的理冲汤、安冲汤、固冲汤，以及治宫寒不孕的温冲汤四个方剂为例[10]，其定名都以冲脉为主，然窥其方中主药，都不离乎肝、脾、肾三经。附方药如下：

理冲汤：黄芪、党参、白术、山药、花粉、知母、三棱、莪术、鸡金。

安冲汤：黄芪、茜草、白术、生地黄、杭芍、生龙牡、海螵蛸、川续断。

固冲汤：黄芪、茜草、白术、山萸肉、杭白芍、生龙牡、海螵蛸、棕榈炭、五倍子。

温冲汤：山药、当归身、附子、肉桂、补骨脂、小茴香、核桃仁、紫石英、鹿角胶。

考理冲汤的主治是：经闭不行，或恶露不尽，结为癥瘕。方中破瘀消癥重用了莪术、三棱、鸡金，然其主药却是黄芪、党参、白术、山药。安冲汤的主治是经水行而且久，过期不止，或不时漏下；固冲汤的主治是血崩。方中均重用了黄芪、白术、生地、杭芍，以调补肝脾为主，因肝主藏血，脾主统血，肝脾两虚，藏统失司，则冲脉失固，血下溢而为漏下。若虚甚藏统失司的情况已重，则为崩中。因而倍用健脾补肝的药物，更加炭剂以止血。温冲汤的主治是治血海虚寒不育，故以温养肾气为主，重用桂附，补骨脂、紫石英、鹿角胶等。以上四个方剂的作用，主要是调补肝、脾、肾的，然其方名不以调补的脏器命名，而俱以调治冲脉命名。诚以这些病的病所在子宫，病变在冲脉，而引起冲脉病变的，则又与肝、脾、肾等脏器有关，所以治疗肝、脾、肾实质上就起到治疗冲脉的作用。且目前临床上对崩中漏下的治疗，除采用调补肝脾外，亦有用调治肾气的。以经行漏下，因肾阴肾阳虚惫而导致的亦复不少，在理论认识则以"胞络系肾"为根据。如上海第一医学院对功能性子宫出血的治疗[11]，用调补肾阴肾阳的方法，取得了显著的疗效。

又如近代妇科医师朱南山对妇科病的治疗（胎产经带）拟定了疏肝气，健脾气,补肾气的原则。他认为"治经肝为先,疏肝经自调"。故凡遇经水不调、痛经、经闭、妊娠恶阻、产后腹痛不舒,或兼有精神抑郁、胸胁胀闷、乳部作胀等,俱由于肝气郁结,所以在治疗上均以疏肝为主。治崩漏带下宜健脾为先,以脾不统血则致崩,脾虚湿热内困则带下。求嗣则以补肾气为主,以肾元是生长发育的动力,与妇人的经水孕育关系更为密切,以肾气充足则冲任旺盛,月事来潮而有生育能力。我们对这些治疗原则的理解,如不知肝、脾、肾三阴经在生理上和冲脉有密切的联系,便无法领会朱先生疏肝气,理脾气、补肾气的原则精神,又无法领会疏肝气,理脾气、补肾气能统治胎产经带的原理。如能知道冲脉和肝、脾、肾的关系,便能掌握这些原则而灵活运用。

此外,对针灸治疗经漏、崩中的取三阴交、血海等穴的认识,亦可从冲脉下行的循行找到答案。因其下行的经脉除了并足少阴以外,更有渗三阴,渗诸络,温肌肉,从这句话可见其下行的经气除与足少阴并行外,更和足厥阴、足太阴也有密切联系,故而针灸三阴交穴,也等于治疗了肝、脾、肾,治疗了冲脉;针灸血海或许同此原理。用灸法治疗,具有温补的作用,所以能固涩崩漏。从而亦可以设想取与胞宫邻近的大赫、气穴、四满等穴,用灸法,可作为治疗宫寒不孕的尝试。

(4)结语:冲脉是奇经八脉中的重要部分,在妇女的生理上显得很重要。在理论认识上对它循行部位的确定,是一个较为重要的关键问题。本文搜集了《内经》《难经》及后世诸家及冲脉的资料,初步认为冲脉的循行,其分布是较为广泛的,有行于腹侧的,也有行于背侧的,有上行至唇口的,也有下行至足趾间的,且与三阴三阳经有一定的联系。所以《内经》称它为十二经之海,但在十二经中又与足少阴、阳明的关系更为密切,因而有冲脉并于足少阴和冲脉丽于阳明的说法。这样对冲脉生理的认识,病机的分析,对妇女胎前病、月经病等治疗方法的理解或拟订,都有一定的帮助。但由于冲脉的循行部位,历来无肯定的说明,现据《内经》和以后有关冲脉循行的记载,并以阐述生理病理等内容,作为确定循行部位的根据,是否有当,希同道们指正。

参 考 文 献

[1]《灵枢·五音五味》有"冲脉任脉,皆起于胞中"。

[2]《素问·骨空论》有"冲脉者起于气街,并少阴,挟脐上行,至胸中而散"。

[3]《素问·举痛论》有"寒气客于冲脉,冲脉起于关元,随腹直上"。

[4]《灵枢·动输》有"冲脉者、十二经之海也,与少阴之大络起于肾下"。

[5]《类经》经络类、《素问·骨空论》有冲任者,"起于中极之下……上颐,循面,入目"的注解。

343

[6]《医学指归》奇经八脉歌。

[7]《奇经八脉考》人民卫生出版社影印本,95页,冲脉。

[8]《经脉学说的理论及其运用》上海市中医学会编著,44页。

[9]《江西医学》冲脉和冲气的探讨 1963 年 12 月 18 页。

[10]《医学衷中参西录》八卷、方论女科方。

[11]《健康报》1961 年 12 月 13 日"同病异治与异病同治",沈自尹执笔。

[12]《近代中医流派经验选集》朱南山先生的医学成就。61-42 页。

后　记

众所周知,《内经》理论是中医理论之源,中医临床正是建立在《内经》理论基础之上,因此精读《内经》并能将《内经》理论熟练运用于临床是历代中医大家所必备的基本素质,亦是古今中医成才的关键。

本书为孟景春教授 20 世纪 50 年代《内经》课堂讲稿,其基本内容虽历半个世纪之久,但作者对经文剖析之详细、对《内经》理论阐述之深入、对传统中医理论临床运用之纯熟,至今仍少有企及者。因而本书的出版,无论对《内经》的教学还是学术研究均具有十分重要的参考价值。

本讲稿由南京中医药大学中医基础理论与内经教研室吴颢昕同志负责整理,为真实反映讲稿内容,对原讲稿未作大的改动。讲稿整理过程中自始至终得到孟教授的耳提面命、悉心指教,孟教授治学之严谨、学识之渊博,实为吾辈学习之楷模。

南京中医药大学精诚班胡春花、秦楠楠、王银香、王芹、周惠美、王洁以及 2007 级中西医临床 3 班王飞鸿、尹飞、梅嘉宜、卢媛、梁兴等同学承担了部分讲稿文字资料的输入工作,在此表示衷心感谢! 由于本人水平有限,尚未全面领悟孟教授学术思想之精华,文中疏漏之处,敬请读者批评指正。

吴颢昕

2010 年 3 月于南京仙林